MELHORES
EXERCÍCIOS FÍSICOS PARA MULHERES

MELHORES
EXERCÍCIOS FÍSICOS PARA MULHERES

Dean Hodgkin
Caroline Pearce

Tradução: Guilherme Kroll Domingues
Revisão científica: Roberto Simão

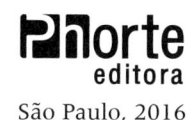

São Paulo, 2016

Melhores exercícios físicos para mulheres
Copyright © 2016 by Phorte Editora

Rua Rui Barbosa, 408
Bela Vista – São Paulo – SP
CEP 01326-010
Tel./fax: (11) 3141-1033
Site: www.phorte.com.br
E-mail: phorte@phorte.com.br

CIP-BRASIL. CATALOGAÇÃO NA PUBLICAÇÃO
SINDICATO NACIONAL DOS EDITORES DE LIVROS, RJ

H627m

Hodgkin, Dean
Melhores exercícios físicos para mulheres / Dean Hodgkin, Caroline Pearce ; tradução Guilherme Kroll Domingues. – 1. ed. – São Paulo : Phorte, 2016.
312 p. : il. ; 24 cm.

Tradução de: Better body workouts for women
Apêndice
ISBN 978-85-7655-612-1

1. Exercícios físicos para mulheres. I. Pearce, Caroline. II. Domingues, Guilherme Kroll. III. Título.

| 16-33917 | CDD: 613.712 |
| | CDU: 613.7-055.2 |

ph2360.1

Este livro foi avaliado e aprovado pelo Conselho Editorial da Phorte Editora.

Impresso no Brasil
Printed in Brazil

Eu gostaria de agradecer e dedicar este trabalho à minha mãe, que foi uma fonte de inspiração constante e também sempre teve fé em mim, e também à minha filha, Imogen, que me ajudou a perceber que é importante retribuir os esforços que uma criança faz na vida para deixar os pais orgulhosos.

– Dean Hodgkin

Este livro é dedicado aos meus pais, Chris e Jon Pearce. Eu amo muito vocês, obrigada por seu apoio constante e fé em mim.

– Caroline Pearce

SUMÁRIO

Prefácio   9

Agradecimentos   11

Introdução   13

Capítulo 1 As essências do treinamento 17

Capítulo 2 Avaliações físicas 31

Capítulo 3 Tópicos de nutrição 57

Capítulo 4 Aquecimento e volta à calma 77

Capítulo 5 Exercícios aeróbios 123

Capítulo 6 Exercícios anaeróbios 137

Capítulo 7 Fique forte 149

Capítulo 8   Aumente a potência muscular 203

Capítulo 9   Fique ágil 239

Capítulo 10   Personalize seu programa 251

Capítulo 11   Exemplos de exercícios
e programas 267

Capítulo 12   Diário de treino 293

Apêndice – Escolhendo roupas e estilo de treinos   301

Sobre os autores   309

PREFÁCIO

Como editora da *Bodyfit*, uma das principais revistas de condicionamento físico para mulheres no Reino Unido, estou exposta a tudo que há de novo em *fitness* e nutrição. Ser bombardeada por *releases* a respeito de novos produtos, alimentos, suplementos e protocolos de condicionamento físico com frequência faz que seja difícil de interpretar as ocasionais informações conflituosas que são apresentadas. Um dia, certa dieta ou alimento estão em voga e, no dia seguinte, isso precisa ser evitado a qualquer custo! Então, quando é preciso confiar na melhor informação aos meus leitores, gosto de deixar as coisas o mais simples possível. É por isso que *Melhores exercícios físicos para mulheres* é ótimo. Apresenta sem rodeios um passo a passo de exercícios que servem tanto para fazer na academia quanto em casa, junto com um conhecimento científico para apoiar o conteúdo.

Somado ao time da Human Kinetics, Dean Hodgkin (*expert* em condicionamento físico que participa de eventos internacionalmente e é um ex-campeão mundial de artes marciais) e Caroline Pearce (atleta internacional, cientista do esporte, apresentadora e ex-gladiadora de TV) trazem todas as ferramentas que vocês precisam para entrar na melhor forma de suas vidas. Dean já escreveu extensivamente para a *Bodyfit* desde que a revista foi lançada, em 2010. Ele cobriu planos de treino para todas as habilidades e ainda de como ter o seu ano mais em forma. Caroline também faz parte do time de escritores da *Bodyfit* e atualmente apresenta seus melhores exercícios para tonificar os músculos na seção Caroline's Core Moves [Os movimentos aeróbios de Caroline] todos os meses. Com um farto conhecimento combinado sobre esporte, anatomia e condicionamento físico, o par criou um guia de tudo o que você precisa saber, e fazer, para conseguir que o corpo dos seus sonhos se torne uma realidade. Iniciantes podem começar com exercícios de queima de calorias ou de tonificação, e pessoas já mais avançadas, ou mesmo aquelas que estão pensando em se tornar *personal trainers*, podem encontrar informações mais profundas a respeito de nutrição, anatomia e vários testes de condicionamento físico.

PODER DA MENTE

Nem tudo que você encontrará neste inestimável novo guia é exercício físico. Os autores falam de um dos assuntos mais importantes quando se trata de perda de peso e exercícios, uma área que não costuma ser coberta em livros de saúde e de condicionamento físico, mas que agora está vindo para a linha de frente do conhecimento popular: a conexão corpo-mente. Dean e Caroline entendem como os aspectos mentais e emocionais afetam a habilidade de atingir objetivos físicos. Eles oferecem orientações para se livrar da lamentação negativa, bem como o que fazer quando você sai dos trilhos do condicionamento físico para que consiga se aprumar o mais rápido possível em vez de ficar se martirizando – o que nós, mulheres, costumamos ser muito boas em fazer! Entrar no estado mental correto, acreditar e sentir o valor da mudança de forma física e permanecer com foco e motivação são alguns dos maiores fatores que influenciam o seu sucesso. Falta de confiança, sentir-se imprestável ou pensamentos como *eu não tenho tempo*, tudo isso age como uma sabotagem silenciosa ao seu progresso. Lide primeiro com sua cabeça, e então a parte física vai ter uma chance melhor de se transformar.

Se você se sente bem consigo mesma, é mais provável que queira se exercitar. Claro que malhar aumenta as suas endorfinas e faz você se sentir melhor, colocando-a em uma condição mental melhor.

SEU PRIMEIRO PASSO PARA O CONDICIONAMENTO FÍSICO

Então, realmente não há nenhuma razão para não mergulhar nessa jornada de exercícios, com Dean e Caroline ajudando você a dividir os seus objetivos em projetos de curto prazo mais manejáveis, de modo que seja mais fácil para você atingir os projetos de longo prazo, como perder bastante peso ou tonificar o seu corpo para o seu casamento. É a combinação de todos esses pequenos passos que soma para uma grande mudança física no futuro. Assim, a coisa mais importante a se fazer agora é começar. Qualquer jornada começa com um simples passo, e você deu o primeiro passo para maximizar o seu condicionamento físico ao comprar este livro. Que você fique bem, feliz e tenha sucesso.

– *Katy Louise Evans*, editora da revista *Bodyfit*
(www.bodyfitmagazine.co.uk, @bodyfitmag)

AGRADECIMENTOS

Sou imensamente grato a Caroline Pearce, minha coautora, por se juntar a mim nesta jornada e trazer uma incrível profundidade de conhecimento de longo alcance e admirável experiência, além de uma energia inspiradora, que quando combinadas demandam respeito de todos que têm a sorte de trabalhar com ela. Além disso, gostaria de agradecer a Karalynn Thomson pelos seus esforços para fazer este projeto acontecer. Naturalmente, eu não estaria aqui sem ter sido incrivelmente afortunado de encontrar tantos profissionais talentosos e inspiradores ao longo da minha carreira, que transmitiram o conhecimento e as habilidades que me permitiram escrever este livro. Embora numerosos demais para mencionar, estou confiante que, ao lerem isso, eles vão saber quem são.

– Dean Hodgkin

Gostaria de agradecer ao meu parceiro David Godfrey, um treinador e praticante da programação neurolinguística, pelos seus conselhos e *feedbacks* durante este projeto. Agradeço especialmente também aos meus antigos técnicos de atletismo, Ron Stern, Bruce Longden e Martin Green, por providenciar uma sólida base de treino e educação durante meus anos de competição. Também gostaria de agradecer ao Performance Health Systems e ao Power Plate International por proverem tantas oportunidades para que eu crescesse e ganhasse experiência pelo mundo em *fitness* e na indústria do bem-estar como treinadora, apresentadora e porta-voz. Obrigada também a Karalynn Thomson por sua ajuda com este livro, e ao time da Human Kinetics, Laura Pulliam e Jason Muzinic, pela condução pelo caminho da produção. Por último, tem sido um prazer absoluto trabalhar e dividir essa jornada com meu coautor Dean Hodgkin, cuja experiência, láureas e sucesso na indústria são verdadeiramente admiráveis e de grande valor para este livro.

– Caroline Pearce

INTRODUÇÃO

Cuidado! Este livro contém conselhos para mulheres que estão pensando seriamente em condicionamento físico. Se você não estiver procurando por uma mudança drástica no formato do seu corpo e na sua aparência, devolva o livro para a prateleira e vá embora!

Ok, então essa é uma resolução corajosa a se fazer, mas é justo que você saiba que este não é outro volume para ficar jogado ao lado de outros títulos sobre condicionamento físico. Em vez disso, este livro é para mulheres que se exercitam regularmente, mas que sentem que, de alguma forma, a rotina não está rendendo, ou que se encontram na fase em que os resultados estão começando a diminuir, apesar de se manter rigorosamente em sua rotina. Se alguma dessas é você, então continue lendo, já que as soluções para todos os seus problemas estão aqui.

Por meio de um grande espectro de técnicas cientificamente provadas, essa bíblia do exercício físico levará o seu treino a uma nova dimensão, provendo inspiração, educação e motivação para tirar você da sua zona de conforto e acelerar seus resultados. O livro apresenta informações em um formato modular, de forma que você possa pegar somente aquilo que precisa, quando precisa, e assim possa facilmente adotar as várias dicas e assimilá-las ao seu modo de vida atual. Não espere semanas pela próxima edição da sua revista de *fitness* favorita para procurar as prateleiras da banca de jornal em busca de saciar sua sede por um novo direcionamento. Este trabalho aqui é a sua verdadeira e única parada para o que há de mais moderno em termos de exercícios físicos. Consulte o livro durante sessões de treino para se certificar de que você está aplicando religiosamente os conselhos inestimáveis que estão reunidos aqui. Especificamente feito com pensamento na usabilidade, este livro é convenientemente do tamanho apropriado para caber na sua bolsa da academia e é fácil de limpar para que possa suportar os rigores de ser levado para cima e para baixo na academia ou exposto ao resultado do trabalho duro – suor!

Estudos mostram que algumas coisas não servem para todas as mulheres quando se trata de programas de exercícios. Dois corpos nunca são iguais, logo, o que funciona para algumas de suas amigas talvez não funcione para você. É por isso que a indústria do *personal training* se expandiu e é por isso também que bons *personal trainers* frequentemente vêm etiquetados com um preço bem salgado. O que você encontra aqui, entretanto, é algo que a deixa por dentro dos truques desse negócio. Pense neste livro como o seu próprio *kit personal trainer*, que permitirá a você definir o seu treino ideal. Vamos chamar isso de escolha perfeita! Conforme você avançar pelo livro, começará a aprender mais sobre si mesma, particularmente como seu corpo funciona e, mais importante, como responde a demandas variadas de treinos. Claramente, entender como as melhoras no seu desempenho esportivo e na sua silhueta são adquiridas vai ajudá-la não só a conseguir mais cedo os seus objetivos, mas também a se manter na melhor forma.

Além de introduzir protocolos avançados de treinamento para melhorar a força, a resistência muscular e o condicionamento aeróbio (em ambiente doméstico, ao ar livre e na academia), este livro enfatiza a flexibilidade como um importante componente tanto em desempenho físico como bem-estar geral. Também se foca na boa nutrição, reconhecendo a importância de ambos para o benefício dos seus exercícios e objetivos estéticos de reduzir a gordura corporal indesejada, de que todos nós queremos nos livrar. Ele até mesmo inclui um menu de planos que a ajudará a agir como uma atleta desde o primeiro dia. Já que existe uma conexão clara entre exercícios e a redução de riscos de uma série de doenças ligadas ao modo de vida, este livro também explora essas patologias e o mecanismo por trás de como se exercitar regularmente produz uma influência positiva.

Componentes relacionados a habilidades de condicionamento físico, como agilidade e força, são frequentemente deixados apenas no cenário dos esportes de alto rendimento. Esta obra singra por essas áreas com atenção especial, à medida que a conduz por muitos programas de treinamento, mantendo assim o seu interesse. Além de colocar diversão nos exercícios, essas seções darão a você um grande entendimento de malhação holística e de condicionamento físico global.

Invocar a motivação para fazer mudanças nos seus exercícios e hábitos alimentares é decisivo para conseguir um nível significativo de sucesso. Aqui, você vai explorar essa área, particularmente o conceito de estabelecer metas. Aprender a forma mais adequada para melhorar a sua silhueta terá um peso substancial quando considerar o velho ditado: "Se você falhar em se preparar, vai se preparar para falhar!". Muitas pessoas param de se exercitar simplesmente pela falta de atitude correta. Essa parte ajudará você a evitar se tornar mais uma nas estatísticas de desistências ao ensiná-la a mentalidade necessária para incorporar os novos conceitos de malhação e padrões de estilo de vida. Uma vez que sua cabeça esteja no lugar apropriado, poderá fazer o melhor uso dos textos sobre condicionamento físico para construir o seu treinamento aos poucos, de maneira que se certifique de que funcionará em longo prazo.

Os autores trazem uma rica experiência e muitos aspectos de saúde e condicionamento físico, e ambos abraçam os princípios que expõem. Dean Hodgkin treinou milhares de instrutores de condicionamento físico, administrou clubes esportivos e *spas*, trabalhou como consultor para marcas esportivas de ponta, incluindo Reebok e Nike, e foi o principal apresentador de eventos de *fitness* em 36 países. Ele recebeu o prêmio International Fitness Showcase Lifetime Achievement, foi eleito o melhor apresentador internacional de *fitness* na premiação One Body One World em Nova York e ganhou três títulos mundiais, além de dois europeus, de caratê. Caroline Pearce é uma ex-atleta internacional de heptatlo. Ela se graduou na renomada Loughborough University com um mestrado em Fisiologia do Exercício Físico e Nutrição, e uma graduação de primeira linha em Ciência do Esporte. Ela foi uma das gladiadoras no programa de TV *UK Gladiators*, trabalhou como apresentadora de televisão de programas de esportes e de *fitness* e foi modelo esportiva e treinadora internacional para a Performance Health Systems. No seu papel de treinadora, ela tem treinado todo tipo de pessoa, celebridades, estrelas do esporte, treinadores e oficiais da área da saúde de governos pelo mundo. Além disso, ambos os autores são escritores estabelecidos, contribuindo para uma vasta gama de publicações, desde jornais, passando por revistas mensais até periódicos temáticos.

Assim, tenha certeza de que você não vai encontrar moleza aqui, nem modinhas ou práticas duvidosas endossadas por celebridades. Cada capítulo contém informação concreta, planos viáveis, tabelas fáceis de entender e estatísticas poderosas que você pode colocar em uso imediatamente. Tudo isso é apoiado com dicas facilmente identificáveis de forma que é bem fácil de lembrar dos pontos mais importantes. Nunca mais você lutará para diferenciar fatos e falácias. De agora em diante, sua malhação não vai só colocar suor, mas também um sorriso no seu rosto.

A jornada para uma nova versão sua, mais em forma, começa quando você virar essa página. Então, o que está esperando?

As essências do treinamento

1

A ssumimos que quem comprou este valioso recurso já tem algum nível de conhecimento no tocante aos exercícios físicos, mas também reconhecemos que você deve ter desejado aumentar seus esforços para conseguir melhores resultados. Separe um momento para fazer um balanço. Este capítulo a equipa com o entendimento básico e a capacita para fazer uma jornada de sucesso em direção a uma versão sua mais em forma. Ele cobre uma miríade de componentes relacionados e não relacionados que podem afetar sua rotina de treinamento. Embora alguma dessas coisas possam não ser novas, elas servem para desenvolver entendimento, motivação e uma nova abordagem para seu treino.

A CONEXÃO CORPO-MENTE

Vamos começar nos certificando de que sua mente está no lugar certo, já que sabemos a importância de uma atitude mental positiva para atletas de alto rendimento. Falar consigo mesma, exercícios respiratórios, meditação, imaginário guiado e treinos visuais são táticas amplamente usadas. Mas a utilização de todas essas estratégias ao mesmo tempo pode não funcionar. Todavia, é necessário descobrir o que vai funcionar para que você atinja o próximo nível de treinamento, e, então, você terá de se comprometer com o seu próprio conjunto de regras cerebrais.

Responsabilidade

É você quem precisa assumir a responsabilidade pelo sucesso da sua rotina, especificamente por evitar desculpas e ficar rodando em torno de obstáculos na forma de pressões no trabalho ou compromissos familiares. Isso também se estende ao seu profissional de Educação Física, que pode atuar tanto em aulas coletivas e/ou como *personal trainer*, isso se você tiver um, já que será você na verdade a realizar os exercícios. É possível reunir todo o apoio do mundo ao seu redor, mas a brutal realidade é que apenas você pode atingir o seu sucesso – e o caminho para isso é suar.

Mantra

Uma citação atribuída a Henry Ford diz: "Se você pensar que pode ou pensar que não pode, você sempre estará certo". Comece a falar para si mesma "eu posso" ou "eu vou" toda vez que seu despertador tocar mais cedo, o último trecho parecer muito difícil, quando não houver mais forças para repetições nos seus braços e você sentir que está acabando seu combustível. Você se surpreenderia com o que pode conseguir mantendo esses pensamentos simples na sua cabeça. E pode render escrever sua própria missão no começo do seu diário de exercícios de forma que você se lembre regularmente do que está fazendo, por que está fazendo e aonde quer chegar.

Consistência

O sucesso é atingido ao abrigar um desejo constante de melhoria. Conforme você conseguir os seus melhores resultados ao variar os seus exercícios para evitar a terrível falta de resultados, será necessário focar rigidamente o seu plano e reconhecer que quando pressões externas a tiram do caminho, você deve se esforçar para voltar à rotina o mais breve possível.

Ética de trabalho

Você deve estar familiarizada com a sugestão onipresente de que qualquer coisa que valha a pena é digna de se trabalhar por ela. Essa máxima se aplica 100% para melhorar seu desempenho físico. Você terá de aplicar medidas iguais de força de vontade, persistência e disciplina. Mesmo assim, você vai ter de aceitar uma gratificação retardada. Roma não foi construída em um dia, como dizem. Tenha certeza, porém, de que, ao trabalhar duro, você vai conseguir resultados incríveis.

Imagens poderosas

Tire um momento para fazer uma montagem com figuras sobre o que o exercício físico significa para você, o que você ama no treinamento físico (malhação) e como acha que vai se sentir quando atingir seus objetivos. Você não precisa ter um viés muito artístico. Simplesmente reúna uma variedade de revistas de estilo de vida e recorte e cole, da maneira antiga, para fazer algo a ser exibido em uma posição de destaque em sua casa, de forma que você possa ver todos os dias (finalmente um uso para os ímãs de geladeira!).

Você poderia até mesmo dividir em duas metades, com imagens inspiradoras de um lado e imagens negativas do outro, para lembrá-la do que você está se afastando e para se manter no caminho.

> ### DICA PARA PERDER PESO
> Está provado que dizer "eu não como tranqueiras" em vez de "não posso comer tranqueiras" faz você resistir oito vezes mais às tranqueiras. Dizer "eu não faço" dá propriedade sobre a ideia, enquanto "não posso" sugere que algo além do seu controle é responsável pelas suas ações.

TIPOS DE PERSONALIDADE

A informação anterior soa muito bem, e suspeitamos que você não vai discordar de nada daquilo. Entretanto, todos nós temos personalidades diferentes, o que afetará claramente a probabilidade de manter os compromissos anteriores. Então vamos manter isso em mente e expulsar as formas mais comuns de uma doença que gostamos de chamar de "desculpite".

Perseguição da perfeição

Esse é o desejo de que tudo esteja perfeito antes que você embarque na sua nova rotina, de obter um novo *kit* e novos sapatos até reorganizar sua agenda a fim de fornecer janelas para os exercícios regulares. Você sabe que as coisas nunca serão perfeitas, então esse é um jeito de dispensar a sua responsabilidade. Afinal, como você pode ser a culpada se o tempo está ruim para você sair para correr? A maneira de contornar essa barreira é evitar uma abordagem do tipo "tudo ou nada"; sempre tenha planos alternativos. Por exemplo, se você realmente não conseguir ir à academia para uma sessão de 30 minutos de treino em uma noite, tente colocar uma sessão de 15 minutos antes do trabalho e outra na hora do almoço.

Condicionamento físico de mentirinha

Sonhar em estar em grande forma é um passatempo comum para muitas mulheres, mas é de pouca utilidade se não for acompanhado por ação. É vital estabelecer objetivos de curto e de longo prazo usando datas específicas e números concretos, por isso a próxima seção aborda a isso em detalhes. Além do mais, você precisa ter um plano claro e preciso do que fará todas as vezes que for à academia, começar a correr ou mergulhar em uma piscina. Um plano detalhado permite que você confronte os objetivos pretendidos para a sessão. Isso é crucial quando você rever seu diário de treino (veja o Capítulo 12) de forma a melhorar os seus esforços.

Não se preocupe, seja feliz

Ficar preocupada em poder lidar com as questões da realização das etapas a serem realizadas, ou na verdade o quanto necessitará de tempo e esforço, além de analisar se seus objetivos são realmente alcançáveis, tudo isso são pensamentos negativos que podem levar você à procrastinação. O fato é que você está hoje onde seus pensamentos e ações a levaram, então amanhã estará também onde eles a levarem. Se você tropeçar em cima de "e se", conduza o raciocínio até a sua conclusão. Por exemplo, se você acha que não pode completar um treino especial, pense na última vez que você se sentiu dessa forma e, ainda assim, conseguiu terminar. Lembre-se de que, mesmo que não consiga acomodar toda a rotina, contanto que você tente o seu melhor, estará dando um passo à frente em sua jornada.

A lista de compromissos introduzida anteriormente deixa claro que você vai precisar colocar um monte de esforço em sua nova rotina de exercícios se quiser alcançar os resultados que procura. Isso coloca a questão da motivação em foco. Para se manter motivada a ter sucesso, adote e adapte essas dicas para manter seus pensamentos e ações fiéis à causa.

ESTABELECENDO OBJETIVOS

Seu próximo passo é identificar seus objetivos de condicionamento físico e de estética do corpo. É inútil simplesmente dizer "Quero ficar em forma ou com menos peso"; você precisa ser o mais específica possível. Do mesmo modo, é necessário ser realista. Infelizmente, você não vai perder 10 quilogramas uma semana antes do seu casamento! O modelo SMART identifica os componentes principais para estabelecer um bom objetivo:

- *Específico* [*Specific*] – isto é "o quê, por quê, como, onde e quando" do seu objetivo. Por exemplo, sua meta pode ser diminuir 5 minutos da sua corrida de 10 quilômetros (o quê) e melhorar o seu *ranking* e posição em um time (por quê) ao seguir um programa de treino envolvendo duas corridas de resistência e duas sessões de intervalo cronometrado por semana (como) na sua pista e parque local (onde) todas as segundas, quartas, sextas e domingos (quando).
- *Mensurável* [*Measurable*] – escolha um objetivo cujo progresso seja mensurável, de forma que você possa ver as mudanças acontecendo. Mantenha um registro para verificar se você está no caminho certo e para saber quando você alcançará seu objetivo. Objetivos mensuráveis incluem conseguir um tempo de corrida, aumentar suas cargas na musculação, perder uma quantidade de peso corporal, entrar para uma equipe ou aderir a um protocolo de treinamento específico

ou plano de nutrição. Use as avaliações no próximo capítulo para medir seu progresso por meio de diferentes variáveis relacionadas ao seu objetivo.

- *Alcançável* [*Attainable*] – seja realista quando estabelecer uma meta para você. Talvez valha a pena envolver um profissional de Educação Física (*personal trainer*), um familiar ou um amigo para ajudar você a fazer isso. Se você definir uma meta muito além de seu alcance, vai começar a sentir-se oprimida e perderá a crença de que você pode alcançá-la. Isso por si só pode impedi-la de sequer tentar. Entretanto, seu objetivo precisa esticá-la um pouco para que você sinta que há algo a aspirar e para movê-la a fazer um compromisso real. É o sentimento de sucesso e realização do objetivo que vai lhe ajudar a permanecer com motivação. Lembre-se, se você conseguir seu objetivo mais cedo do que imaginava, pode estabelecer um novo objetivo, movendo seu limite sempre um pouco mais para cima.

- *Relevante* [*Relevant*] – para manter o comprometimento em atingir o seu objetivo, ele precisa ser relevante para você. Adotar o mesmo que o de uma amiga talvez não funcione para você, já que suas motivações e necessidades tendem a ser diferentes. Uma meta relevante é uma que tem significado para você e vai melhorar a sua vida, crença e sensação de bem-estar. Para uma pessoa, pode ser perder 5 quilogramas para parecer melhor e melhorar a autoestima, enquanto para outra, perder os mesmos 5 quilogramas servirá para melhorar o alcance da sua força e, consequentemente, seu desempenho esportivo.

- *Programável* [*Timely*] – seu objetivo deve ser colocado dentro de um prazo para criar um senso de urgência. E esse prazo precisa ser específico. Não adianta dizer que você gostaria de correr uma maratona um dia. Em vez disso, estabeleça uma data, faça a inscrição na corrida, de forma que sua mente inconsciente se movimente na direção de guiar a sua mente consciente a começar a planejar e a definir medidas orientadas para a sua meta.

Gostaríamos também de sugerir um requisito adicional para o seu estabelecimento de metas: ele deve estar sujeito a revisões. Nós não esperamos que você tenha uma precisão cirúrgica com o objetivo que definir, especialmente se esse processo for novo para você. Você deve ser capaz de rever e adaptar o seu objetivo em resposta ao progresso medido gradativamente. Circunstâncias imprevistas, como doença ou lesão, podem alterar o prazo de atingir o seu objetivo. Ao perceber sua verdadeira dificuldade ao se colocar em movimento, isso pode fazer que você sinta desânimo e leve você a reduzir o nível de dificuldade de seu objetivo em curto prazo para torná-lo mais viável. A vida está sempre evoluindo, assim como você deve fazer!

TRÊS MOTIVOS PARA ESTABELECER OBJETIVOS DE TREINOS

Apesar da série de pesquisas por aí que confirmam que o estabelecimento de metas é vital para o sucesso, isso é muitas vezes negligenciado. Apenas no caso de você hesitar, aqui vão as principais razões pelas quais você deve se comprometer a este esforço desde o início.

1. *Motivação* – quando você é claro sobre o que está tentando alcançar e atinge as minimetas estabelecidas no caminho de seu objetivo, então é mais provável que sinta motivação para continuar.
2. *Foco* – objetivos fazem que você tenha responsabilidade consigo e com os outros. Escreva seu objetivo e conte às outras pessoas sobre ele para ajudá-la a manter o foco em cada passo do caminho. Sem um objetivo, é fácil de desviar da pista e perder o foco.
3. *Conquista* – sem um objetivo, como você vai saber se conseguiu conquistar alguma coisa? Você pode ser capaz de fazer algumas declarações arrebatadoras gerais sobre a sua melhoria, mas não será mensurável ou tangível. Alcançar seu objetivo é um sinal claro de uma conquista, uma recompensa por seus esforços. Isso leva a uma elevada eficácia, o que permite que você acredite em si mesma e continue a melhorar.

Objetivos de longo e de curto prazo

Quando você estabelecer seu objetivo final, ou seu *objetivo de longo prazo*, é importante dividi-lo em alvos menores conhecidos como *objetivos de curto prazo*. Estes podem ser diários, semanais ou mesmo mensais, e abrem o caminho para o seu objetivo final, fornecendo *feedback* e motivação valiosas. Aplique os princípios SMART tanto para os objetivos de curto quanto para os de longo prazo. Aqui vão dois exemplos:

Exemplo 1

- *Objetivo de longo prazo*: reduzir em 10% a sua gordura corporal para caber em uma roupa menor no prazo de seis meses.
- *Objetivos de curto prazo*: (a) consumir 1.600 calorias por dia por seis dias por semana, com um dia para deleites alocados com um consumo máximo de 2.000 calorias; (b) completar dois treinos aeróbios e dois treinos de força, com uma hora de duração, a cada semana; e (c) ir de bicicleta ao trabalho todos os dias e subir escadas em vez de usar o elevador.

Exemplo 2

- *Objetivo de longo prazo*: correr na pista de 800 m em 2min15s no campeonato do clube em setembro.
- *Objetivos de curto prazo*: (a) completar duas corridas contra o tempo de 1.000 m duas vezes por mês; (b) correr uma distância de 400 m antes dos campeonatos em menos de 60 segundos para o teste de resistência de velocidade; e (c) melhorar a eficiência até a conclusão dos testes de análise da corrida, uma vez por mês.

Esses objetivos de curto prazo são específicos e diretamente conectados com o de longo prazo. Você também pode definir metas de médio prazo, que, como o nome sugere, são estabelecidas para marcar o meio caminho rumo ao seu principal objetivo de longo prazo.

Modelo para estabelecimento de metas

O modelo SMART provê informação sobre como estabelecer objetivos e sobre os fatores que precisam ser levados em conta. Para se certificar de que não perderá nenhum passo no processo, o Quadro 1.1 mostra um modelo para o estabelecimento de metas a ser preenchido ou adaptado de acordo com as suas necessidades. Se tomarmos o primeiro dos exemplos anteriores, o modelo será parecido com o mostrado no Quadro 1.1.

Quadro 1.1 Modelo para estabelecimento de metas

	Específico	Mensurável	Alcançável	Relevante	Programável	Alcançado (coloque datas e faça um tique)
Objetivo de longo prazo	Reduzir a gordura corporal	Queda de 10% na composição corporal	✓	✓	6 meses	
Objetivo de curto prazo 1	Consumir menos calorias	Meta de 1.600 calorias	✓	✓	Diário	
Objetivo de curto prazo 2	Melhorar os treinos	2 sessões de treino de força e 2 de aeróbio	✓	✓	Semanal	
Objetivo de curto prazo 3	Melhorar as atividades físicas	Ir de bicicleta para o trabalho	✓	✓	Diário	

Barreiras para o condicionamento físico

Apesar de ter as melhores técnicas de planejamento e avaliação, às vezes, a vida fica entrando no caminho, e você permite que ela lhe impeça de alcançar seus objetivos. Dizemos "você permite" porque você sempre está no controle das suas ações e é responsável pelo que faz. Todo mundo enfrenta barreiras para a aquisição de condicionamento físico em algum grau ou outro, mas a chave é identificar essas barreiras e superá-las. Esse processo separa aqueles que serão bem-sucedidos dos que não serão! Mas, primeiro, você tem de querer uma mudança ou melhoria – só então vai seguir o nosso conselho (mas estamos torcendo que você, ao ler este livro, já tenha dado o primeiro passo e tomado a decisão de ir para o próximo nível).

Segue uma lista de barreiras comuns ao treinamento e boa alimentação, com a nossa escolha das melhores maneiras de superá-las. Desculpas agora serão coisas do passado!

Falta de tempo

Com um emprego de tempo integral, viagens, trabalhos excessivos ou horas extras, compromissos familiares, reuniões e tarefas domésticas para espremer no seu dia a dia, falta de tempo é a barreira mais comum reportada contra os exercícios. Soluções para superar a falta de tempo podem ser as que vêm a seguir:

- *Acorde mais cedo* – simplesmente reinicie o seu relógio biológico para começar a acordar 30 minutos três ou quatro vezes por semana para se exercitar. Você vai se ajustar rapidamente e achar que o impulso de endorfina do exercício de manhã cedo lhe dará mais energia para o resto do dia.
- *Exercício cumulativo* – se sua meta é perder peso e melhorar a saúde, simplesmente adicionar mais atividade em geral no seu dia vai lhe ajudar a conseguir isso, mesmo sem um plano de exercício estruturado. Vá de escadas em vez de elevadores ou escadas rolantes, deixe seu carro em casa, ou então pelo menos o estacione um pouco mais longe do seu destino e dê uma boa caminhada na sua pausa para o almoço.
- *Incorpore atividade física aos finais de semana* – por que não usar os finais de semana para se exercitar e se divertir ao mesmo tempo? Troque suas manhãs de café com os amigos por uma caminhada ou pedalada juntos. Em vez de só ver as crianças nadando, entre na piscina e se junte a elas. Experimente novas atividades com amigos e familiares, como escalada e caiaque.

- *Explore soluções caseiras* – existem mais soluções caseiras para praticar exercícios físicos atualmente do que havia no passado, e elas podem ser tão efetivas quanto visitar a academia. Isso inclui DVDs de treinamento, circuitos de exercícios que utilizam os móveis (escadas para subidas, sofá para treinos para os tríceps) e uma máquina "tudo em um" que pode ser guardada com facilidade quando não estiver em uso.

> **DICA PARA PERDER PESO**
>
> Pesquisas mostram que a perda de sono pode levar ao aumento dos níveis de fome no dia seguinte. Se você estiver configurando o alarme para um treino mais cedo, também terá de acertar o sono um pouco mais cedo para conseguir um bom número total de horas na cama.

Falta de confiança

Um número surpreendente de mulheres evitam exercícios porque estão envergonhadas com sua aparência e assustadas com o que os outros podem pensar. Se você for uma dessas pessoas, é certeza de que os outros estão mais preocupados consigo mesmos e com os seus próprios exercícios para julgá-la – eles provavelmente têm os seus próprios problemas também. As soluções para a falta de confiança podem ser as seguintes:

- *Evite multidões* – se você tem flexibilidade para escolher um horário para ir à sua academia, poderá encontrar menos gente treinando no meio da manhã e no meio da tarde.
- *Comece em casa* – se você quer ter algum progresso antes de começar na academia ou no parque, comece a praticar exercícios em casa com as soluções mencionadas anteriormente. Nós fornecemos, em capítulos posteriores, alguns grandes exercícios corporais que você pode tentar.
- *Invista em ótimas roupas para malhação* – compre uma roupa que lhe sirva bem, que tenha respiro, que tire o suor da superfície da sua pele e que cubra as partes do seu corpo com as quais você mais se preocupa, de maneira a sentir-se segura e ficar mais confiante durante a malhação.
- *Foque no futuro* – expulse sentimentos de intranquilidade, lembrando dos benefícios cardiorrespiratórios e de força que você está alcançando a cada sessão. Quanto mais você se exercitar, mais confiante vai se sentir.

Sabotadores

Infelizmente, outros – amigos, colegas ou mesmo entes queridos – agem para sabotar seus esforços na prática de exercícios ou de dieta. Às vezes, isso é causado por suas próprias inseguranças de que você possa deixá-los para trás e começar a parecer e sentir melhor do que eles. Também pode ser a falta de compreensão dos seus objetivos. Não deixe que os outros comprometam seus esforços. Soluções para lidar com esses sabotadores podem incluir:

- *Expresse os seus objetivos* – conte a todo mundo ao seu redor a respeito dos seus objetivos na melhora do seu condicionamento físico e de sua dieta, e o quão importante são para você. Diga-lhes o quanto o apoio deles significa para você e até mesmo incentive-os a acompanhá-la em sua jornada.
- *Traga a sua comida* – se colegas ou entes queridos estão estocando os armários para tentá-la com ofertas de doces, a última coisa que você quer é ceder por causa de fome! Certifique-se de que você tem os seus próprios lanches saudáveis à mão para comer a cada duas ou três horas. Nós oferecemos ótimas opções de lanches no Capítulo 3.
- *Cerque-se de positividade* – se os outros estão lhe trazendo para baixo, apesar de suas tentativas para informá-los de seus objetivos, então, pura e simplesmente saia de perto de sua companhia e cerque-se daqueles que lhe apoiam e compartilham o seu desejo de estar em forma e saudável.

Lesões ou doenças

Lesões ou doenças são as barreiras mais aceitáveis e não são consideradas apenas uma desculpa. Ainda que frustrantes, tais tipos de situações não indicam o fim de seus esforços ou uma razão para desistir completamente. Soluções para uma lesão incluem:

- *Trabalho ao redor do problema* – mesmo quando lesionado, geralmente você pode fazer algum tipo de exercício. Por exemplo, se você tomou uma pancada (fratura por estresse), pode ir à piscina para uma natação leve ou correr na água (correr com uma boia).
- *Reabilite-se* – provavelmente você vai receber a prescrição de um programa de exercícios de reabilitação para fazer uma vez que a sua lesão for diagnosticada por um fisioterapeuta ou médico. Esses exercícios são demorados, mas são essenciais para uma recuperação rápida e eficiente. Concluí-los diariamente irá lhe manter focada dentro de uma rotina.

- *Foque na dieta* – se sua lesão reduziu significativamente o seu consumo de energia, olhe atentamente para a sua dieta para minimizar o ganho de peso pela inatividade, o que pode fazer que seja difícil voltar à boa forma no futuro. Fazer ajustes sutis de restrição calórica e redução da ingestão de carboidratos simples (açúcares) vai alimentar um sentimento de controle e limitação dos danos.

Soluções para uma doença podem incluir:

- *Coma bem* – ao enfrentar uma doença, você pode se sentir sem energia e desidratada. Coma pequenas quantidades frequentemente para evitar perder a valiosa massa muscular que você construiu durante o treinamento e beba bastante líquido para combater os efeitos nocivos da desidratação, como cólicas ou algo mais sério.
- *Observe a regra do "acima do pescoço"* – se seus sintomas estão localizados acima do pescoço (congestão nasal, tosse, dor de cabeça), é geralmente aceito que você possa continuar com um exercício leve. Se, entretanto, seus sintomas estão abaixo do pescoço, é recomendável que você descanse por completo.

Falta de motivação

Isso pode ser causado por diversos fatores: chateações, preguiça, perda de vista as suas metas e falta de estrutura para os seus treinos ou programa de dieta. Pode até mesmo ocorrer com algumas pessoas quando atingem um objetivo e, essencialmente, acham que seu trabalho já está feito. As soluções para a falta de motivação podem ser:

- *Escolha atividades das quais você gosta* – se os exercícios forem mais uma tarefa do que uma satisfação, é provável que você logo comece a ficar sem motivação. Encontre uma aula, esporte ou atividade que você curta para manter sua motivação lá em cima.
- *Encontre um parceiro de treino* – exercícios com amigos, familiares ou colegas muitas vezes são mais divertidos do que o treinamento em si. Tendo feito um compromisso de encontrá-los para se exercitarem em conjunto, é menos provável que você dê desculpas para não ir.
- *Inclua variação* – se você faz o mesmo treino toda semana, certamente vai se cansar e perder a motivação. Varie entre muitas atividades, aulas e planos de treino, selecionando aqueles relevantes para o seu esporte ou objetivo final. Isso não só desenvolve um condicionamento mais completo, como também garante que você continue a se desafiar e a desfrutar do seu exercício. Sem variação, você logo

chegará a uma estabilização, quando os seus resultados (condição física e peso) vão estagnar. Quebre isso com uma rotina planejada, progressiva e variada.

Claro, existem outras barreiras ao exercício – dinheiro, falta de conhecimento, viagens e muito mais. Qualquer que seja a sua barreira, seja sincera. Pare de dar desculpas e comece a encontrar soluções. Você pode querer usar técnicas para se automotivar, como visualização, ou métodos para encontrar uma solução simples para lhe ajudar a fazer isso. Seja qual for o método escolhido, nós esperamos que o conteúdo deste livro forneça motivação e informações para ajudar em sua jornada em direção aos seus objetivos de condicionamento físico.

Por fim, vamos considerar um ponto crucial que é totalmente pertinente para você que está prestes a entrar no campo desconhecido de aumento da rotina de exercícios. Já que quebras na rotina são quase inevitáveis, faz sentido planejar para que elas não evoluam de uma recaída simples para um grande colapso. O senso comum dita que doenças, prazos de trabalho, compromissos familiares e feriados podem, tanto esperada quanto, às vezes, inesperadamente, lançar o seu programa para fora do caminho. Reconheça que isso acontece. Em vez de se punir, reflita sobre a noção positiva de que você já fez alterações e começou o seu caminho pela estrada para uma nova versão de você, e, em seguida, vá em frente. Você não pode interromper as festas, mas um pouco de premeditação e a motivação para retornar direto para o seu programa após um lapso menor irão limitar os danos.

Agora você deve se sentir com as armas do conhecimento e crença em si para se mover em direção à primeira base e levar seu treinamento para o próximo nível. Como se diz, não há momento melhor do que agora. Então, o que você está esperando?

RESUMO

- Desde o começo, certifique-se de que a sua mentalidade está afinada e pronta para a viagem adiante. Você tem o poder do sucesso. Escreva uma declaração de missão e mantenha alguns pensamentos positivos em mente para quando as coisas ficarem difíceis.
- Prepare-se para trabalhar duro, mais duro do que nunca, e entenda que você precisa fazer isso de forma consistente.
- Comprometa-se mentalmente, bem como fisicamente, a fazer essa mudança. Use o método SMART para estabelecer metas que ajudarão

você no seu caminho de esforço de malhação e monitorarão o seu progresso.

- Seja honesta consigo mesma sobre as barreiras e reconheça que, com um pouco de reflexão cuidadosa, você pode superá-los facilmente.
- Por fim, aceite que as coisas vão ocasionalmente dar errado por circunstâncias além do seu controle. Prepare-se para esses tempos e prometa a si mesma que você vai voltar à linha logo que possível, e então fazer o melhor treino da sua vida!

Avaliações físicas

2

S e você falhar em se preparar, vai se preparar para falhar! Tenho certeza de que você já ouviu isso um monte de vezes antes, mas você aplica isso ao seu condicionamento físico e à sua saúde? É claro que você vai notar algumas mudanças gerais e vagas no seu corpo e na sua condição física se continuar a se mover, de alguma forma ou de outra, mas sem uma avaliação, um plano e uma estrutura para o seu treino, você não verá resultados mensuráveis e duradouros. Então, o primeiro passo é avaliar o seu nível atual de condicionamento físico e sua estética corporal, e então entrar em ação ao planejar e executar os métodos necessários para fazer melhorias. Antes de fazermos uma avaliação de fato, vamos começar por identificar o seu tipo de corpo.

IDENTIFICAÇÃO DO TIPO DE CORPO

O jeito como o seu corpo responde aos exercícios é muito influenciado pela sua genética. Em qualquer ambiente de academia, você verá pessoas de todas as formas e todos os tamanhos. Mesmo aqueles considerados muito em forma terão formas de corpo diferentes e também diferentes padrões de resposta ao exercício para desenvolvimento muscular, emagrecimento e melhora do condicionamento aeróbio. Apenas fazer o mesmo treinamento de alguém cujo corpo você admira e deseja para si pode não funcionar para você. Atingir seu objetivo pode exigir treinar especificamente para o seu tipo de corpo.

Claro que a genética determina que algumas pessoas são naturalmente esguias e tendem a responder melhor aos exercícios que outras. Injusto, sabemos. Não há muito que se possa fazer sobre isso. Com isso em mente, você precisa ser realista com sua meta de aparência e metas de treinamentos. Você pode mesmo vir a ter a capacidade aeróbia de uma maratonista ou o físico de uma supermodelo? A boa notícia é que, com o treinamento correto para você e seu tipo de corpo, você pode realmente ir até o limite da sua predisposição genética e ser o melhor que você poderia ser (veja o Capítulo 1 e as informações a respeito do SMART para entender a questão de que seus objetivos devem ser realistas).

As formas do corpo têm sido tipicamente classificadas como uma das três categorias: *mesomorfo, ectomorfo* ou *endomorfo* (veja Figura 2.1). Na verdade, a maioria das pessoas tem características das três categorias, mas é provável que você se identifique com uma categoria mais do que com outra. Cada categoria tem suas próprias vantagens e desvantagens em termos de saúde e condicionamento físico. Entender isso é a chave para o seu sucesso.

Leia as seguintes descrições de tipos de corpo e decida qual descreve melhor o seu. Então relacione as respostas de treino e recomendações, bem como desvantagens associadas com o seu tipo de corpo para ajudar a orientar sua escolha de exercício e programa de treinamento.

Mesomorfo

O físico atlético do corpo mesomorfo inclui ombros largos, cintura e quadris finos, boa definição muscular, pouca gordura corporal e um metabolismo razoavelmente rápido. Corpos mesomorfos respondem bem à maioria dos tipos de treinamento, especialmente os exercícios de força (musculação), e têm baixos níveis de gordura corporal. As desvantagens são que essas pessoas podem muitas vezes treinar demais; portanto se você tem o tipo mesomorfo, tenha consciência de incorporar dias de descanso e sessões de treinos mais leves no seu programa. Além disso, pode facilmente ocorrer estagnação se você não se desafiar com uma rotina de exercícios variados. Com esse tipo, você pode ganhar peso rapidamente quando para de treinar.

Se você tem um tipo de corpo mesomorfo, é recomendado que faça o seguinte:

- Garanta que todos os métodos de treinamento são adequados e vão provocar resposta e adaptação.
- Combine exercícios para grupos de músculos grandes com grupos de músculos pequenos em sua rotina.
- Utilize exercícios conjugados para maximizar o seu esforço durante seu treinamento.
- Evolua o treinamento regularmente e o diversifique no que diz respeito à modalidade, ao tipo e à intensidade de exercício.
- Prefira treinamento contínuo e intervalado em vez de corridas intensas e levantamento de peso se o seu treino for para minimizar o

ganho muscular e use ioga, pilates e pesos leves, com muitas repetições no treinamento em circuito para desenvolver músculos mais
longos e esguios;
- Permita a recuperação adequada entre as séries nos exercícios e entre
as sessões de treinamento de levantamento de peso se o seu objetivo
é maximizar a massa muscular (permite uma regeneração de energia
a princípio e uma adaptação dos músculos em seguida).

Ectomorfo

O físico atlético do corpo ectomorfo inclui ombros e quadris estreitos, pernas e braços longos e finos, estrutura óssea pequena e muito pouca gordura
corporal. Pessoas com esse tipo muitas vezes parecem frágeis. Elas acham
fácil perder peso e mantê-lo longe. Geralmente se adequam para treinos
aeróbios pela sua compleição magra e pouco peso. As desvantagens são que
acham muito difícil conseguir músculos e alcançar uma aparência de boa
forma, e correm o risco de os níveis de gordura corporal ficarem muito baixos, de maneira pouco saudável. Também podem estar propensas a lesões
por causa de sua estrutura frágil.

Se você tem um tipo de corpo ectomorfo, é recomendado que faça o
seguinte:

- Utilize o treinamento dividido, em que você treina apenas uma ou
duas partes do corpo com exercícios de força por sessão e tente trabalhar cada parte do corpo uma vez por semana.
- Faça um descanso adequado entre exercícios de força para permitir
a recuperação muscular e para melhor reparação e adaptação (48-72
horas).
- Use movimentos básicos e pesados, que tenham como alvo os maiores grupamentos musculares.
- Use de 5 a 10 repetições e faça de 3 a 4 séries de cada exercício.
- Mantenha a atividade aeróbia em níveis baixos (três vezes por semana, no máximo) se seu objetivo for desenvolver mais músculos.
- Assegure uma boa ingestão de proteínas e carboidratos, e aumente a
ingestão de calorias para manter o peso corporal e desenvolver massa
muscular magra.
- Curta um *mix* de corrida e ciclismo ou remo para minimizar modalidades que tenham muito impacto, se seu objetivo for maximizar sua
genética privilegiada para exercícios aeróbios.
- Inclua uma dieta adequada de cálcio para proteger ainda mais seus
ossos, uma vez que algumas atividades, como a corrida, podem causar lesões de esforço para as pessoas com estruturas mais frágeis.

Endomorfo

O físico atlético do corpo endomorfo inclui quadris largos e ombros estreitos que criam um formato de pera. Pessoas desse tipo têm menos definição muscular, distribuição de gordura desbalanceada (acumulando mais nos braços, nos glúteos e nas coxas), estrutura óssea larga e um metabolismo mais lento do que os de outros tipos de corpo. Ganho de peso é fácil e perda de gordura é difícil para aqueles que estão nessa categoria. A definição muscular tende a ficar escondida pela gordura. Corpos endomorfos respondem bem a exercícios de força e intensidade por causa de sua constituição natural. Se treinam e desenvolvem seus músculos, então podem efetivamente aumentar seu metabolismo e o ritmo de utilização de gordura. As desvantagens são que muito levantamento de peso em relação à atividade aeróbia pode fazê-los parecer volumosos. Eles também podem sofrer problemas nas articulações se carregam muito peso corporal, pois isso sobrecarrega as articulações. Além disso, têm mais dificuldade em metabolizar gordura.

Se você tem um tipo de corpo endomorfo, é recomendado que faça o seguinte:

- Inclua exercícios de intensidade moderada, treinos cardiorrespiratórios (aeróbios) de pouco impacto, como ciclismo ou caminhada na maioria dos dias da semana, se não em todos. Dessa forma, é possível conseguir um corpo mais leve e esguio.
- Assegure-se de que o *cross-training*, que combina pesos e exercícios aeróbios, seja a base do seu plano de treinamento.
- Mantenha pesos leves, a gama de repetição entre 10 e 25 e o tempo de recuperação curto entre as séries.
- Tome cuidado extra com sua alimentação diária e reduza carboidratos ricos em amido e à base de açúcar, optando por variedades fibrosas e proteínas magras (veja o Capítulo 3 para um guia detalhado de dieta e dicas para perder peso).

DICA PARA PERDER PESO

Tente treinar e comer de acordo com o seu tipo de corpo para melhores resultados e mais satisfação. Tentar mudar o seu corpo só vai levar à frustração e adaptação limitada.

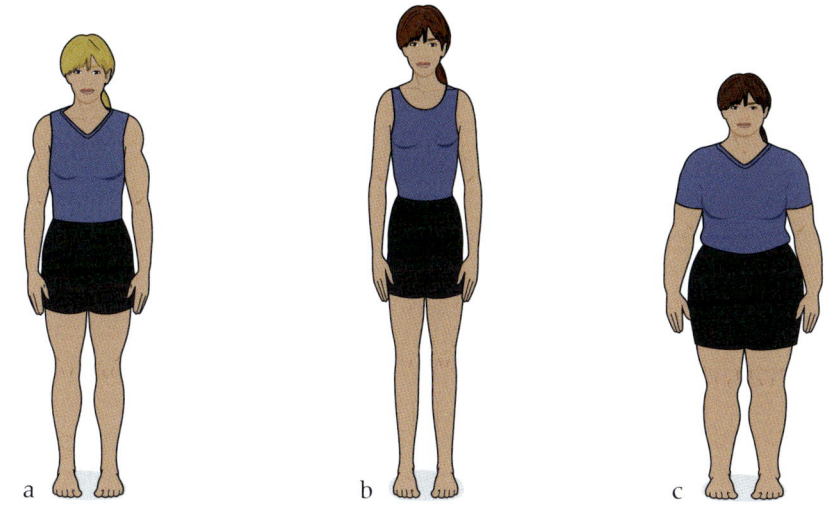

Figura 2.1 Tipos de corpo: (a) mesomorfo, (b) ectomorfo e (c) endomorfo.

QUAL É O SEU NÍVEL DE CONDICIONAMENTO

O seu nível de condicionamento é uma indicação de quão bem o seu corpo lida com uma carga de trabalho físico e se recupera em tempo hábil. Qual dos seguintes níveis de condicionamento se aplica a você?

- *Iniciante – você tem pouca ou praticamente nenhuma experiência com esportes ou academia, ou então acabou de voltar a treinar após um intervalo longo, de 18 meses ou mais.*
- *Intermediário – você vem treinando consistentemente por pelo menos nove meses, fazendo três ou quatro sessões por semana com uma combinação de exercícios aeróbios e de força.*
- *Avançado – você vem treinando consistentemente por muito tempo (pelo menos 18 meses) com pelo menos quatro sessões por semana que combinem exercícios aeróbios e de força ou treinamentos específicos para algum esporte.*

Esperamos que a maioria das que estão lendo este livro se situará entre os níveis intermediário e avançado de aptidão descritos anteriormente. Esta obra leva seu treinamento para o próximo nível, com técnicas e ideologias mais progressivas e avançadas. Depois de identificar seu nível geral de condicionamento, você pode realizar avaliações específicas dos variados componentes que se reúnem para determinar o seu condicionamento geral. Isso permite que você identifique os pontos fracos e selecione os exercícios e programas de treinamento que vão ajudá-la a melhorar.

AVALIAÇÕES DE CONDICIONAMENTO FÍSICO

Agora é hora de olhar mais especificamente para o seu nível de condicionamento avaliando sua aptidão cardiorrespiratória (resistência aeróbia), força muscular, flexibilidade e composição corporal. Algumas razões de os testes de condicionamento serem necessários estão a seguir:

- avaliar o seu nível de condicionamento físico atual;
- identificar seus objetivos de condicionamento, interesses e motivação para se exercitar;
- identificar quaisquer áreas que estejam mais fracas e possam afetar o seu progresso no treinamento e no desempenho esportivo ou até mesmo fazer que você fique suscetível a lesões;
- identificar opções de treinos apropriadas;
- estabelecer métodos que mapeiem o seu progresso e avaliar o sucesso do programa;
- adaptar e avançar o seu programa de treino na velocidade correta.

Sabemos que algumas pessoas não gostam de testes por causa do medo dos resultados e do pensamento de estar sendo julgado de alguma forma. Mas testes de condicionamento são uma ferramenta valiosa que permitem avaliar o progresso do seu plano de forma eficaz. Evite comparar seus resultados ao dos outros se você ficar sensível ou constrangida por eles, apenas os compare com as suas marcas anteriores. Lembre-se de que os testes são feitos para ajudá-la! Selecione os testes mais compatíveis com seus objetivos de condicionamento, juntamente com aqueles considerados básicos para a saúde geral e avaliação de aptidão, que incluem a medição da frequência cardíaca em repouso e testes cardiorrespiratórios para verificar a frequência cardíaca no máximo, e também o teste de sentar-e-alcançar, para a flexibilidade.

Testes cardiorrespiratórios

Existem numerosos testes para essa categoria de condicionamento físico, com opções para pôr à prova o seu nível cardiorrespiratório (aeróbio) máximo e submáximo. Alguns testes requerem equipamentos e técnicas sofisticados (como os testes $\dot{V}O_2$máx ou o teste da concentração de lactato), mas nós selecionamos testes simples que você pode fazer por si só.

TESTE DA FREQUÊNCIA CARDÍACA EM REPOUSO

Monitoramento de frequência cardíaca em repouso é uma ótima forma de medir melhoras no seu condicionamento cardiorrespiratório já que, durante um período de treinamento, pequenas alterações na frequência cardíaca em repouso podem refletir processos de adaptação. Conforme você ficar mais em forma, sua frequência cardíaca em repouso deve diminuir, porque o coração torna-se mais eficiente em bombear o sangue para todo o corpo. Quando você estiver em repouso, mais sangue pode ser bombeado a cada batimento cardíaco; portanto, são necessários menos batimentos por minuto (bpm). A frequência cardíaca pode também ser afetada por doença subsequente, fadiga e exagero no treinamento, de forma que a monitoração regular pode orientar os seus requisitos de descanso e de recuperação. Este teste é adequado para qualquer pessoa de qualquer nível de condicionamento físico.

Equipamento
Monitor cardíaco (opcional)

Como fazer
A medição é feita idealmente 5 minutos após acordar e, enquanto ainda estiver deitada na cama. Para medir em qualquer outro horário, primeiro deite-se por pelo menos 10 minutos antes de fazer a medição. Para tomar a sua frequência cardíaca manualmente, utilizando o método da palpação, pressione dois dedos (sem ser o polegar) ou para a artéria carótida em seu pescoço (Figura 2.2a) ou na artéria radial em seu pulso (Figura 2.2b). Tomando cuidado para não pressionar muito forte, conte o número de batimentos por minuto. Se você tiver um monitor cardíaco, use-o conforme as instruções e faça a sua medição. Essa provavelmente será a leitura mais precisa.

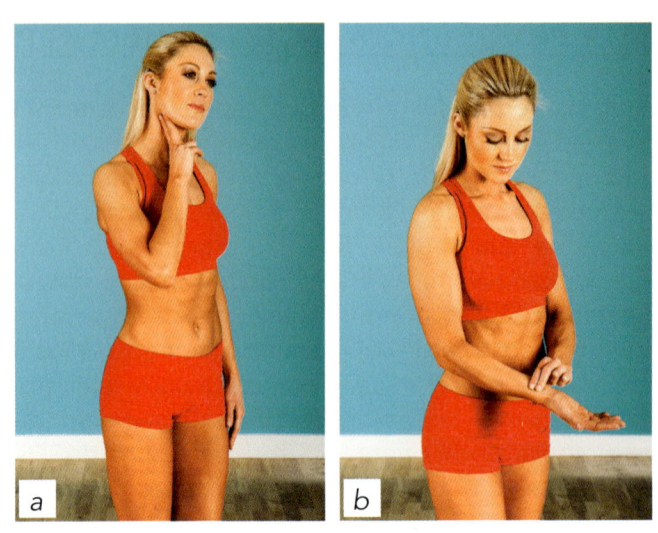

Figura 2.2 Tomando seu batimento cardíaco pela artéria (a) carótida e (b) radial.

Resultados

Observe sua frequência cardíaca em repouso e meça-a regularmente para acompanhar a sua aptidão e condição físicas. Uma frequência cardíaca média de repouso para uma mulher é 75 bpm e pode chegar a 55 bpm em uma atleta de elite.

Tome uma atitude!

Uma forma já provada de diminuir sua frequência cardíaca em repouso é tornar-se mais aerobiamente treinada para que seu coração faça menos trabalho para bombear sangue e oxigênio pelo seu corpo. Veja o Capítulo 5 para uma melhor compreensão desse processo e para exemplos de treino que aumentam a aptidão aeróbia e diminuem a frequência cardíaca em repouso.

TESTE DA FREQUÊNCIA CARDÍACA MÁXIMA

Sua frequência cardíaca máxima é o número de batimentos cardíacos por minuto quando você está se exercitando o máximo possível. É mais bem medido durante um teste no qual o corpo é levado até o seu limite. Você pode então usar a percentagem da sua frequência cardíaca máxima como um indicador da intensidade do exercício e trabalhar um programa de exercícios que utiliza frequências cardíacas percentuais para definir cargas de treinamento. Você pode também calcular a sua frequência cardíaca máxima ao subtrair sua idade de 220. Este número é apenas uma estimativa, mas geralmente está a cerca de dez batidas da sua frequência cardíaca máxima real. Nós selecionamos um protocolo de teste de esteira para medir a sua frequência cardíaca máxima; este teste é adequado para pessoas nos níveis intermediário e avançado, mas não para aquelas que são iniciantes ou aquelas com lesões ou problemas cardiorrespiratórios.

Equipamento

Monitor cardíaco com um cinto peitoral (embora você possa tomar o seu pulso manualmente) ou uma máquina de exercícios que tenha um monitor cardíaco embutido, como uma esteira, um elíptico ou uma bicicleta ergométrica.

Como fazer

Comece se aquecendo com 10 ou 15 minutos de corrida na esteira. Então passe a correr pelos próximos 3 minutos começando com 10 ou 12 km/h e vá aumentando seus esforços em 0,5 a 1 km/h até que não possa mais continuar. O teste vai durar algo entre 9 e 15 minutos, dependendo dos incrementos que você escolher para o seu nível de condicionamento. Você pode querer também aumentar a inclinação da esteira em cerca de 1% a cada 3 minutos. Logo que você parar, anote sua frequência cardíaca tanto verificando seu pulso ou observando a medida no seu monitor.

Resultados

A frequência cardíaca que você anotou logo depois de terminar o seu teste é a sua máxima. Note que os resultados podem variar quando os testes são feitos em diferentes máquinas de monitoramento cardíaco e com diferentes protocolos, mas testes de esforço progressivo como esse são mais favoráveis do que testes de *sprint*, nos quais a acumulação de fadiga e de ácido lático nos músculos pode parar seu esforço antes que sua frequência cardíaca atinja o seu máximo. Perceba que a sua frequência cardíaca máxima não vai melhorar com os treinos. Na verdade, ela diminui com a idade. Entretanto, com o treinamento, você pode trabalhar percentagens selecionadas da sua frequência cardíaca com mais eficiência.

Tome uma atitude!

O Capítulo 5 vai ajudá-la a melhorar a já mencionada eficiência nos seus exercícios. Em particular, o *fartlek* (também conhecido como "alternância de intensidade na atividade aeróbia") e o método de treino intervalado encorajam você a trabalhar a variação das percentagens da sua frequência cardíaca.

TESTE CARDIORRESPIRATÓRIO DE ESFORÇO SIMPLES

Este teste se foca na sua produção cardiorrespiratória e desempenho sobre uma distância única ou um período de tempo. É apropriado para quem está nos níveis intermediário e avançado, que tem uma boa compreensão do ritmo e estão familiarizados com a máquina de exercício e com a modalidade a ser utilizada.

Equipamento
A máquina de exercícios cardiorrespiratórios com a qual você estiver familiarizada e se sentir confiante para usar (por exemplo, remo, esteira ou bicicleta ergométrica).

Como fazer
No equipamento da sua escolha, trabalhe no esforço máximo por um determinado período de tempo ou distância (por exemplo, uma corrida de 3 minutos ou uma distância de 5.000 m no remo).

Resultados
Mantenha registros do seu tempo ou da distância percorrida, bem como os protocolos e definições que você estabeleceu, para então comparar na próxima vez que você fizer o teste. Quando refizer o teste, use os mesmos protocolos, mas tente conseguir uma distância maior, ou então completar o circuito em um período de tempo menor.

Tome uma atitude!
Incorpore um treino de potência no seu cronograma de treinamento para melhorar o seu poder cardiorrespiratório de esforço simples e, assim, ter um bom desempenho em esportes que envolvam correr, pular e arremessar por um longo período de tempo. O Capítulo 8 está cheio de instruções para muitos exercícios intensos, como treinos de saltos até levantamentos olímpicos.

TESTE CARDIORRESPIRATÓRIO DE MÚLTIPLO ESFORÇO

Este teste mede sua capacidade cardiorrespiratória em uma sucessão de intervalos e indica o quão bem você consegue manter o seu desempenho e esforço. É apropriado para quem está nos níveis intermediário e avançado, que tenha um bom entendimento do seu ritmo e está familiarizado com os equipamentos que serão utilizados. É especialmente indicado para aqueles que participam de esportes em que há muitos intervalos, como tênis, futebol americano e hóquei.

Equipamento
A máquina de exercícios cardiorrespiratórios com a qual você estiver familiarizada (remo, esteira ou bicicleta ergométrica).

Como fazer
No equipamento que você escolher, trabalhe no esforço máximo por um período de tempo ou distância e escolha um número de repetições (duas ou mais).

Resultados
Registre seu tempo ou distância bem como o protocolo e as definições que você estabeleceu, para que possa comparar seus resultados no futuro. A próxima vez que você testar, use o mesmo protocolo e tente manter o seu esforço por um maior número de repetições, cobrir uma distância maior ou fazer um tempo mais rápido para o mesmo número de repetições.

Tome uma atitude!
Incorpore treinos intervalados na sua rotina de treinamento para que você possa melhorar mais rapidamente no teste cardiorrespiratório de múltiplo esforço e ao mesmo tempo diminuir o seu tempo de exercício sem comprometer os seus resultados. O Capítulo 6 explica a ciência por trás dos benefícios do treino anaeróbio (exercícios na diminuição de oxigênio) e oferece ótimos exemplos de exercícios.

TESTE DE CONDICIONAMENTO CARDIORRESPIRATÓRIO SUBMÁXIMO

Este teste é um bom guia para o seu condicionamento cardiorrespiratório geral. Mais especificamente, ele mede o seu desempenho, como distância percorrida, enquanto você trabalha em um nível submáximo de condicionamento. Ele é adequado para mulheres em qualquer nível de condicionamento físico que querem uma avaliação geral sobre o seu condicionamento cardiorrespiratório.

Equipamento
Máquina de exercícios com a qual você já esteja familiarizada (remo, esteira ou bicicleta ergométrica) e que tenha um monitor cardíaco embutido (opcional, mas ideal).

Como fazer

Exercite-se continuamente a uma frequência cardíaca designada por um tempo definido. Por exemplo, pedale por 20 minutos a uma frequência cardíaca de 140 bpm ou no nível de percepção subjetiva de esforço de 6/7 (veja a escala PSE no Capítulo 4).

Resultados

Observe a distância coberta e o protocolo que você seguiu (por exemplo, frequência cardíaca e tempo de exercício) para que possa compará-los na próxima vez que você se testar. Cobrir uma distância maior no mesmo tempo e no mesmo ritmo cardíaco submáximo em tentativas subsequentes indica uma melhoria no seu condicionamento cardiorrespiratório submáximo ou condicionamento geral.

Tome uma atitude!

Consulte o Capítulo 5 e siga os métodos de treinamento contínuo e de *cross-training* para melhorias no seu condicionamento cardiorrespiratório submáximo.

TESTE DOS 3 MINUTOS NO *STEP*

Este é um teste submáximo clássico que mede o quão eficientemente o seu batimento cardíaco retorna a um ritmo de repouso após o exercício. Ele é adequado para mulheres em qualquer nível de condicionamento físico que queiram uma avaliação geral sobre o seu condicionamento cardiorrespiratório.

Equipamento

Um *step* de aproximadamente 50 cm de altura, um cronômetro e um metrônomo no padrão de 120 bpm (opcional).

Como fazer

Suba e desça da plataforma dando 30 passos por minuto (um passo a cada 2 segundos) por 3 minutos. Sente-se imediatamente após a conclusão do teste. Após 10 segundos de descanso, anote o número dos seus batimentos cardíacos no próximo minuto ao tomar o seu pulso.

Resultados

Anote os seus batimentos por minuto. Para aqueles interessados em comparar seus resultados com os padrões da indústria, a Tabela 2.1 mostra as normas para mulheres.

Tabela 2.1 Normas do teste dos 3 minutos no *step* para mulheres

Padrão	Batimentos por minuto (bpm)
Excelente	<73
Bom	74–90
Normal	91–100
Razoável	101–114
Pobre	<115

© John Shepherd, 2004, *Ultra fit: Your own personal trainer*, A&C Black, Londres, Bloomsbury Publishing Plc.

Tome uma atitude!
Você pode melhorar o seu condicionamento cardiorrespiratório geral, com uma ampla gama de métodos de treinamento, indo de exercícios contínuos, passando por treinamentos intervalados, *fartlek* e muito mais. Veja os Capítulos 5 e 6 para mais informações sobre treinos aeróbios e anaeróbios.

Testes de força muscular
Os testes de força muscular se dividem em duas categorias: aqueles que testam a *força máxima* (quanto você consegue levantar em uma tentativa) e os que testam a *resistência da força* (a capacidade de fazer um movimento orientado repetidamente até a fadiga). A importância de cada teste para você vai depender de seu esporte ou exercício de rotina, mas ambos podem ser medidas úteis de como você está progredindo.

TESTE DE UMA REPETIÇÃO MÁXIMA (1 RM)

O teste 1 RM avalia a força máxima e indica quanto peso você pode levantar em uma única repetição. Depois de se aquecer, use um exercício ou um peso que seja apropriado para o seu treinamento ou esporte. Exercícios comuns para o teste de força incluem agachamento, supino, supino reto e terra. O teste aqui descrito prediz sua 1 RM baseado no número de repetições de pesos leves. Serve para quem estiver nos níveis básico e intermediário dos treinamentos de força.

Equipamento
Halteres, barras, máquinas de musculação – basicamente, o equipamento adequado para levantamento de peso ou para exercícios de força que você escolheu para testar.

Como fazer

Selecione o exercício para o teste e se aqueça no próprio exercício, com 3 séries de 5 a 10 repetições. Comece fazendo uma repetição com um peso que você acredite ser o seu máximo. Descanse por 5 minutos e repita com um peso maior. Continue a tentar executar uma repetição com 5 minutos de intervalo entre as tentativas para recuperação até que você chegue a sua carga limite que não permita mais fazer uma repetição máxima no exercício selecionado. O último levantamento que você fizer antes de falhar é a sua 1 RM (uma repetição máxima). Idealmente, você irá atingir o seu máximo na sua terceira tentativa. Conhecimento e experiência de sua capacidade de levantamento são importantes para a obtenção de um resultado preciso. Se tentar fazê-lo muito no começo, você pode não ter ativado seus músculos de forma eficaz. Se fizer muitas repetições no submáximo de antemão, você estará cansado.

Resultados

Anote o seu desempenho e o protocolo usado. Idealmente, após um período de treinamento de força, você poderá levantar um peso maior na próxima vez que fizer o teste. O seu resultado 1 RM é uma medida útil para a construção de seu programa de treinamento de levantamento de peso. Ele irá guiá-la na porcentagem desse máximo a ser trabalhada nos seus exercícios de repetição e, é claro, vai permitir que você monitore suas melhorias de força ao longo do tempo.

Tome uma atitude!

Para melhorar sua força máxima, consulte os Capítulos 7 e 8 para obter informações sobre treinos importantes, bem como o Capítulo 11, para exemplos de exercícios.

TESTE DE FLEXÕES

O teste de flexões avalia a força de resistência e é uma das avaliações mais comuns para isso. Entretanto, o protocolo não precisa ser limitado pelas flexões. Você pode querer repetir o teste usando outros exercícios que irão testar a força de resistência de outros músculos do seu corpo, como abdominal, agachamento ou tríceps. Este teste é aplicável para mulheres em qualquer nível de condicionamento.

Como fazer

Fique em uma posição de flexão em estilo militar, tocando o solo apenas com suas mãos e seus pés. Se você tem menos força na parte superior do corpo, fique sobre seus joelhos e também os coloque no chão (estilo ajoelhado). Para fazer a flexão, posicione suas mãos sob seus ombros, com seus cotovelos para fora (Figura 2.3a). Abaixe seu tronco tão baixo quanto puder ir sem tocar o solo (Figura 2.3b), e então empurre para deixar o seu braço na posição mais estendida possível, mantendo uma posição firmemente reta durante o exercício. Faça o máximo de flexões possíveis até ficar exausta, contando as repetições. Apenas descer o tronco no chão e ao mesmo tempo manter os seus quadris estáveis não conta como uma repetição! Seu corpo deve permanecer em linha reta para cada repetição contada, mesmo se realizada a partir de seus joelhos.

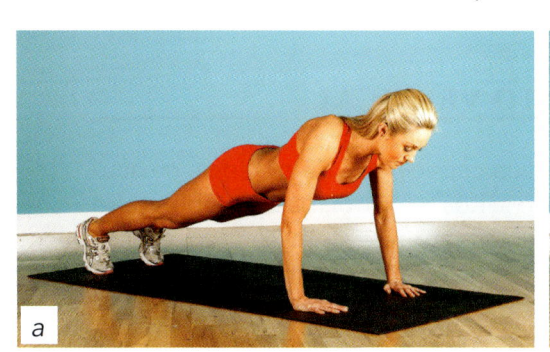 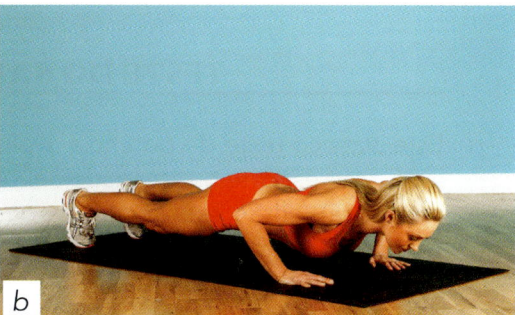

Figura 2.3 Teste de flexões.

Resultados

Anote o número total de flexões que você fez para que seja possível melhorar na próxima vez que fizer o teste. Use a Tabela 2.2 para comparar seus resultados com os padrões gerais de mulheres entre 20 e 49 anos:

Tabela 2.2 Padrões de testes de flexões para mulheres

	Idade de 20–29	Idade de 30–39	Idade de 40–49
Superior	>41	>39	>19
Excelente	28–41	23–29	16–19
Bom	21–27	15–22	13–15
Razoável	15–20	11–14	9–12
Pobre	10–14	8–10	6–8
Muito pobre	<10	<8	<6

Adaptada com permissão do The Cooper Institute, Dallas, Texas, de *Physical Fitness Assessments and Norms for Adults and Law Enforcement*. Disponível *online* em www.cooperinstitute.org.

Tome uma atitude!

O Capítulo 7 desafia você a melhorar tanto a sua força máxima quanto a sua força de resistência. Você vai encontrar maneiras de melhorar os resultados da sua avaliação com uma grande variedade de exercícios e alguns exemplos de treino. Alguns simplesmente utilizam o seu peso corporal, enquanto outros adicionam resistência, carga e até mesmo vibração.

Testes de potência muscular

Um teste de potência mede a sua capacidade de mover algo rapidamente de forma que avalia sua força e sua velocidade de maneira combinada.

TESTE DO SALTO VERTICAL

Este clássico teste de potência avalia sua capacidade de potência muscular. Se seu esporte ou atividade envolve saltos (voleibol, basquetebol, salto em altura), então este teste é especificamente relevante para você, mas vale como uma medida da potência muscular para todo mundo.

Como fazer

Fique ao lado de uma parede olhando para o lado. Apoie a mão mais próxima da parede e a estenda para cima, certificando-se de manter os pés apoiados no chão (Figura 2.4a). Faça uma marca na parede, usando seu dedo mais longo. Flexione os joelhos em ângulo reto (Figura 2.4b), pule o mais alto que puder e faça outra marca com sua mão (Figura 2.4c). Meça a distância entre as duas marcas. Repita um total de três vezes, novamente certificando-se de se recuperar totalmente entre os esforços. Pegue a sua melhor marca das três tentativas.

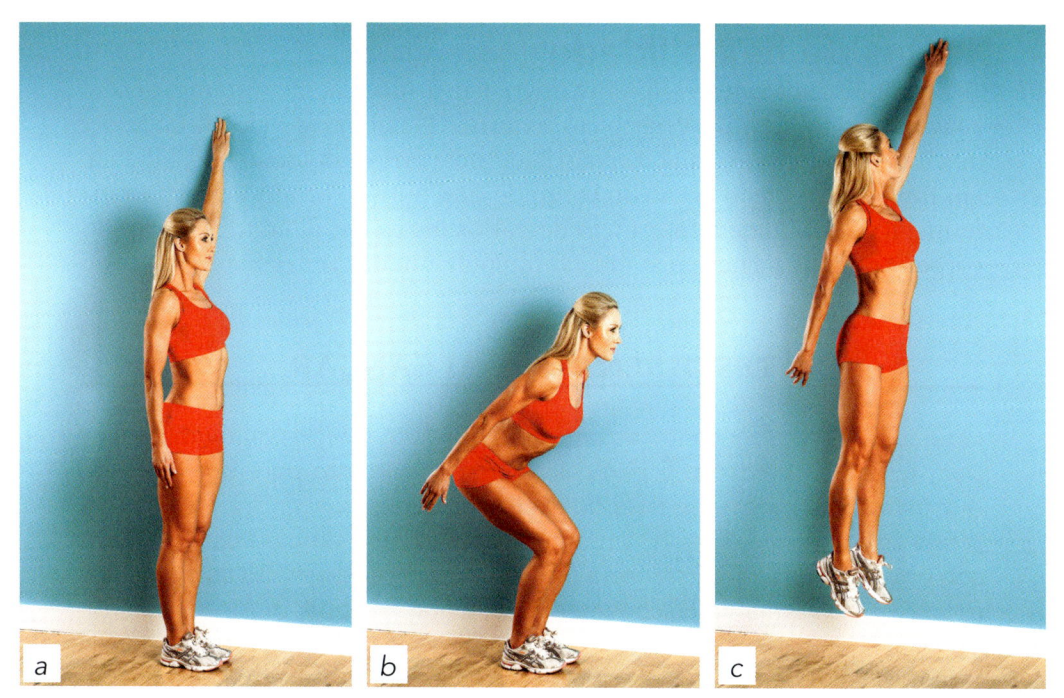

Figura 2.4 Teste do salto vertical.

Resultados

A Tabela 2.3 provê os padrões femininos para você comparar o seu desempenho.

Tabela 2.3 Padrões do teste do salto vertical para mulheres

Padrão	Altura
Excelente	>53 cm
Bom	41–52 cm
Normal	30–40 cm
Precisa melhorar	<29 cm

Adaptada, com permissão, de E. P. Roetert e T. S. Ellenbecker, 2007, *Complete conditioning for tennis* (Champaign, IL: Human Kinetics), 32.

Tome uma atitude!

Para melhorar seus resultados, inclua levantamento de peso olímpico e saltos em caixas na sua rotina de treinamento. O Capítulo 11 fornece exemplos de exercícios para você experimentar.

Testes de flexibilidade

Testes de flexibilidade geralmente envolvem a medição de distâncias entre suas partes do corpo a um objeto externo. Flexibilidade global pode ser difícil de conseguir, já que a maioria de nós tem uma maior flexibilidade em uma área ou lado do nosso corpo do que outro. Portanto, é importante medir a flexibilidade por meio de vários testes em diferentes partes do corpo. Aqui nós fornecemos um exemplo de um dos testes mais comuns.

TESTE SENTAR-E-ALCANÇAR

O teste sentar-e-alcançar tem sido usado há muito tempo como um padrão para testar flexibilidade. É particularmente importante para qualquer um que esteja praticando esportes ou exercícios que envolvam *sprints* e saltos, o que coloca, por exemplo, a musculatura posterior da coxa (isquiotibiais) sob estresse adicional. Este teste é adequado para quem não tem nenhum problema de hérnia de disco (nesse caso, evitar flexionar o tronco).

Equipamento
Use uma régua e um *step* (o fundo de uma escada ou uma caixa que tenha aproximadamente a altura do comprimento do seu pé).

Como fazer
Faça um aquecimento com alongamentos dinâmicos e cardiorrespiratórios (veja o Capítulo 4). Sente-se em uma superfície plana, com as pernas estendidas à frente do seu corpo, dedos apontando para cima e os pés levemente separados. Prepare o arco plantar (planta dos pés) contra a base do *step* (Figura 2.5a). Coloque a régua sobre o *step* e uma mão sobre a outra, então se estenda lentamente para a frente, mantendo as costas retas e sua cabeça alinhada com seu corpo (Figura 2.5b). Segure a posição por alguns segundo e então meça a distância que você alcançou. Se você não alcançar, meça a distância entre o ponto que você chegou ao *step*; esta é uma pontuação negativa de medição.

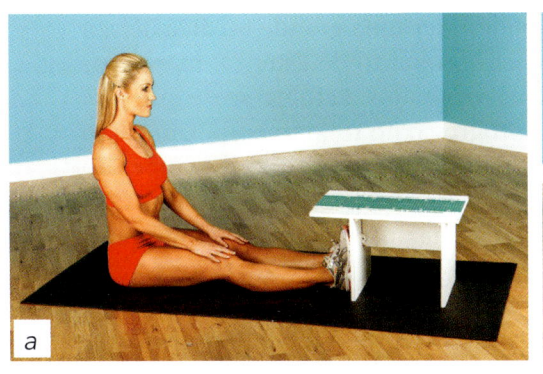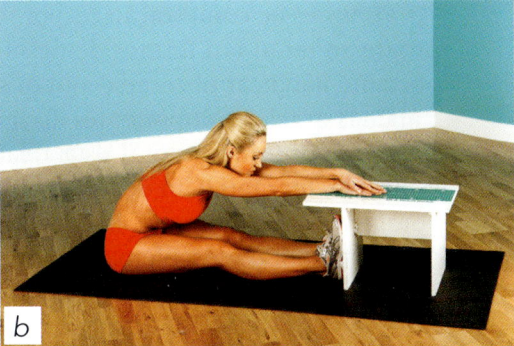

Figura 2.5 Teste sentar-e-alcançar.

Resultados

Anote a distância alcançada para comparação posterior. Para mulheres, mais do que 8 cm é considerada uma marca excelente, 5 cm a 8 cm é normal e menos que dois é uma marca ruim.

Tome uma atitude!

Para melhorar as suas marcas de flexibilidade, incorpore várias formas de alongamento ao seu plano de treinamento. O Capítulo 4 vai guiá-la em quais tipos de alongamentos fazer e quando fazer, bem como cada um dos exercícios necessários para melhorar sua flexibilidade em um músculo à sua escolha. Para melhorar a flexibilidade da parte posterior da coxa, portanto, os resultados desse teste, procure alongamentos indicados para essa região.

Testes de composição corporal

Composição corporal descreve os diferentes componentes e tipos de tecidos que compõem o peso do corpo, incluindo tecidos magros (músculos, ossos e órgãos), que são metabolicamente ativos, e de gordura (tecido adiposo), que não são tão ativos.

As escalas de peso corporal padrão vão fornecer a você uma medida do seu peso corporal total, mas não determinarão a relação entre massa magra e a gordura ou, em outras palavras, o quanto desse peso é músculo e o quanto é gordura. Normalmente, quando você começar ou avançar em sua rotina de exercícios, você vai aumentar a sua massa muscular e, consequentemente, o seu peso; o volume de músculos passará a pesar mais do que o de gordura! Isso pode ser desanimador quando você está na academia para perder peso. Tenha certeza, entretanto, de que este aumento da massa muscular, na verdade, traduz-se em uma versão sua mais magra, mais forte, mais esbelta se você aderir a uma rotina consistente e boa alimentação. Assim, os testes de composição corporal refletem melhor o seu progresso.

Os testes de composição corporal podem ser uma grande medida de seu progresso tanto em termos de desempenho quanto de estética, mas é importante não ficar obcecada com os seus resultados. Lembre-se de que esse é apenas um dos componentes do seu progresso no treinamento. Um baixo nível de gordura corporal está relacionado ao aumento do desempenho esportivo, mas também depende da prática esportiva. Se a sua gordura corporal ficar extremamente baixa, pode acarretar risco de lesão, diminuição do desempenho e problemas de saúde.

Agora que já abordamos os avisos necessários, vamos dar uma olhada nos métodos de teste. Existem muitos métodos diferentes para avaliar a sua gordura corporal e as porcentagens de massa magra, cada um com diferentes níveis de precisão. A chave é ser o mais consistente possível com o protocolo da sua escolha de forma que as diferenças no seu corpo com o passar do tempo apareçam mais na sua medição. Uma maneira de assegurar isso é testar sempre com a mesma pessoa, com o mesmo equipamento e na mesma hora do dia. Os seguintes métodos são os melhores e mais práticos testes para que você execute por conta própria.

TESTE DE ÍNDICE DE MASSA CORPORAL (IMC)

Este método para estimar a percentagem de gordura corporal é baseado simplesmente nas medidas de peso e altura. Embora seja uma medição indireta, é um indicador confiável de gordura corporal para uma pessoa comum. Entretanto, tende a ser bem menos acurado para atletas que têm um IMC elevado. Isso se deve ao seu alto índice de massa, que pesa mais do que gordura. Na verdade, é possível para alguém que é muito magro e musculoso alcançar um IMC indicando "sobrepeso", como se tivesse um percentual alto de gordura corporal. Embora este teste seja adequado para qualquer pessoa, fique ciente de que os resultados para os atletas altamente treinados podem não ser precisos.

Equipamento
Balança, fita métrica e calculadora.

Como fazer
Meça a sua altura e o seu peso, divida o peso em quilogramas pela sua altura ao quadrado em metros, e então compare os seus resultados com a Tabela a seguir para descobrir qual é o seu IMC. Por exemplo, se seu peso for 65 quilogramas e sua altura for de 1,7 metros, seu IMC seria:
$65 \div (1,7 \times 1,7 \, [=2,89]) = 22$

Resultados

Interprete seus resultados usando a Tabela 2.4:

Tabela 2.4 Resultados do IMC para mulheres

	IMC
Abaixo do peso	<18,5
Peso normal	18,5–24,9
Sobrepeso	25–30
Obesidade	>30

Fonte: National Health Service, NHS Choices. Available: www.nhs.uk/livewell/loseweight/pages/bodymassindex.aspx [Acesso em: 17 de junho de 2013].

Tome uma atitude!

Se seu IMC estiver fora da normalidade, então é hora de você tomar uma atitude. Se estiver abaixo do peso, considere se você está se reabastecendo após os treinos com bastante comida e com a composição certa de macronutrientes. O Capítulo 3 fornece conselhos sobre refeições e lanches para o seu tipo de exercício, com quantidades específicas de macronutrientes adequadas ao seu peso corporal. Você também pode se beneficiar ao aumentar sua massa magra. O Capítulo 7 fornece exercícios e protocolos que podem ajudar. Lembre-se de que o teste de IMC não é a medida mais precisa para atletas, especialmente na parte muscular. Se você for uma levantadora de peso olímpica, remadora ou jogadora de rúgbi com muita massa muscular, então este teste pode interpretar suas medidas como a de uma obesa, quando claramente não são. Nesse caso, um teste de percentagem de gordura é mais preciso. Se, entretanto, você estiver com sobrepeso ou obesa, considere perder peso para melhorar o seu desempenho global de saúde e esportivo. Incorpore uma variedade de exercícios – aeróbios, anaeróbios e treinos de fortalecimento – e concentre-se em uma alimentação saudável; tudo isso irá colocá-la no caminho certo para melhorar o seu resultado de IMC.

TESTE DE PROPORÇÃO CINTURA-QUADRIL

Como o teste de IMC, o teste de proporção cintura-quadril indica se o seu corpo está dentro de níveis aceitáveis de gordura corporal. A gordura é armazenada sob a pele e também ao redor de órgãos vitais, com estudos mostrando que a gordura ao redor do abdome apresenta um risco maior para a saúde do que a gordura nos quadris e coxas. Gordura excessiva no meio do corpo está relacionada ao desenvolvimento de diabetes do tipo 2 e problemas cardíacos. Esteja ciente, porém, de que, se você tem um corpo muito atlético com quadris estreitos, o teste pode sugerir que você está muito magra. Esse teste é adequado para qualquer pessoa de qualquer nível de condicionamento.

Equipamento
Fita métrica e calculadora

Como fazer
Meça sua cintura no ponto de máxima circunferência (acima do osso do quadril) e os quadris no ponto em que seu bumbum mais se sobressai. Então simplesmente divida a medida da sua cintura pela medida do seu quadril em centímetros, registre e compare seus resultados com a Tabela a 2.5.

DICA PARA PERDER PESO

O jeito mais efetivo de perder peso na região central do seu corpo não é fazendo centenas de abdominais, mas controlando os seus níveis de insulina ao comer regularmente (a cada duas ou quatro horas) e fazendo uma dieta de poucos carboidratos sobre o índice glicêmico combinada com gordura boa e proteína magra. Picos de insulina após o consumo de alimentos açucarados têm sido associados à gordura abdominal, por isso siga este conselho para ajudar a mudar os quilogramas da barriga!

Resultados
Interprete seus resultados usando a Tabela 2.5:

Tabela 2.5 Padrões de proporção cintura-quadril para mulheres

	De 20 a 29 anos	De 30 a 39 anos	De 40 a 49 anos
Risco baixo	<0,71	<0,72	<0,73
Risco moderado	0,71–0,77	0,72–0,78	0,73–0,79
Risco alto	0,78–0,82	0,79–0,84	0,80–0,87
Risco muito alto	>0,82	>0,84	>0,87

Adaptada, com permissão, de V. H. Heyward e D. R. Wagner, 2004, *Applied body composition assessment*, 2nd ed. (Champaign, IL: Human Kinetics), p. 78.

Tome uma atitude!
Valores entre moderado ou alto são considerados inaceitáveis. Você precisa tomar uma atitude para diminuir o tamanho da sua barriga, já que esse é o local mais perigoso para armazenar gordura em termos de risco de doença cardíaca coronariana. Além do mais, gordura na cintura não vai

ajudar na sua mobilidade ou desempenho esportivo! Sua dieta é a grande responsável pelo tamanho de sua cintura, por isso, priorize-a. Consulte o Capítulo 3 para sugestões de refeições e dicas para perder peso.

ANÁLISE DE BIOIMPEDÂNCIA (BIA)
TESTE DE GORDURA CORPORAL

Este método envia um nível baixo e seguro de eletricidade pelo seu corpo. A corrente elétrica viaja a um ritmo diferente através dos vários tecidos do corpo, o que permite um cálculo da massa gorda e massa magra. A corrente passa facilmente através do tecido muscular, mas desloca-se lentamente pelo tecido adiposo. A resistência que ela encontra quando chega ao tecido adiposo é chamada de impedância bioelétrica. Este recurso é comum em muitas balanças digitais. Com a adição de informações sobre sua altura, seu sexo e seu peso, essas balanças podem, então, calcular o seu percentual de gordura corporal. As leituras podem ser afetadas pela temperatura da sua pele, níveis de hidratação e ingestão de alimentos, entre outros fatores, mas você irá conseguir resultados úteis se usar as balanças em condições similares a cada vez. Este teste é adequado para qualquer pessoa com qualquer nível de condicionamento físico.

DICA PARA PERDER PESO

Embora os testes de IMC e de proporção cintura-quadril sejam ótimos para avaliar o seu progresso em direção aos objetivos de perda de peso, uma redução nessas medidas pode significar uma indesejável perda de tecido muscular ao lado da perda de gordura. Procure ver a porcentagem da sua gordura corporal como um indicador mais útil de que você está ficando mais magra, e não apenas menor!

Equipamento
Balanças digitais com recurso BIA

Como fazer
Siga as instruções na sua balança para obter uma leitura digital de seu percentual de gordura corporal.

Resultados
Anote o seu resultado e observe as percentagens de gordura corporal mais comuns na Tabela 2.6 para interpretar a sua pontuação.

Tabela 2.6 Percentagem de gordura corporal para mulheres

	Gordura corporal
Gordura essencial	10%–13%
Atletas	14%–20%
Treinadas	21%–24%
Normal	25%–31%
Obesidade	32%+

© 2010 American Council on Exercise

Tome uma atitude!

Se seus resultados indicarem que seus níveis de gordura corporal não são desejáveis ou compatíveis com o seu esporte ou sua atividade, então você precisa tomar uma atitude. O jeito mais efetivo de perder gordura é por meio de mudanças na dieta (veja o Capítulo 3) e uma combinação de exercícios que sejam específicos para construir massa muscular (veja o Capítulo 7) e aqueles que são ricos em intensidade (veja os Capítulos 6 e 8). Isso ocorre porque o aumento da massa muscular aumenta sua taxa metabólica durante todo o dia, tornando-a uma máquina de "queima" de gordura. O treino de alta intensidade melhora o consumo de oxigênio pós-exercício (EPOC), assim você continua a utilizar gordura em um ritmo maior durante as horas seguintes ao treinamento executado (veja o Capítulo 7).

Outra maneira de saber o seu percentual de gordura é o teste de medição de espessura de dobras cutâneas. Esse teste comum de gordura corporal, feito por um profissional de Educação Física, pode ser 98% preciso se o testador for habilidoso. O teste estima sua percentagem de gordura corporal ao medir a espessura de dobras cutâneas em locais específicos do seu corpo. Como o teste requer a ajuda de um profissional, não incluímos o protocolo aqui. Entretanto, se sua academia, local de treinamento ou médico tiverem as ferramentas e alguém disponível para ajudá-la, você pode querer usar esta medida.

Os seus testes de aptidão devem ser realizados regularmente ao longo do ano, normalmente a cada seis a oito semanas, ou ao completar cada ciclo de treinamento (se você estiver trabalhando com ciclos). Seus testes de composição corporal podem ser realizados ao mesmo tempo ou mesmo em intervalos semanais, se você está fazendo mudanças significativas na dieta ou se esta prática lhe ajuda a permanecer no seu caminho. No entanto, é aconselhável dizer que medidas de composição corporal semanais podem variar consideravelmente dependendo da fase do seu ciclo menstrual.

Progresso e ritmo de mudança e de desenvolvimento vão variar de pessoa para pessoa e entre medidas diferentes, mas apontam para um ritmo gradual e constante de melhoria com resultados que podem ser sustentados em longo prazo. Você vai encarar estagnações, porém as dicas de treinamentos e malhações neste livro devem dar um novo estímulo e informação para passar por esses períodos. Lembre-se de que tentativas de solução rápida trarão resultados rápidos, mas insustentáveis! Avalie, treine e coma corretamente para seus objetivos de formação do corpo, e, então, faça os testes novamente.

RESUMO

- Avaliar o seu nível de condicionamento físico é importante para obter medidas atuais do condicionamento, identificar objetivos e motivações para exercícios, identificar áreas de fraqueza, selecionar o treino apropriado e para evoluir o seu programa até o ritmo correto.
- No nível mais geral, o condicionamento físico pode ser avaliado ao identificar se você é uma iniciante, intermediária ou avançada em treinamento físico.
- A identificação do tipo de corpo pode ser útil para determinar a melhor solução para você, já que sua genética desempenha um grande fator para o seu corpo e, consequentemente, como você vai responder aos exercícios. Os corpos podem ser classificados como mesomorfo (musculoso e quadrado), ectomorfo (longo e magro) ou endomorfo (quadris largos e ombros estreitos).
- Testes mais específicos incluem aqueles para condicionamento cardiorrespiratório e força.
- Capacidades cardiorrespiratórias podem ser testadas como (a) teste da frequência cardíaca em repouso, (b) teste da frequência cardíaca máxima, (c) teste cardiorrespiratório de esforço simples, (d) teste cardiorrespiratório de múltiplo esforço e (e) teste de condicionamento cardiorrespiratório submáximo, bem como um (f) teste de condicionamento geral aeróbio.
- A força pode ser avaliada por testes de força máxima (teste de uma repetição máxima) ou por resistência muscular localizada (por exemplo, teste de flexões).
- A sua potência muscular pode ser testada com o teste do salto vertical e melhorada com levantamento de peso olímpico e exercícios de pliometria como saltar em *steps*.

- A flexibilidade é mais comumente avaliada com o teste do sentar-e--alcançar, mas outras partes do corpo podem ser testadas ao se identificar desequilíbrios ou encurtamentos musculares.
- As avaliações da composição corporal incluem os testes de IMC, proporção cintura-quadril e testes de bioimpedância para medir a percentagem de gordura corporal.

3

Tópicos de nutrição

A boa nutrição é fundamental para obter os melhores resultados no seu treino e alcançar seus objetivos, estejam eles relacionados ao desempenho, ao condicionamento físico ou à estética. Apesar disso, esportistas e atletas querem comumente colocar 100% de esforço em seus treinos, mas ignoram ou têm uma má compreensão da execução de sua dieta.

Este capítulo traz informações essenciais, dicas e planos de refeições para ajudar você a abastecer e reabastecer seu corpo, e aperfeiçoar seus resultados. Contempla também a importante área da hidratação, incluindo bebidas esportivas e o campo minado que são os suplementos alimentares.

COMBUSTÍVEL PRÉ-MALHAÇÃO

Alimentar-se corretamente e na hora certa antes do seu treinamento é essencial para otimizar energia, desempenho, conforto e bem-estar. Faça isso errado e você não terá uma boa *performance*, ou pior, ficará com fome por um lado ou terá uma extrema indigestão por outro! Além de ser de fácil digestão, sua alimentação pré-academia deve satisfazer a sua fome, re-estocar carboidratos que podem ter se esgotado em um treino anterior ou durante a noite, hidratar ou reidratar seu corpo, otimizar o desempenho e preparar o seu corpo para uma rápida recuperação pós-exercício.

Quando comer?

O ideal é que você coma a cada duas a quatro horas antes de começar a se exercitar. Isso permite que seu corpo tenha tempo suficiente para digerir os alimentos. Desde que você coma o alimento certo, ainda terá energia quando começar.

Um erro comum é comer algo rico em carboidratos muito próximo de se exercitar. Isso pode deixar você desconfortável, nauseada e possivelmente fraca, já que o fornecimento de sangue é direcionado aos seus órgãos digestivos em vez de seus músculos. Por exemplo, ingerir carboidratos apenas uma hora antes de se exercitar pode causar uma resposta de insulina que leva à hipoglicemia (pouco açúcar no sangue) durante os primeiros minutos de exercícios. Se você precisar de energia antes da malhação matinal, coma um lanche ou algo fácil de digerir, como bananas ou frutinhas. Nesse caso, você pode lanchar 10 minutos antes de se exercitar sem efeitos colaterais. Você não terá hipoglicemia, pois simplesmente não há tempo suficiente para o seu corpo responder para bombear insulina. No momento do início do exercício, o organismo começa imediatamente a regular negativamente a sua necessidade de insulina. A seção a seguir lista exemplos de refeições e lanches pré-treino adequados.

COMBUSTÍVEL E TREINAMENTO MATINAIS

Se você prefere um exercício de manhã bem cedo, evite fazer exercício de estômago vazio. Embora isso dependa da qualidade de sua dieta em geral e algumas evidências de que esta prática vai ajudar você a perder peso (já que as reservas de carboidratos estão esgotadas pela manhã e, portanto, o seu corpo depende de mobilização de gordura), não é nossa recomendação. Exercitar-se com níveis baixos de glicose no sangue pode provocar fadiga precoce, o que pode aumentar o risco de lesão e também reduz o nível geral de "queima" de calorias. Você provavelmente vai acabar comendo demais após a sessão, já que o seu apetite e necessidade do seu corpo ficarão muito estimulados. Se seu objetivo for perda de peso, a sua base diária de energia e composição do que você come vai importar mais do que o treino. Se você simplesmente não aguenta comer no início da manhã, experimente diferentes opções de comida até encontrar algo que você tolera, mesmo que seja ingerir um líquido como uma bebida esportiva, um *shake* proteico, um *smoothie* ou suco que contenha proteína ou carboidrato de alta taxa glicêmica.

O que comer?

É fácil escolher uma boa alimentação pré-treino de acordo com as categorias de macronutrientes, assim, vamos olhar para carboidratos, proteínas e gorduras, além de fibras, para ajudá-la a fazer a melhor seleção.

A maioria das calorias na sua refeição que precede o treino, cerca de 60% a 70%, deve vir de carboidratos. O carboidrato vai aumentar a taxa de glicose no seu sangue, dando energia para os músculos, aumentando os níveis de glicogênio no fígado e melhorando seu desempenho, particularmente a sua resistência. Se escolhidos corretamente, a vantagem dos carboidratos é que são digeridos rapidamente. Escolha alimentos com os tipos de carboidratos que tenham um baixo índice glicêmico (IG) e, portanto, liberam sua energia lentamente (veja o Quadro 3.1 para ver uma lista de alimentos populares e seus níveis de IG). Todos os carboidratos ingeridos liberam açúcar, o que faz que seu pâncreas libere o hormônio insulina. Isso resulta em uma rápida diminuição do nível de açúcar no sangue, seguido por um aumento da fome. Fontes diferentes de carboidratos liberam açúcares em quantidades diferentes, e o IG indica essa velocidade. Bons exemplos de carboidratos com baixo IG incluem: pães integrais, mingau de aveia, feijões e lentilhas. Como regra geral, quanto mais cedo você comer antes de um treino, menor deve ser o índice glicêmico do alimento que você escolher.

Quadro 3.1 IG de alimentos populares

Alimentos com baixo IG	Alimentos com IG moderado	Alimentos com alto IG
Frutas (maçã, pera, ameixa, cereja, pêssego, toranja)	Frutas (laranja, uva, kiwi, frutinhas, manga)	Frutas (melancia, mamão, abacaxi, banana) e frutas secas (passas, tâmara, ameixa seca)
Vegetais (brócolis, feijão-verde, asparago, espinafre)	Vegetais (batata-doce, ervilha, cenoura, pimenta-do-reino)	Vegetais (batata assada, beterraba, mandioquinha)
Grãos (cevada, trigo bulgur (ou triguilho), centeio)	Grãos (arroz branco, arroz castanho, arroz selvagem, basmati, cuscuz)	Grãos (arroz branco instantâneo, milhete)
Pães (pão integral, pão preto)	Pães (pão de cereal, pão sírio, pães de massa lêveda)	Pães (pão branco, rosquinhas)
Cereais (*All-Bran*)	Cereais (mingau de aveia, granola)	Cereais (flocos de milho, flocos de arroz, trigo)
Lanches (amendoim, macadâmia, amêndoa, noz, castanha-do-pará)	Lanches (torrada de centeio, pipoca, batatinha frita)	Lanches (biscoito de arroz, salgadinho de milho, *pretzels*, bolacha, chocolate, doce, biscoito, panqueca)
Carne, peixe, ovo	Massas (brancas e integrais)	Mel e geleia
Queijo, leite (de vaca e de soja), iogurte natural	–	–

Continua

Continuação

Alimentos com baixo IG	Alimentos com IG moderado	Alimentos com alto IG
Feijões (lentilha, branco, vermelho, preto), soja, grão de bico	–	–
Óleos (azeite, girassol, de nozes)	–	–

Você deve também acrescentar alguma proteína na sua refeição pré-treino para retardar ainda mais a libertação dos carboidratos e também do aparecimento de fadiga. Proteínas completas (aquelas que contêm todos os aminoácidos essenciais de que seu corpo precisa) são uma boa escolha. Isso inclui ovos, carne magra (frango e peru) e peixe. Você pode acrescentar proteínas incompletas (aquelas que contêm alguns, mas não todos os aminoácidos essenciais), que são muitas vezes mais convenientes ou estão mais facilmente disponíveis. Isso inclui nozes, feijões, lentilhas e iogurte. Três aminoácidos essenciais em particular, conhecidos como aminoácidos de cadeia ramificada (BCAA), beneficiam o desempenho quando ingeridos antes do exercício aeróbio, como foi descoberto. Outro estudo mostrou que combinar esses BCAA com carboidratos antes de exercícios vigorosos estimula a posterior síntese de proteínas, melhorando a sua velocidade de recuperação. Ovos são uma boa fonte de BCAA, mas você também pode usar suplementos.

Alimentos gordurosos (especialmente frituras) retardam a digestão e podem causar desconforto. Em particular, a gordura permanece no estômago durante um longo período de tempo, muitas vezes puxando sangue para ajudar na digestão, o que pode causar dor abdominal e cólicas, e priva os músculos do sangue para o exercício. Evite carnes, frituras, nozes e doces antes de malhar.

Apesar de alimentos ricos em fibras terem um IG baixo e serem uma parte importante da dieta diária, eles não são muito bons como uma refeição pré-exercício. A fibra em alguns alimentos pode ser tão densa que se aloja em seu intestino por várias horas, absorvendo fluidos e causando inchaço. Mantenha sua refeição pré-treino pobre em fibras para evitar desconfortos desnecessários.

Laticínios com baixo teor de gordura são uma escolha aceitável de alimentos para algumas pessoas antes de um treino. Entretanto, para aqueles que sofrem de intolerância à lactose, isso pode levar à letargia, acidez estomacal, inchaço, gases e arrotos. Então, essas pessoas devem eliminar os laticínios para evitar a sensação de desconforto e de estar mais lento durante o seu treino.

Sugestões de lanches e refeições pré-treino

Algumas refeições recomendadas para duas a quatro horas pré-exercícios incluem o seguinte:

- *Mingau de aveia feito com água, acrescentado de frutinhas e linhaça moída* – A aveia provê uma liberação lenta de energia enquanto as frutinhas fornecem vitaminas antioxidantes. A linhaça tem altas doses de ômega-3 e abaixa o IG da refeição que vier a seguir.
- *Sopa à base de caldo com frango e legumes leves* – Proteína magra e vegetais facilmente digeríveis são uma grande combinação de carboidratos e proteínas de liberação lenta. E como bônus, o caldo provê fluidos para hidratação.
- *Batata-doce com atum* – A batata-doce tem um baixo valor de IG em relação às batatas e está cheia de vitaminas, enquanto o atum provê um grande acréscimo de proteína.
- *Ovos cozidos e frutas frescas* – Ovos estão cheios de proteína e são facilmente digeridos pela maioria das pessoas. Combine com uma banana ou melão que são frutas de fácil digestão.
- *Pão de aveia com queijo* cottage – Pão de aveia é um lanche leve que, ao ser combinado com 100 gramas de queijo *cottage*, é bastante substancial e satisfatório. O queijo *cottage* tem bastante proteína e pouca gordura. Combine-o com pedaços de abacaxi ou ervas para dar sabor.
- *Papinha de nenê* – Isso pode soar como uma escolha estranha para um adulto, mas é facilmente absorvido e digerido pelo corpo humano em qualquer idade. Boas opções são aquelas com frutas ou vegetais. Combine-as com carnes picadas, como peru, peixe ou frango.
- *Barras de proteína* – Embora essa seja a opção menos recomendada para adição de proteína, por ser um alimento altamente processado, as barras de proteína podem serem uma boa opção rápida quando comida de verdade não está disponível, e podem ser compradas em quase toda parte e transportadas na sua bolsa. Embora a maioria seja basicamente carboidratos, algumas contêm de fato proteína que diminuem a reação glicêmica e adicionam BCAA à refeição. No entanto, podem ser secas e acabar tirando fluidos de seu corpo para o intestino, a fim de ajudar na digestão, deixando você desidratada; por isso se deve beber muita água com elas.
- *Vitamina com frutas com poucas fibras, suco e proteína em pó* – Combinação de carboidratos de fácil digestão – mais uma vez com proteína, o que inclui BCAA – que ajuda o corpo a liberar energia de fácil digestão. Algumas pessoas conseguem digerir essa fórmula líquida mais facilmente do que alimentos completos. Acrescente iogurte sem gordura se você quiser fazer uma refeição mais substancial.

Além disso, como mencionado na seção anterior, você pode fazer um lanche 10 minutos antes de se exercitar. Selecione uma fonte de carboidrato com uma taxa de IG de moderada para alta para ter energia instantânea. Boas opções incluem bananas, frutas secas e barras de cereal. Entretanto, tome cuidado, pois muito açúcar pode causar uma elevação da taxa de glicose no sangue (hiperglicemia) durante seu treino, levando a dores de cabeça, náuseas e fadiga. Como guia, limite a quantidade de açúcar para menos de 25 gramas (uma banana contém em média cerca de 18 g de açúcar).

Alguns lanches recomendados para ingestão 10 minutos antes do exercício:

- *Frutas secas* – Uma pequena porção (cerca de 30 gramas) de frutas secas como passas fornece energia instantânea.
- *Iogurte natural com mel* – Mel é um açúcar natural com uma alta taxa de IG e é valioso para energia instantânea. Combine com iogurte natural para um lanche leve (certifique-se de que você não sofra efeitos adversos dessa dieta) ou, então, simplesmente adicione uma colher de água quente para uma refeição líquida.
- *Banana* – Essa fruta tem uma alta taxa de IG, é valiosa para energia instantânea e contém potássio, que ajuda a balancear seus eletrólitos. Às vezes, apenas metade ou alguns bocados pode ser o suficiente para fornecer um impulso de energia sem fazer você se sentir muito cheia.
- *Frutinhas* – Doces e de fácil digestão, uma porção de frutinhas como framboesas, mirtilos ou morangos é o ideal.
- *Minipanquecas* – Leves e de fácil digestão, são boas para um bom para um aumento de energia antes de malhar, de uma a três panquecas fazem o serviço! Melhor ainda se você pode fazer as panquecas e adicionar frutinhas à mistura!
- *Biscoitos* – Também são leves e de fácil digestão antes do treino. São calóricos se comidos em grande quantidade (são muito gostosos!), então modere a ingestão para três ou quatro, dependendo do seu tamanho e das suas necessidades energéticas.
- *Bebidas esportivas* – Consumir de 100 a 200 calorias de uma bebida ou um gel com cerca de 200 ml de água fornece um impulso de energia eficaz para aqueles que não toleram alimentos integrais.

Quanto comer?

O número de calorias que você consome na sua refeição ou no seu lanche pré-treino vai depender do momento de sua refeição, da duração e da intensidade do seu treino e do tamanho do seu corpo. Portanto, você deve consumir mais calorias quanto maior você for, quanto mais cedo você comer antes do treino e quanto mais tempo ou mais intenso o treino será. Quanto mais próximo estiver ao seu treino, menos você deve comer. O guia a seguir é para o consumo de calorias de acordo com o momento que você escolher comer a sua refeição ou lanche pré-treino:

- 4 horas pré-malhação: 400 a 500 calorias;
- 2 horas pré-malhação: 200 a 400 calorias;
- 10 minutos pré-malhação: 100 a 200 calorias (muitas vezes mais adequado como líquido).

DICA PARA PERDER PESO

Se o seu objetivo de treino é a perda de peso, deixe de fazer o lanche pré--malhação. O consumo de carboidrato faz que haja um retardo na queima de gordura, já que o seu corpo trabalha para metabolizar os carboidratos como o principal combustível. Mas faça a sua refeição pré-treino pelo menos duas horas antes do exercício, em vez de até quatro horas, com opções da nossa seleção para garantir energia suficiente para a sua malhação.

COMBUSTÍVEL PÓS-TREINO

Você acabou de fazer sua última repetição ou se esforçou naqueles minutos finais extenuantes da aula de *spinning*. Agora você está pronta para uma nutrição de recuperação essencial para obter os melhores resultados e fazer que permaneçam consistentes em todos os treinos.

Seu combustível pós-treino começa com um lanche durante a importante janela de 30 minutos que sucede imediatamente os exercícios, quando seu corpo é mais receptivo aos nutrientes que você consome, e então continua com uma refeição que deve ser feita de duas a quatro horas após os exercícios. Os objetivos durante a janela de 30 minutos são repor as reservas de carboidratos de seus músculos e fornecer proteína para reparar o dano muscular que ocorre naturalmente durante o exercício, especialmente quando você faz algum trabalho direcionado à força ou à potência. É também de vital importância que você se reidrate e reponha os eletrólitos do seu corpo. Seu objetivo de reabastecimento no período de duas a quatro horas pós-treino é uma nutrição completa que se concentra na recuperação de macronutrientes, principalmente a de carboidratos e proteínas. Após quatro horas, sua dieta deve refletir suas necessidades gerais como uma atleta de resistência ou de força, ou de exercícios de modo geral (aeróbio e força).

As seções a seguir direcionam macronutrientes pós-treino que você precisa durante a janela de 30 minutos e no período de duas a quatro horas pós-treino, bem como seus requisitos de hidratação e de eletrólitos.

Janela de 30 minutos

Dentro de 30 minutos após o exercício, escolha carboidratos com uma alta taxa de IG, como bebidas esportivas que contenham glicose (isotônicas ou hipertônicas), para a substituição rápida de glicogênio muscular. Essa refeição líquida começa o processo de reidratação, e é melhor para o estômago do que comidas integrais. Se você conseguir digerir alimentos integrais, sua escolha deve ser similar aos lanches dos 10 minutos pré-treino, uma vez que contêm glicose prontamente disponível.

Durante um treino intenso de uma hora, é possível usar 30 g de proteína muscular como combustível. Fontes de proteína, especialmente aquelas ricas em BCAA, devem, portanto, ser tomadas durante esta janela de 30 minutos, em uma proporção de carboidratos para proteínas de 4:1 depois de uma sessão de treinamento de resistência aeróbia e 2:1 depois de um treino de força ou sessão anaeróbia. Estudos indicam que uma boa combinação de carboidratos e proteínas após o treinamento conduz a um aumento significativamente maior de substituição de glicogênio muscular, bem como o maior desenvolvimento de força em comparação com a ingestão de carboidratos sozinhos. Opte por fontes de proteínas completas, como clara de ovo ou pó de proteína de soro de leite em uma bebida de recuperação, pois elas contêm todos os aminoácidos essenciais de que seu corpo precisa para efeitos de ressíntese de proteína muscular e podem ser facilmente digeridos imediatamente após o treino. Um treino intenso, especialmente se tem base em força e potência, também pode causar alguns danos nas células musculares. Esse processo, como mencionado antes, é necessário para a reconstrução e o desenvolvimento muscular, mas isso depende da reposição adequada de BCAA, os blocos de construção para o reparo, que está presente principalmente em ovos e nos suplementos alimentares.

Duas a quatro horas após o treino

Nesse ponto, foque na reposição de carboidratos se você tiver feito um treinamento de resistência (aeróbio). No entanto, o tipo de carboidrato que você consome deve conter mais amidos, que tem uma maior carga glicêmica (CG). A CG é uma medida de quão rápido o açúcar do alimento entra no sangue juntamente com quantos carboidratos são entregues. Boas escolhas alimentares incluem batata-doce; grãos, como arroz; pães e cereais; frutas secas, como passas. Seu apetite deve servir como um guia de quanto você deve comer, apesar de comer devagar e mastigar bem os alimentos para que o seu cérebro receba o sinal de que seu estômago está cheio. Isso geralmente leva 20 minutos. A ingestão de carboidratos nesse ponto é menos importante para aquelas que tenham concluído os treinos de força e aquelas focadas na perda de peso. Depois de ter reabastecido adequadamente seus níveis de glicogênio muscular, suas necessidades de carboidratos diminuem, e o tipo que você precisa consumir muda de alimentos com altas taxas de IG e de CG para frutas e vegetais com baixo IG e contendo mais fibras e micronutrientes. Alguns exemplos de muitas frutas e vegetais de baixo IG incluem maçãs, peras e frutinhas, na sessão das frutas; e brócolis, repolho, couve-flor e couve, na de vegetais. Nossa recomendação geral de carboidratos para quem estiver fazendo exercícios de intensidade de leve para moderada é de 5 g a 7 g/kg por dia e para quem estiver fazendo exercícios de alta intensidade, a recomendação é de 7 g a 12 g/kg por dia.

Seu corpo ainda requer aminoácidos para a ressíntese da proteína muscular entre duas a quatro horas após o treinamento, bem como para a manutenção geral de estruturas fisiológicas, como o sistema nervoso. Então, as refeições devem conter quantidade adequada de proteínas por meio de alimentos integrais. Produtos de origem animal são ótimas opções já que são proteínas completas. Peixe, claras de ovos e carnes magras, como peito de peru e de frango, são o ideal. Essas proteínas também diminuem o IG dos carboidratos consumidos ao mesmo tempo que elas, o que ajuda a controlar os níveis de açúcar no sangue. Como um atleta ou praticante comprometido de exercícios, você deve consumir mais proteína ao longo do dia do que uma pessoa sedentária ou menos ativa por causa de suas necessidades maiores de aminoácidos essenciais para reparar o tecido muscular danificado. Porém, o quanto você precisa depende do seu peso corporal, particularmente da sua massa muscular, seu volume de treino e a intensidade dele. Levantamento de peso (musculação), *sprint* e treinos de potência também aumentam sua necessidade de proteínas. Recomendamos ingestões de 1,2 g a 1,4 g/kg de peso/dia de proteína para atletas que fazem exercícios aeróbios e de resistência, e 1,6 g a 1,8 g/kg de peso/dia para aqueles envolvidos em exercícios anaeróbios e de força. Mais uma vez, os produtos de origem animal são as melhores fontes de proteína. Os vegetarianos podem optar por fontes à base de plantas, tais como grãos e feijões, com quinoa sendo particularmente uma boa opção já que contém o maior número de aminoácidos essenciais. No entanto, a quantidade que você precisa comer para obter proteína diária adequada é consideravelmente maior, de modo que você pode ficar aquém do consumo de todos os aminoácidos essenciais. Por isso, pode ser aconselhável para atletas vegetarianos usar suplementação proteica.

DICA PARA PERDER PESO

Se o seu objetivo for perda de peso, não cometa o erro de remover a gordura da sua dieta. Comer gorduras boas, na verdade, ajuda seu corpo a mobilizar e metabolizar mais gordura. A gordura também tem um alto índice de saciedade, deixando você com uma sensação de estar mais cheia por mais tempo. Dietas com pouca gordura, certamente, não são recomendadas para mulheres ativas, já que isso diminui o consumo de energia e de nutrientes e reduz o desempenho do exercício. Nós, contudo, aconselhamos a redução de gorduras saturadas (gorduras ruins) de sua dieta, as encontradas em carnes gordurosas e laticínios integrais, assim como as gorduras trans, às vezes chamadas de óleo parcialmente hidrogenado, encontradas em muitos alimentos processados e refeições prontas, mas no geral, a gordura não é o inimigo quando se trata de perda de peso!

Embora ingerir gordura não seja essencial durante a janela de 30 minutos pós-treino, a ingestão de gorduras boas forma uma parte importante da sua dieta diária e ajuda com a recuperação geral e bem-estar. As gorduras mais desejáveis são os ácidos graxos ômega-3, uma vez que foi descoberto que eles reduzem inflamações, um problema comum e persistente para atletas, por diminuírem a proporção dos ácidos graxos, ômega-6 para o ômega-3 (o que deveria ser de aproximadamente 2:1). Na sociedade atual, nós consumimos muito mais ômega-6 do que isso, principalmente por meio de alimentos embalados prontamente disponíveis, óleos vegetais e grãos, por isso é importante restabelecer o equilíbrio. Boas fontes de ômega-3 incluem peixes oleosos (salmão, cavala e atum), vegetais folhosos, nozes, ovos enriquecidos com ômega-3, óleos de peixes e suplementos de óleo de linhaça.

Finalmente, é bastante provável que você fique um pouco desidratada após o treino. Você vai precisar beber para repor os líquidos perdidos na transpiração. A quantidade de fluidos que você perde depende da sua hidratação pré-treino, fluido consumido durante o treino, bem como a duração e intensidade do treino. Considere também que fatores ambientais como calor e umidade aumentam a sua quantidade e volume de suor. Você pode calcular sua perda de líquidos, pesando-se antes e imediatamente após o treino. Uma perda de 1 kg é mais ou menos cerca de 1 L de água. Use essa medida para calcular a quantidade de fluidos que você precisa para se reidratar. Você não precisa beber tudo de uma só vez, e isso provavelmente seria difícil e desconfortável, mas planeje continuar esse processo de hidratação pelas próximas horas conforme as necessidades do seu corpo, talvez até mesmo consumindo 150% do que a sua perda de peso indicar para ter certeza de completar a reidratação. Durante o exercício, seu corpo também perde uma pequena quantidade de eletrólitos, principalmente sódio, pelo suor. Essas perdas são mais críticas em eventos de resistência e em calor extremo. Você pode substituir quaisquer eletrólitos perdidos com alimentos naturais consumidos pós-treino, especialmente com frutas que contenham a maioria dos eletrólitos perdidos durante o exercício. O sódio pode ser reposto ao se consumir uma bebida esportiva, acrescentando algumas pitadas de sal em suco de frutas ou comendo um lanche salgado. Veja a próxima seção para mais informações a respeito da ingestão de fluidos.

FLUIDOS

Seu corpo é composto de cerca de 65% e 75% de água, então é de vital importância que você se hidrate, reidrate e evite a desidratação durante o dia. A água desempenha as funções corporais gerais de regulação da temperatura por meio da transpiração, atuando como um meio de reações químicas, eliminando resíduos e toxinas, lubrificando o trato digestivo e proporcionando um suporte para as células do sangue, entre outras atividades. A água é pura e simplesmente a parte mais essencial da nossa dieta.

A recomendação mais comum para hidratação é de 2 litros por dia (ou de seis a oito copos), mas a sua necessidade pode variar, dependendo das suas atividades, tamanho do corpo e consumo de comida. Para hidratação diária geral, nós prescrevemos 1 ml por caloria consumida e aconselhamos a levar em conta indicadores específicos de sua hidratação da seguinte forma:

- *Sede* – no momento em que você está com sede, já está desidratada. Não espere até chegar a essa fase para beber algo.
- *Cor e quantidade da urina* – sua urina deve ser relativamente clara, razoavelmente substancial no volume e inodora. Urina escura, malcheirosa ou escassa (apenas um fio de água) sugere que toxinas e resíduos de produtos não diluídos se acumularam. No entanto, por favor, note que alguns suplementos nutricionais também podem levar a uma urina mais escura; portanto, mantenha isso em mente ao avaliar o seu nível de hidratação.
- *Umidade da boca* – uma boca seca é muitas vezes um sinal de desidratação e é um dos primeiros sinais de seu início.
- *Dores de cabeça* – este é um sintoma comum de desidratação e um sinal de que você precisa beber mais água.
- *Cãibras* – as contrações involuntárias do músculo são frequentemente associadas à desidratação e às associadas perdas de eletrólitos.

- *Elevação da frequência cardíaca* – quando você está desidratada, tem ou menos fluido no seu sangue ou um menor volume de sangue. Isso significa que seu corpo exige mais esforço para circular o sangue. Por isso, o coração tem de bater mais vezes, aumentando o seu ritmo cardíaco.

A VERDADE SOBRE BEBIDAS ESPORTIVAS

Com tantas bebidas esportivas no mercado e extensiva publicidade sobre seus benefícios, pode ficar confuso escolher uma e entender quando é melhor beber. A primeira decisão, porém, precisa ser se você realmente precisa de algo do gênero.

Muitos entusiastas dos exercícios físicos, especialmente aqueles que são novatos, consomem bebidas esportivas apenas para acabar ingerindo mais calorias do que as que estão sendo gastas, impedindo a "queima" de gordura em razão do carboidrato adicional consumido e, por vezes, acabar sentindo-se mal por causa dos níveis elevados de açúcar no sangue. A verdade é que, se você está se exercitando de forma contínua ou para fins de perda de peso por menos que uma hora, e se você comeu corretamente nas horas que antecederam seu treino, então é melhor apenas beber água. A bebida esportiva é um método de hidratação útil apenas se você exceder 60 minutos de exercício físico, se você está focada na perda de peso ou se não comeu corretamente antes de um treino, especialmente se você está realizando um treino matinal e não consegue digerir alimentos integrais.

Existem três tipos de bebidas esportivas e todas eles contêm vários níveis de fluidos, eletrólitos e carboidratos. A próxima seção os descreve e ajuda você a decidir se algum é adequado para suas necessidades de treino.

Hipotônicas

Essas repõem rapidamente os líquidos perdidos no suor. Contendo fluidos, eletrólitos e um nível muito baixo de carboidratos, a principal função das bebidas hipotônicas é a hidratação. Elas são adequadas para atletas de força e os que não precisam de um impulso de carboidrato. Exemplos incluem Powerade Zero, Gatorade G2, e Amino Vital.

Continua

Continuação

Isotônicas

Bebidas isotônicas costumam ser a escolha mais popular para atletas de resistência e esportes em equipe. Elas rapidamente repõem os líquidos perdidos pelo suor e fornecem um impulso de carboidrato. A fonte de carboidratos é tipicamente fornecida na forma de glicose numa concentração de 6% a 8%. Já que glicose é a fonte de energia preferida do corpo, bebidas isotônicas são ideais para longas sessões de exercícios onde uma queda nos níveis de glicose no sangue ou de glicogênio nos músculos resultaria na diminuição do desempenho. Exemplos incluem Gatorade (original), Powerade (original) e os Powerbar Endurance Sport.

Hipertônicas

Com uma concentração de glicose de 10% ou mais, essas bebidas são mais comida do que fluidos. Elas podem ser usadas para complementar a ingestão diária de carboidratos, geralmente após o exercício para completar os estoques de glicogênio muscular ou durante um evento de grandes distâncias no qual um maior nível de alimentação é necessário. Se você escolher uma bebida hipertônica, consuma muita água com ela para se hidratar. Exemplos incluem o Performance Series Gatorade e sucos de frutas simples.

Bebidas esportivas podem ser caras; então, se você decidir que elas são a melhor escolha para você, considere a possibilidade de fazer a sua própria com o seguinte processo rápido e fácil. Basta adicionar uma pitada (1 g) de sal para cada litro de água e misturar com 100 ml, 200 ml ou 400 ml de polpa de laranja ou limão (feito a partir de concentrados) para criar uma bebida hipotônica, isotônica ou hipertônica, respectivamente. Misture bem e mantenha a bebida gelada. Uma das vantagens de uma bebida esportiva sobre a água é a quantidade de eletrólitos que contém. Entretanto, a correta ingestão de alimentos também pode ajudar a equilibrar os eletrólitos se você optar por confiar apenas na água para hidratação.

DICA PARA PERDER PESO

Se a perda de peso for o seu objetivo, fique com a água pura em vez de selecionar uma bebida esportiva ou suco, já que a adição de carboidratos antes e no decorrer do treino só atrasa a "queima" de gordura.

Seus níveis de hidratação pré-treino podem influenciar diretamente o seu desempenho, já que até mesmo a desidratação leve pode reduzir a intensidade e duração do exercício. Você pode prevenir o aparecimento da desidratação durante o exercício ao ter certeza de que está bem hidratada antes de começar. Isso não significa tomar grandes quantidades de água logo antes do treino; isso simplesmente fará você se sentir desconfortável e vai diluir eletrólitos essenciais (principalmente sódio, que é importante para as contrações musculares). Se algum dia você tiver câimbras durante seus exercícios, é provável que esteja com falta de sódio.

A maneira correta de se hidratar adequadamente no pré-treino é bebendo água em intervalos regulares ao longo do dia, prestando atenção aos sinais de desidratação mencionados anteriormente. Se você realmente precisar compensar eventuais *deficit* de fluido anteriores, consuma cerca de 400 a 600 ml cerca de duas horas antes da sua malhação, e então continue a beber pequenas quantidades de água frequentemente até começar a se exercitar e durante o treino.

Sucos de frutas e de vegetais são adequados com moderação durante o dia. Experimente uma dessas opções de fluidos imediatamente antes do seu treino, talvez diluindo com água para garantir que você não se sinta mal ou tenha quaisquer outros efeitos adversos durante o exercício. Boas opções incluem suco de tomate, maçã, limão e laranja. Suco de tomate em particular possui sódio, o que pode ajudar a manter o equilíbrio de eletrólitos durante o treinamento de resistência e evitar cãibras. O suco de limão aumenta a alcalinidade do corpo, o que é especialmente benéfico se seus fluidos corporais se tornarem mais ácidos durante o exercício. Essa acidez tem uma porção de consequências negativas, incluindo perda de cálcio nos ossos se permanecer em um estado prolongado de acidez.

SUPLEMENTOS

Suplementos caem em categorias diferentes, de acordo com o que se propõem, seja melhorar o desempenho (ergogênicos), ajudar na recuperação ou melhorar a saúde geral. Uma dieta nutritiva deve fornecer tudo o que você precisa para um bom desempenho, rápida recuperação e para manter uma boa saúde. Certos suplementos, porém, podem ser mais apropriados para pessoas no auge do seu desempenho esportivo e para aqueles cuja alimentação é inadequada, o que pode ser causado pelo valor nutricional deteriorado das frutas, dos legumes e dos grãos, que sofrem de excesso de modificações agrícolas ou de escolhas ruins disponíveis (embora nós esperemos que você planeje com antecedência e prepare os alimentos antes do tempo para evitar essa correria para comer).

Este capítulo não consegue cobrir todos os suplementos que existem, já que há muitos deles no mercado, mas o Quadro 3.4 identifica, na seleção e escolha de suplementos, seus benefícios e a dosagem recomendada para ajudá-la a decidir o que poderia beneficiar o seu corpo.

PLANOS DE REFEIÇÕES PADRÃO PARA MELHOR CONDICIONAMENTO

Selecione o menu diário mais adequado para a sua atividade. Enquanto ambos os menus nos Quadros 3.2 e 3.3 fornecem um bom equilíbrio entre carboidratos fibrosos, proteínas magras e gorduras saudáveis, nosso menu para atletas de força incluem uma grande porção de proteína para ajudar ainda mais a reparação do dano muscular natural causado durante o treino de força. O menu para atletas de resistência tem em vista uma maior ingestão de carboidratos, já que mais deste macronutriente é necessário para sustentar longos períodos de exercício aeróbio.

Quadro 3.2 Menu diário padrão para um atleta de força

Café da manhã	Ovos mexidos (um ou dois inteiros, três claras) com espinafre e frutinhas	
Almoço	Peito de peru grelhado, vegetais escuros (brócolis, repolho, aspargo) e abacate	
Jantar	Peito de frango cozido com abóbora assada com nozes, pimentões, cogumelos, cebola e um fio de azeite	
Lanches: 30 g de nozes cruas (nozes, amêndoas, castanhas-do-pará) junto com maçã, queijo *cottage*, fatias de presunto ou peito de peru		**Fluidos:** 2 L ou mais

Quadro 3.3 Menu diário padrão para um atleta de resistência

Café da manhã	Mingau de aveia com frutas e sementes, além de ovo cozido	
Almoço	Peito de peru grelhado no pão sírio com salada e abacate	
Jantar	Salmão frito com vegetais verdes (brócolis, aspargos), pimentões, cebola, cogumelos e arroz integral, além de um fio de azeite	
Lanches: Pão de aveia com queijo *cottage*, damascos secos (25 g) e nozes (25 g), iogurte grego com banana, mel e sementes de linhaça		**Fluidos:** 2 L ou mais

Continua

Continuação

Suas necessidades de calorias diárias e individuais e, portanto, as quantidades em cada refeição, vão depender do seu tamanho e da duração e da intensidade do exercício, e dos objetivos de perda ou de manutenção do peso. Suas necessidades de fluidos também aumentam com atividade. Não se esqueça de adaptar esses planos de refeição padrão de acordo com o seu treino e, portanto, às suas necessidades pré e pós-treino. Se sua meta é a perda de peso, o menu padrão para um atleta de força terá melhor efeito metabólico na "queima" de gordura e no aumento na massa magra, e lhe ajudará a conseguir um *deficit* calórico sem se sentir faminta.

Quadro 3.4 Suplementos recomendados para mulheres

Suplementos	Benefícios	Dosagem
Ômega-3 (óleos de peixes)	Ajuda na recuperação do treino, melhora a saúde das articulações, ajuda na perda de peso (associado com exercício regular), diminui os níveis elevados de cortisol (seus hormônios de estresse produzidos durante o exercício) que incentiva o armazenamento de gordura, reduz o risco de doenças do coração e é de vital importância para o cérebro saudável e para a função das células.	1.000 mg duas vezes por dia
Magnésio	Impede a ansiedade pelo açúcar, aumenta os níveis de energia e auxilia a recuperação do treino.	400 mg duas vezes por dia
Vitamina C	Acelera a recuperação de resfriados, reduz cortisol e previne infecções urinárias. Quando tomada na forma de ácido ascórbico ajuda acidificar a urina e desencoraja a cultura de bactérias.	500 mg duas vezes por dia
L-carnitina	Melhora a recuperação do exercício e aumenta os níveis de energia, permitindo trabalhar mais e com mais frequência.	1.000 mg duas vezes por dia
L-glutamina	Facilita a capacidade do corpo de queimar gordura para obter energia e ajuda a superar a falta de energia, obesidade e fadiga.	1.000 mg duas vezes por dia na forma de pó, misturada com água

Continua

Continuação

Suplementos	Benefícios	Dosagem
Glucosamina	Reduz a dor nas articulações associadas à artrite e às lesões; junto com a molécula de cartilagem condroitina, pode ajudar a retardar a progressão da osteoartrite.	2.000 mg de glucosamina diariamente ou 1.500 mg de glucosamina + 1.200 mg de condroitina diariamente
CoQ10 - Ubiquinona	Envolvida em fazer a energia das moléculas, o trifosfato de adenosina (ATP) necessário para fazer as contrações musculares, ajudando você a se exercitar por mais tempo. É também um antioxidante, que elimina os radicais livres e ajuda na recuperação de seu treino.	100 mg duas vezes por dia
Ferro	Fortalece ossos e músculos e fornece energia. As atletas estão em maior risco de deficiência de ferro, porque as perdas menstruais e eventuais deficiências podem levar à fadiga de longo prazo. A suplementação, porém, pode ser benéfica apenas em mulheres com anemia por deficiência de ferro e não em atletas que não são anêmicas, mas que já esgotaram os estoques de ferro sozinhas (deficiência de ferro pré-latente). Então identifique em qual situação você se enquadra.	10 a 15 mg por dia
Cafeína	Reduz fadiga e aumenta o estado de alerta, a força muscular e o desempenho de resistência, permitindo que mais gordura entre na corrente sanguínea para ser usada como combustível, poupando as reservas de carboidratos. Esteja ciente de seu efeito diurético e possíveis problemas que pode causar no estômago, nervosismo e dores de cabeça. Além disso, seria bom abster-se de seus efeitos ergogênicos em determinados momentos para evitar o desenvolvimento de uma tolerância.	3 mg por quilo de peso corporal (aproximadamente o equivalente a um Red Bull ou um café forte para uma mulher de 60 kg)

Continua

Continuação

Suplementos	Benefícios	Dosagem
Creatina	Aumenta a massa muscular e a força e auxilia em exercícios intensos e de curta duração, como corrida intervalada e musculação. É particularmente eficaz no desempenho de sequências de exercícios repetidos porque aumenta a recuperação. Pode causar inchaços, especialmente em mulheres, mas produtos especificamente desenvolvidos para mulheres reduzem esse efeito.	3 a 5 mg por dia

RESUMO

- Coma de duas a quatro horas antes de se exercitar e inclua majoritariamente carboidratos de baixo IG, como grãos, combinados com fontes de proteína completas, como ovos, para retardar ainda mais a liberação de carboidratos para energia. Para um pico de energia, 10 minutos antes de se exercitar, escolha um lanche de fácil digestão pré-treino com um alto valor IG, como uma banana ou uma bebida esportiva.

- Consuma de 400 a 600 ml de água duas horas antes do treino se tiver com algum *deficit* de água, e então continue tomando pequenas quantidades no período que antecede e durante o treino. Mesmo uma desidratação leve pode prejudicar o desempenho, por isso a hidratação é de vital importância.

- Bebidas esportivas são necessárias apenas se você estiver se exercitando continuamente por mais de uma hora ou no calor extremo, se você não se alimentou corretamente antes do treino (especialmente de manhã) e seu foco for a melhora do desempenho físico em vez de perda de peso. Fora isso, água é o adequado. Os três tipos de bebidas esportivas são hipotônica, isotônica e hipertônica. Cada um contém diferentes níveis de fluidos, eletrólitos e carboidratos.

- O seu reabastecimento deve começar na janela de 30 minutos depois dos exercícios e com a ingestão de alimentos que contenham carboidratos de alto IG ou com bebidas esportivas que repõem imediatamente o glicogênio muscular. Adicione proteínas de fácil digestão, como claras de ovo ou bebidas de proteína de soro de leite, para ajudar a ressíntese de proteína muscular, que vai se decompondo naturalmente durante o exercício extenuante.

- O reabastecimento deve continuar com uma refeição completa feita entre duas e quatro horas após a sessão de exercícios e durante o resto do dia com uma alimentação que se adequa às suas necessidades como atleta, seja de força ou de resistência. Combine carboidratos de baixo IG com fontes de proteína magra e boas gorduras ricas em ômega-3 a cada refeição.
- Perda de peso após os exercícios é um bom indicador de desidratação, e pode ser utilizado para determinar o consumo de fluidos. Perda de um quilograma é equivalente a um litro de água. Consuma 150% das suas perdas durante as horas que seguem os exercícios para se certificar da reidratação. Reponha eletrólitos com bebidas esportivas ou salgadinhos.
- As suas necessidades de suplementos dependem do tipo e da intensidade do seu treino, bem como a qualidade de sua dieta. Suplementos podem melhorar o desempenho (ergogênicos), como cafeína e creatina; ajudar na recuperação, como L-carnitina e magnésio; ou simplesmente melhorar sua saúde geral, como os óleos de peixe ômega-3. Escolha os suplementos que se adéquam às suas necessidades, mas não os use como substitutos para uma boa alimentação.

4

Aquecimento e volta à calma

Um bom aquecimento e uma boa volta à calma são, sem dúvida, partes essenciais de qualquer treinamento, e todos nós sabemos que devem ser incluídos nos nossos processos. Por que, então, tantos de nós pegamos atalhos ao dar apenas uma girada nos braços ou puxando um pouco os dedos dos pés, ou ainda ignorando qualquer tentativa de fazer um aquecimento? A resposta costuma ser restrições de tempo ou de falta de compreensão do que fazer. Quando o tempo é limitado, temos pressa de terminar o nosso treino e voltar ao trabalho, para casa ou para a escola. Aquecimento e volta à calma requerem tempo, esforço e entendimento extras. Mas antes de ir para o próximo capítulo, considere o seguinte: se você leva a sério o seu exercício ou esporte, então o tempo gasto em aquecimento e volta à calma é tempo bem gasto, já que ambos têm os seguintes benefícios comprovados:

- melhoram o desempenho;
- previnem lesões;
- aumentam o gasto calórico total para ajudar na perda ou na manutenção de peso;
- ajudam na recuperação;
- tratam e corrigem eventuais desequilíbrios musculares.

Desse modo, agora que estabelecemos que essa é uma parte essencial de qualquer programa de treinamento, deixe-nos guiá-la para os diferentes estágios do seu aquecimento e volta à calma, explicar os benefícios de cada um e fornecer exemplos específicos para que você tente. Seu aquecimento e volta à calma envolvem diferentes estágios e vários métodos estão disponíveis para cada um. Vamos explorar a incorporação de exercícios cardiorrespiratórios, mobilização articular, várias técnicas de alongamento e exercícios de movimento, incluindo pré-ativação e até mesmo técnicas de preparação mental para aquecimento e subsequente ajuda de recuperação para a volta à calma. Vamos também olhar para a recente tendência de utilização de treinamento de vibração para aumentar ainda mais a sua preparação, a sua recuperação e o seu condicionamento.

AQUECIMENTO

O principal objetivo de qualquer aquecimento é melhorar seu desempenho, no seu esporte ou competição, e vários benefícios do aquecimento a ajudam a fazer exatamente isso.

Aumentar a frequência cardíaca
Começar os exercícios com cargas leves melhora o fluxo sanguíneo pelo seu corpo, levando oxigênio e energia vital para os seus músculos.

Aumentar a temperatura muscular
O aumento da temperatura nos músculos sendo aquecidos permite que eles se contraiam com mais força e relaxem mais rapidamente, permitindo uma maior velocidade e força. Além disso, um músculo aquecido é mais flexível e menos suscetível a ser sobrecarregado e contundido. Pense em seus músculos como faixas elásticas – uma faixa aquecida é mais flexível e reativa do que uma fria, que é mais provável de arrebentar sob tensão!

Aumentar a temperatura do sangue
Conforme o sangue viaja pelos músculos em ação, sua temperatura aumenta e a ligação do oxigênio à hemoglobina enfraquece, assim, o oxigênio fica mais prontamente disponível para trabalhar os músculos. Isso tem o potencial de melhorar sua resistência.

Aumentar a amplitude de movimento (ADM)
Um bom treino aumenta a amplitude de movimento e a mobilidade de uma articulação, permitindo uma movimentação mais eficiente e ajudando a prevenir lesões.

Aumentar a ativação muscular
Fazer exercícios de pré-ativação como parte do seu aquecimento coloca os seus músculos em um estado de prontidão, o que estimula os nervos, acelera a transmissão neural e prepara os músculos para responder de forma mais rápida e eficiente. Isso é mais benéfico diante de um treino que conta com velocidade e potência.

Estimulação hormonal

Durante o aquecimento, seu corpo aumenta a produção de diferentes hormônios responsáveis pela regulação da produção energética. Esse equilíbrio de hormônios deixa carboidratos e ácidos graxos mais disponíveis para a produção de energia.

Dilatação dos vasos sanguíneos

Isso ocorre em resposta ao aumento da sua temperatura corporal e reduz tanto a resistência ao fluxo sanguíneo quanto o estresse sobre o coração.

Preparação mental

O processo de aquecimento é ótimo para entrar no clima das técnicas mentais, como o ensaio mental e a mentalização, e para dar-lhe a confiança de que você está fisicamente pronta para treinar ou ter o seu melhor desempenho.

_____

Agora que você está feliz com o motivo pelo qual é importante se aquecer antes do exercício, vamos olhar para as formas de fazer isso. As quatro fases de um aquecimento normalmente incluem o seguinte:

1. *Exercício cardiorrespiratório leve*: 5 a 10 minutos.
2. *Alongamentos dinâmicos*: 5 a 10 minutos.
3. *Exercícios musculares*: 5 a 10 minutos.
4. *Preparação mental*: 5 a 10 minutos.

O tempo, a relevância e a ênfase que você coloca em cada parte do aquecimento dependem da natureza e da intensidade da atividade ou do evento que se segue. O aquecimento pode ser de apenas 10 minutos antes de uma sessão cardiorrespiratória, na academia na qual você inclui apenas os estágios 1 e 2, e por apenas 40 minutos ou mais antes de uma competição na qual todas as quatro etapas são concluídas. Vamos agora olhar para os detalhes de cada estágio e dar exemplos para cada um.

Estágio 1: Exercício cardiorrespiratório leve

Esse primeiro estágio de aquecimento contempla 5 a 10 minutos de exercício cardiorrespiratório leve, o que aumenta a frequência cardíaca e a temperatura do corpo, do sangue e dos músculos como descrito anteriormente. Você escolhe o modo de exercício, que deve ser de natureza geral nessa fase. Exemplos incluem corrida leve, ciclismo, elíptico, remo ou saltos. Nesse ponto, corredores podem fazer uma corrida leve, mas brincar adicionando saltos para a frente, para os lados e para trás, para aquecer e ativar os músculos de todos os ângulos. Você pode até balançar os braços para aumentar ainda mais o seu ritmo cardíaco e incorporar a parte superior do corpo. Se você estiver tentando reduzir atividades de impacto por causa de dores nos joelhos e nas costas, então uma bicicleta ou um elíptico podem ser uma opção melhor. De novo, incorpore movimentos com a parte superior do corpo e varie o tempo, conforme seus músculos começam a se aquecer.

Durante esse estágio, a intensidade deve ser leve. Sendo assim, você deveria conseguir manter uma conversa sem se sentir desconfortável ou sem ar. Gostamos de usar a escala da percepção subjetiva de esforço (PSE) para guiar os seus esforços durante aquecimentos cardiorrespiratórios. Use a seguinte escala de 10 pontos (Quadro 4.1) para referência e procure ficar entre 3 e 4 como um guia.

Quadro 4.1 Escala de percepção subjetiva de esforço (PSE)

Número de PSE	Taxa de respiração /capacidade de falar	Esforço
1	Repouso	Muito leve
2	Falar é fácil	Leve
3	Falar é fácil	Moderado
4	Você pode falar, mas com um pouco mais de esforço	Pouco pesado
5	Você pode falar, mas com mais esforço	Pesado
6	Respirar é difícil/não quer falar	Pesado
7	Respirar é difícil/não quer falar	Muito pesado
8	Ofegando/conversar é difícil	Muito pesado
9	Ofegando/conversar é difícil	Muito, muito pesado
10	Não é possível sustentar essa intensidade por muito tempo	Máximo

Reimpressão autorizada de K. Austin e B. Seebohar, 2011, *Performance nutrition: applying the science of nutrient timing* (Champaign, IL: Human Kinetics), 30.

Estágio 2: Exercícios de alongamento dinâmico

Agora que você aqueceu seus músculos, o segundo estágio do aquecimento envolve de 5 a 10 minutos de alongamento dinâmico. Esta etapa do aquecimento diz respeito a alongar os músculos que você vai usar em sua atividade ou evento subsequente, aumentando a amplitude de movimento ao redor das articulações e tratando de todos os desequilíbrios musculares. Alongar além da amplitude necessária para a sua atividade não fornece nenhum benefício, já que você não precisará usar uma força extrema. Se fizer isso, vai sofrer com seu desempenho reduzido ou, pior ainda, com músculos tensionados.

Você pode escolher entre um número de técnicas de alongamento, incluindo estático, dinâmico, passivo e ativo e suas variações. Nós incluímos uma avaliação de cada tipo de alongamento na seção seguinte. Familiarize-se com os termos e as técnicas antes de ler a nossa discussão sobre por que alongamentos dinâmicos são mais adequados nesta fase.

TERMOS E TÉCNICAS DE ALONGAMENTO

Existem várias modalidades e técnicas de alongamento, e cada uma é executada de uma forma diferente e em um momento diferente, dependendo do seu resultado desejado.

Alongamento estático

Um alongamento estático (por exemplo, tocar o dedo do pé estando sentada com a perna reta) é mantido em uma posição fixa (desafiadora, mas confortável) por um período de tempo estabelecido (geralmente 30 segundos). É o alongamento mais comumente utilizado para melhorar a flexibilidade global com segurança.

Alongamento dinâmico

Um alongamento dinâmico (por exemplo, balanços alternados das pernas para a frente e para trás) é feito por uma série desafiadora, mas confortável, de movimentos para um determinado número de repetições (de 10 a 12). É ideal para melhorar a amplitude de movimento funcional e mobilidade para esportes e atividades diárias. O movimento controlado, suave e deliberado não deve ser confundido com o alongamento balístico (lembre-se de pegar a ponta do seu pé nas aulas de Educação Física na escola), é descontrolado e espasmódico, e é suscetível de gerar lesões.

Alongamento passivo

Um alongamento passivo (por exemplo, alongamento do tendão da perna, quando deitada, prendendo uma faixa ao redor do seu pé e usando a extremidade para puxar a sua perna em direção ao seu corpo) é conseguido usando algum tipo de assistência externa, como o seu peso corporal, uma cinta ou faixa resistente, gravidade, equipamento de alongamento ou mesmo outra pessoa. Você relaxa o músculo a ser alongado enquanto a força externa o mantém no lugar. Essa técnica pode ser utilizada tanto para alongamentos estáticos quanto dinâmicos. É um jeito relativamente fácil e relaxado de se alongar, desde que a força externa que está sendo usada não a empurre com muito desconforto ou além do seu alcance desejado de movimento.

Continua

Continuação

Alongamento ativo

Um alongamento ativo (por exemplo, alongamento ajoelhado de flexor de quadril, pelo qual você contrai o músculo glúteo no lado sendo estendido para ajudar e melhorar o alongamento) é atingido por contrair ativamente o músculo oposto ao que está sendo alongado enquanto esse está relaxado. Embora nenhuma assistência externa seja necessária aqui, o alongamento ativo pode ser desafiador por causa da força muscular requerida para fazer o alongamento. No entanto, conforme você controla a força do alongamento internamente (com sua própria força), o risco de hiperdistensão é muito baixo em comparação com aqueles que utilizam a ajuda externa. Essa técnica pode ser usada tanto para alongamento estático quanto dinâmico.

Alongamento facilitação neuromuscular proprioceptiva (FNP)

Alongamento FNP (por exemplo, um alongamento dos tendões no qual você fica deitada e outra pessoa empurra sua perna em direção a você, enquanto você resiste, empurrando de volta contra ela) é uma combinação das quatro técnicas anteriores. É considerada uma das formas de alongamento mais efetiva para flexibilidade e para gerar uma rápida resposta para relaxamento muscular. Para realizar essa técnica, aplique a força estendendo o músculo contra uma fonte externa (geralmente, um parceiro) enquanto ela resiste e empurra de volta por cerca de 5 a 10 segundos. Conforme o músculo alonga gradualmente, você progride no alongamento para um alcance maior, relaxando entre cada esforço e repetindo a contração.

Recentemente tornou-se claro que o alongamento estático (a técnica mais comum em alongamentos) não é benéfico antes dos exercícios. Estudos sugerem, de forma alarmante, que pessoas que realizam esses alongamentos antes da atividade física podem até ter uma taxa mais elevada de lesões do que aqueles que não os fazem! Alongamentos estáticos podem também reduzir a capacidade dos músculos de produzir força e potência, que podem ser necessárias para aqueles prestes a realizar uma sessão de treinamento de peso ou treinamento em circuito, e para aqueles que participam de esportes como tênis, futebol e atletismo. Isso porque nos momentos imediatamente após um alongamento estático, o tecido liso não é tão sensível quanto poderia ter sido antes do alongamento. Isso tem como efeito uma perda de excitação e reação. Portanto, o alongamento estático pode diminuir o rendimento.

Esperamos que muitas de vocês, que estão lendo este livro, aprenderam a confiar nos alongamentos estáticos como um antecedente para os exercícios. Nós também fizemos o mesmo em várias fases de nossas carreiras atléticas. Você pode, portanto, sentir-se relutante e até vulnerável, deixando-os por completo. Mas antes de você abandonar tristemente o alongamento estático, queremos colocá-la no contexto e reafirmar que eles ainda têm o seu lugar, mas é depois dos exercícios, quando os músculos estão aquecidos por completo e não precisam mais produzir potência, ou como uma sessão inicial para algumas formas de pilates e ioga. Melhorias só vêm com a adaptação, então tente mudar quando você usa alongamentos estáticos e observe as mudanças no desempenho e na recuperação.

Agora que estabelecemos que o alongamento estático não é ideal durante a fase de aquecimento, vamos voltar a atenção para a nossa receita de exercícios de alongamentos dinâmicos. Como parte do aquecimento total, os alongamentos dinâmicos irão melhorar o seu desempenho e reduzir o risco de contusões conforme eles estimulam e replicam gradualmente e progressivamente a atividade que se segue. Alongamentos dinâmicos, mesmo que não específicos para esportes neste estágio, melhoram a gama de movimento total do corpo e aumentam ainda mais a temperatura dos tecidos musculares.

Os seguintes alongamentos incorporam vários grupos musculares. Eles servem tanto para antes e no decorrer das sessões na academia quanto para antes de atividades esportivas. Esses alongamentos são todos dinâmicos e adequados para pessoas nos níveis intermediário e avançado. Os principais músculos visados e a finalidade do alongamento são indicados para cada um dos exercícios. Cada repetição deve levar de 1 a 3 segundos. Repita o movimento continuamente de uma maneira controlada e suave de dez a doze vezes. Para cada alongamento, expire conforme você vai para a postura e inspire todas as vezes que liberar o alongamento. Para os alongamentos dinâmicos, que são mais contínuos, procure ter uma respiração mais controlada que fique na mesma frequência dos movimentos. Esses alongamentos são exemplos, e aconselhamos que você escolha aqueles que melhor atendem às suas necessidades de atividade e os direcione em áreas em que você particularmente não tem flexibilidade.

ALONGAMENTO LATERAL

Foco do exercício
Adutores, grande dorsal e flexores laterais do tronco

Como fazer
Fique de pé com os pés bem separados e os dedos em um ângulo de 45 graus. Flexione um joelho e flexione-se para esse lado, colocando o braço oposto sobre sua cabeça ao mesmo tempo e mantendo a perna oposta reta (Figura 4.1a). Use o seu braço livre para apoiar o peso do seu corpo na coxa se necessário. Então, alcance e invista imediatamente para o outro lado (Figura 4.1b). Continue a alternar os movimentos da direita para a esquerda.

> Contraia o músculo do glúteo no lado oposto ao que está sendo estendido para controlar a profundidade da flexão e evitar inclinar-se para a frente ou para trás.

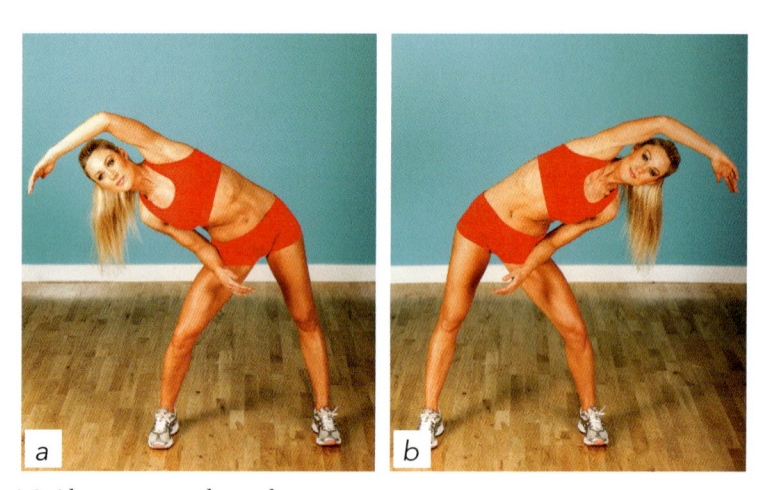

Figura 4.1 Alongamento lateral.

ALONGAMENTO POR ALCANCE DO TORNOZELO/PÉ

Foco do exercício
Posteriores da coxa, gastrocnêmio e paravertebrais

Como fazer
Fique de pé, com os pés juntos, e deslize suas mãos ao longo de suas pernas, flexionando seus joelhos (Figura 4.2a). Coloque suas mãos diretamente sobre seus dedos dos pés, mantendo os dedos das mãos alinhados com os dos pés. Levante seus quadris para cima e empurre seus calcanhares um pouco para trás para endireitar as pernas (Figura 4.2b). Desça novamente, indo para a frente em direção aos seus pés. Repita.

> Evite travar completamente
> e com força seus joelhos
> conforme se estendem.

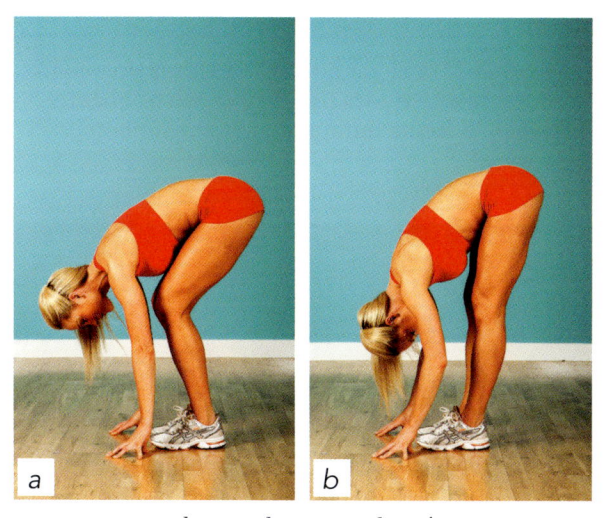

Figura 4.2 Alongamento por alcance do tornozelo/pé.

LEVANTAMENTO DE PERNA PARA A FRENTE E PARA TRÁS

Foco do exercício
Flexores dos quadris, quadríceps, glúteos e posteriores da coxa

Equipamento
Parede ou algum objeto fixo

Como fazer
Fique de pé, ereta, com seus pés juntos e o lado do corpo contra uma parede, árvore ou qualquer outro objeto fixo. Apoie-se no objeto com seu braço mais próximo. Com um balanço, estenda a perna mais distante da parede para trás de você (Figura 4.3a). Então, imediatamente balance-a de volta para a frente do seu corpo (Figura 4.3b). Faça isso continuamente, balançando a perna de trás para a frente com um movimento pendular, enquanto mantém a sua outra perna firme como uma âncora, mas ligeiramente flexionada. Repita do outro lado.

> Trabalhar para evitar a rotação externa do quadril durante a fase para trás, mantendo os quadris para a frente durante todo o movimento.

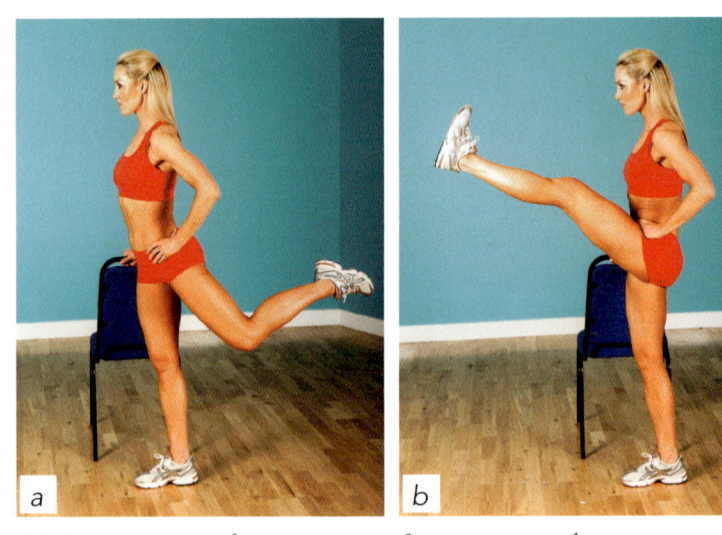

Figura 4.3 Levantamento de perna para a frente e para trás.

LEVANTAMENTO DE PERNA LATERAL

Foco do exercício
Adutores, abdutores, glúteos e rotadores de quadril

Equipamento
Parede ou objeto fixo

Como fazer
Fique em pé, com os pés juntos, de frente para uma parede, árvore ou outro objeto fixo, e se apoie em ambas as mãos. Levante uma das pernas, flexionando-a a um ângulo de 90 graus no joelho, e balance-a transversalmente pelo seu corpo (Figura 4.4a). Então, imediatamente balance de volta para o lado oposto e para fora do seu corpo (Figura 4.4b). Faça isso continuamente, balançando a perna de um lado para o outro. Para avançar nesse alongamento, permita que a perna em movimento se estenda no joelho conforme se move para o lado, no ponto onde o pé fica mais distante do corpo. Fique na ponta do pé com a perna que está apoiando para permitir que a perna em movimento possa balançar com mais liberdade sem tocar o solo.

> Mantenha seus quadris para a frente durante todo o movimento.

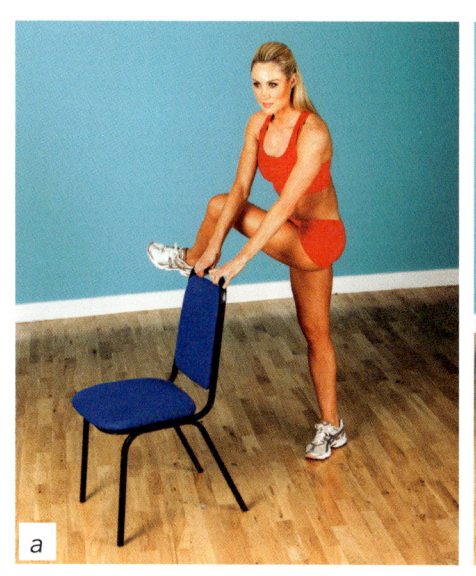 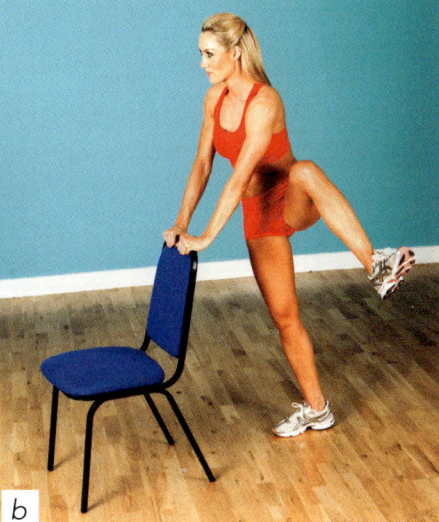

Figura 4.4 Levantamento de perna lateral.

FLEXÃO DA PANTURRILHA

Foco do exercício
Panturrilhas

Equipamento
Parede ou objeto fixo

Como fazer
Com seus pés juntos, incline seu corpo para a frente e pressione suas mãos contra uma parede, uma árvore ou outro objeto fixo para se apoiar. Mantenha o corpo em linha reta, coloque seus pés para trás, no ponto mais distante onde você consegue colocar seus calcanhares no chão enquanto ainda toca o objeto de suporte. Mantendo ambos os pés em contato com o solo, levante um calcanhar e empurre seu peso sobre ele enquanto ainda estiver tocando o chão (Figura 4.5a). Troque as pernas (Figura 4.5b). Empurre e levante seus pés alternadamente, deslocando seu peso de um lado para o outro.

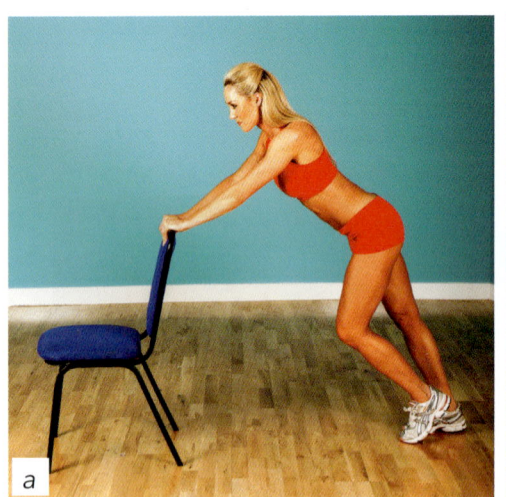 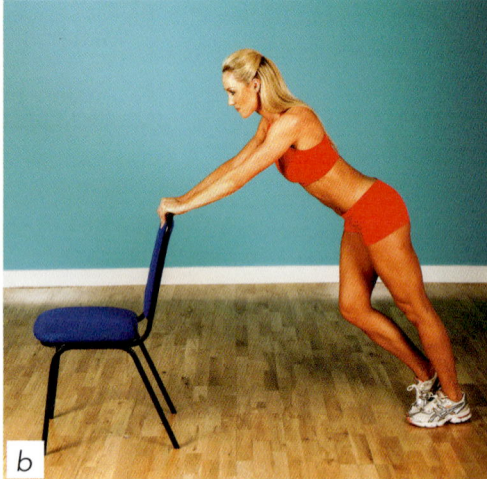

Figura 4.5 Flexão da panturrilha.

ROLAMENTO E EXTENSÃO

Foco do exercício
Músculo eretor da espinha, glúteos e posteriores da coxa

Como fazer
Sente-se no chão com seus joelhos flexionados e suas mãos segurando em suas canelas, e coloque suas coxas junto do seu peito (Figura 4.6a). Coloque seu queixo contra o peito e role para trás até que as escápulas toquem o chão (Figura 4.6b). Imediatamente role de volta para a posição sentada, estendendo suas pernas na frente do seu corpo e esticando seus braços para a frente para tocar seus dedos dos pés (veja a Figura 4.6c). Retorne à posição inicial e repita, trabalhando para mover seu peito cada vez mais perto das suas coxas a cada extensão.

> Mantenha pescoço
> e ombros relaxados.

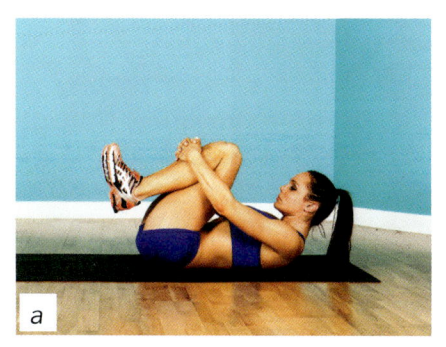

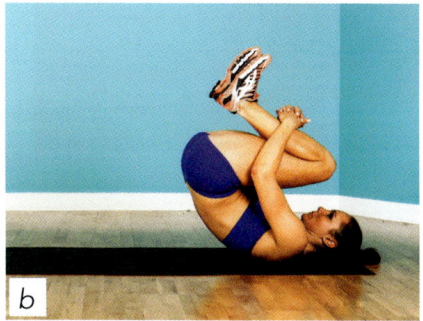
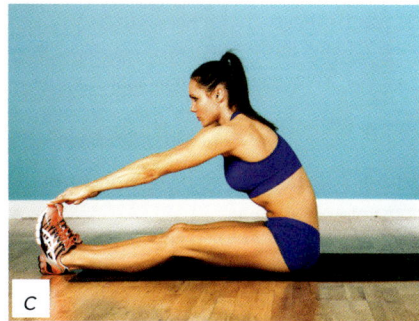

Figura 4.6 Rolamento e extensão.

BALANÇO DOS BRAÇOS PARA OS LADOS

Foco do exercício
Deltoides e peitorais

Como fazer
Fique de pé com os pés e ombros bem separados, e os braços estendidos para os lados do seu corpo. Com um movimento fluido, balance ambos os braços sobre o seu peito, cruzando um sobre o outro durante o movimento (Figura 4.7a). Então, de imediato, balance-os de volta para trás do seu corpo, levantando seu peito conforme se exercita (Figura 4.7b). Realize continuamente, aumentando o seu alcance a cada repetição.

> Evite rotacionar seu tronco.

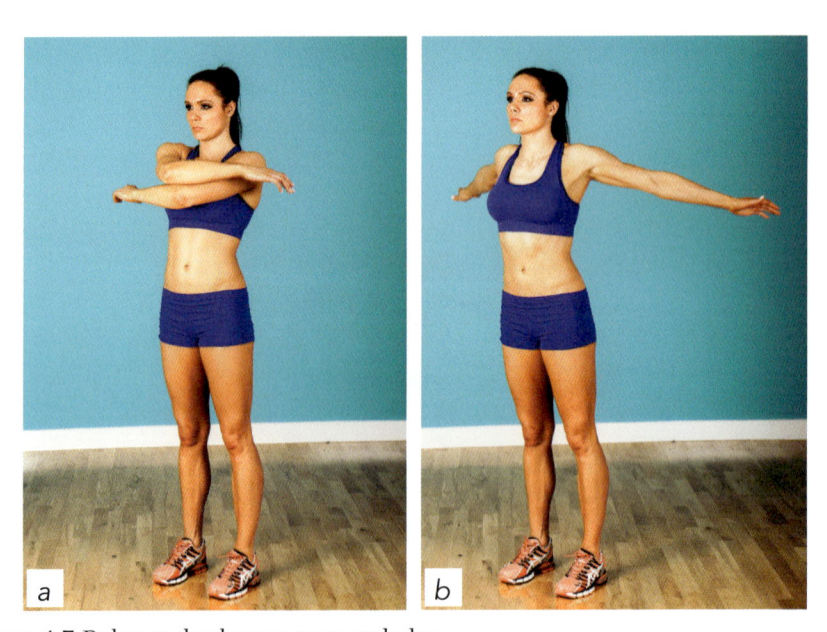

Figura 4.7 Balanço dos braços para os lados.

ALONGAMENTO EM PÉ COM A FIGURA DE UM 4

Foco do exercício
Glúteos e piriforme

Equipamento
Parede ou objeto fixo

Como fazer
Fique em pé, com os pés ligeiramente afastados, e apoie-se em um objeto fixo. Coloque um pé sobre a coxa da perna oposta, formando a figura de um quatro (Figura 4.8a) e agache-se com o joelho flexionado a um ângulo de 90 graus (Figura 4.8b). Levante-se e saia da posição de agachamento, mantendo o pé na sua coxa. Repita o movimento de descida e subida. Quanto mais fundo você se sentar, maior o alongamento que vai conseguir. Repita com a outra perna.

> Mantenha as costas retas e sua cabeça virada para a frente.

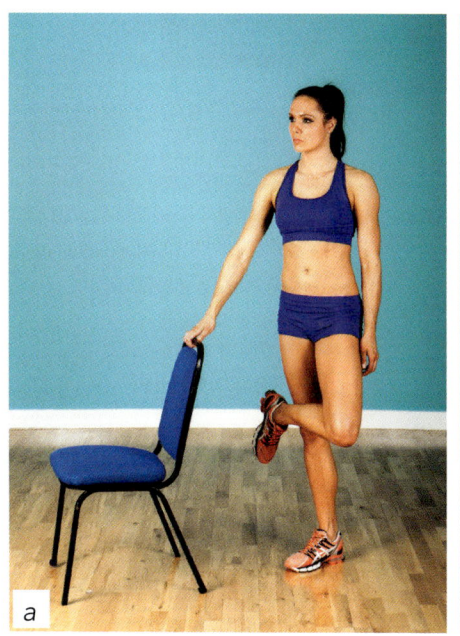 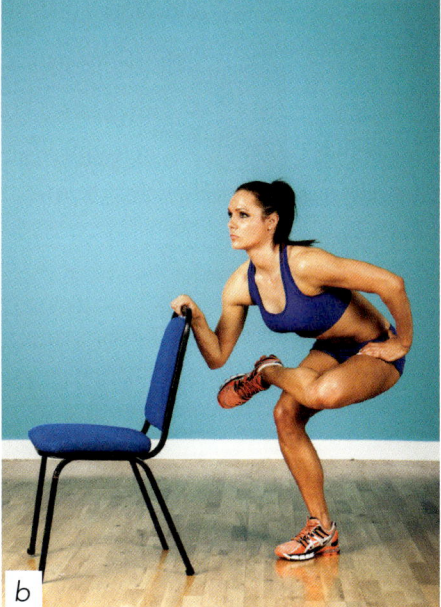

Figura 4.8 Alongamento em pé com a figura de um 4.

ALONGAMENTO DEITADO PARA A COLUNA

Foco do exercício
Músculo eretor da espinha, glúteos e peitorais

Como fazer
Deite de costas com os joelhos dobrados e os braços estendidos para cada um dos lados do corpo. Rotacione seus quadris e joelhos, abaixando-os contra o chão, e mova sua cabeça e seus joelhos para o lado oposto (Figura 4.9a). Então, imediatamente, volte à posição inicial e mova seus joelhos para o outro lado do seu corpo, novamente movendo a cabeça e o pescoço na direção oposta (Figura 4.9b). Repita continuamente.

> Mantenha os ombros pressionados contra o chão conforme você se move de um lado para o outro.

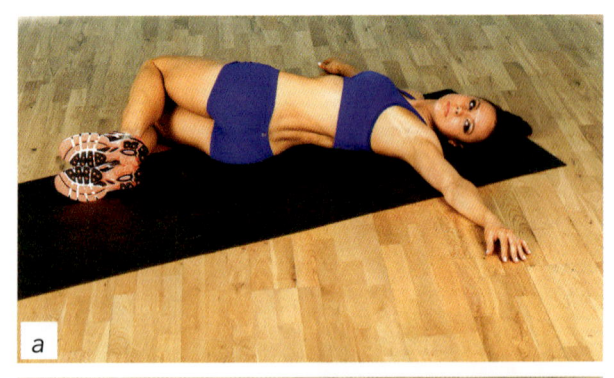

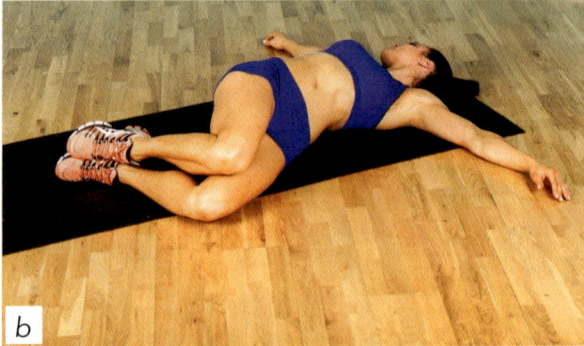

Figura 4.9 Alongamento deitado para a coluna.

ALONGAMENTO DO TRAPÉZIO INFERIOR COM BOLA SUÍÇA

Foco do exercício
Grande dorsal

Equipamento
Bola suíça

Como fazer
Ajoelhe-se no chão e coloque os antebraços em uma bola suíça cerca de meio metro à sua frente (Figura 4.10a). Flexione os quadris e empurre os ombros na direção do chão, permitindo que a bola role até que você sinta um alongamento ótimo em ambos os lados do seu corpo (Figura 4.10b). Levante seus quadris de volta para a posição inicial e repita continuamente.

> Aplique mais força na bola na fase de descida do movimento para um melhor alongamento.

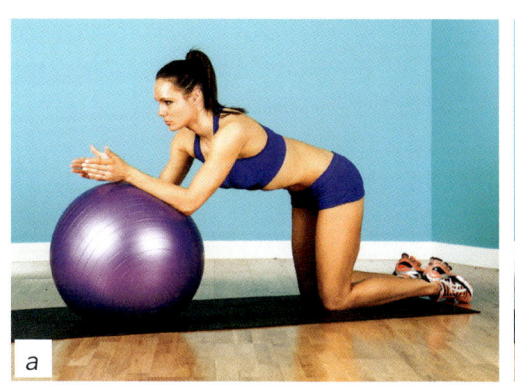 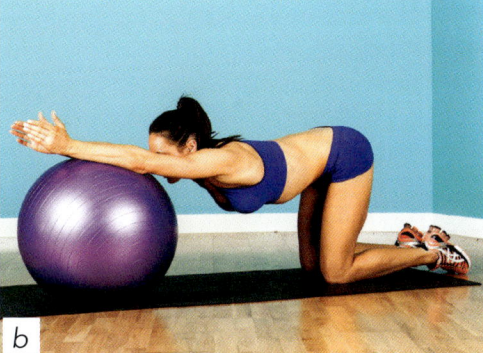

Figura 4.10 Alongamento do trapézio inferior com bola suíça.

Tente todos os exercícios listados de alongamentos dinâmicos para descobrir o que funciona melhor para você e para suas atividades e necessidades específicas de flexibilidade e mobilidade. Seus requisitos de alongamento vão variar dependendo do seu nível de condicionamento, flexibilidade e mobilidade das articulações, temperatura ambiente, lesões anteriores e exigências do treinamento que se seguem. Se você estiver prestes a fazer um treino cardiorrespiratório, um treino elíptico, por exemplo, você faria menos alongamentos e escolheria aqueles de natureza mais geral do que se estivesse se preparando para participar de algum esporte. Além disso, o esporte a ser feito, se envolve membros predominantemente superiores ou inferiores, movimentos repetitivos ou esforços mais intensos, movimentos multidirecionais e rotações ou movimentos lineares, também vai ditar os alongamentos que você vai escolher. Familiarize-se com as suas próprias necessidades e escolha os seus alongamentos de aquecimento em conformidade com isso.

Estágio 3: Exercícios de aquecimento

Esse estágio do aquecimento é mais apropriado para aqueles que estão se preparando para praticar esporte, para qualquer exercício que envolva pesos e para exercícios baseados em potência. Isso pode incluir corridas, tênis, levantamento de pesos e provas de velocidade. O propósito do estágio 3 é gastar de 5 a 10 minutos preparando você para entrar em ação ao mover os seus músculos e as suas articulações agora aquecidos e preparados por padrões que imitam aqueles que você estará prestes a treinar. Se você for direto para uma partida de tênis depois de um aquecimento cardiorrespiratório e alguns alongamentos dinâmicos, não terá ativado totalmente os seus músculos e caminhos neurais necessários para padrões de movimento eficientes no tênis. Vemos com frequência um atleta de corridas de pista dando vários pulos, levantando os joelhos e dando corridinhas antes de dar o *sprint*. Da mesma forma, um levantador de peso começará sua sessão com levantamentos leves (talvez entre 50% a 60% do seu máximo) antes de aumentar a carga.

Esses treinos de aquecimento basicamente pré-ativam os músculos necessários para sua atividade esportiva para que eles possam se contrair mais rapidamente, com maior potência muscular e com mais eficiência. Sendo assim, esses treinos não devem criar fadiga ou muito *stress*, e você deve se sentir recuperada antes de cada esforço. Eles também dão a você a confiança de que seu corpo está pronto para ter o melhor desempenho e sem restrições, e eles podem ajudar a aumentar o nível de condicionamento de seus músculos.

Existem treinos tanto para a parte superior quanto para a parte inferior do corpo, como também para diferentes esportes. Vamos explorar isso agora e fornecer exemplos para você experimentar e incorporar em seu próprio aquecimento, quando necessário. Os treinos a seguir são de natureza geral; sendo assim, servem para ser feitos antes e no decorrer do seu treinamento ou da prática esportiva. Faça cada um dos treinos por cerca de 20 m a 30 m. Faça de 1 a 3 séries de treinos (aumentando esse número de séries em intervalos de duas semanas). Para se recuperar, volte andando ou fazendo uma leve corrida entre os treinos; descanse por 5 minutos entre as séries.

ALONGAMENTO DA PANTURRILHA COM LEVANTAMENTO DE TORNOZELO

Foco do treino
Panturrilhas

Como fazer
Coloque o calcanhar de um dos pés na sua frente e alavanque o seu peso sobre essa perna, mantendo-a estendida (Figura 4.11a). Depois, jogue o seu peso para a frente, levantando-se na ponta do pé que está apoiado no chão, e levando sua outra perna para a posição com o joelho levantado (Figura 4.11b). Faça isso continuamente de um pé para o outro.

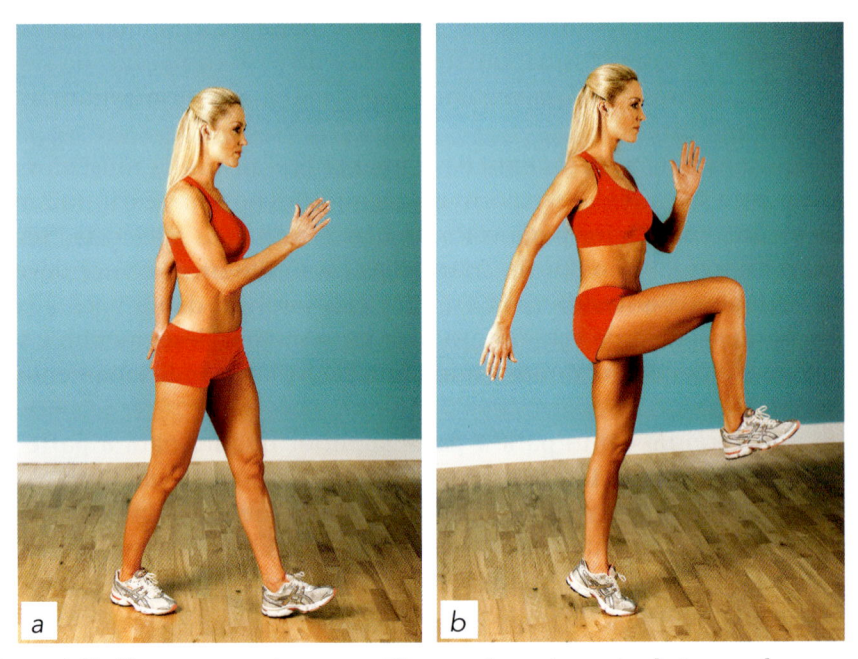

Figura 4.11 Alongamento da panturrilha com levantamento de tornozelo.

SALTOS COM UMA PERNA

Foco do treino
Posteriores da coxa e panturrilhas

Como fazer
Fique na ponta dos pés e chute para trás com um pé de cada vez, batendo o seu calcanhar e tocando a lateral do glúteo correspondente de cada pé (Figura 4.12), e se movendo para a frente alternando os pés. Coloque seus braços em posição de corrida.

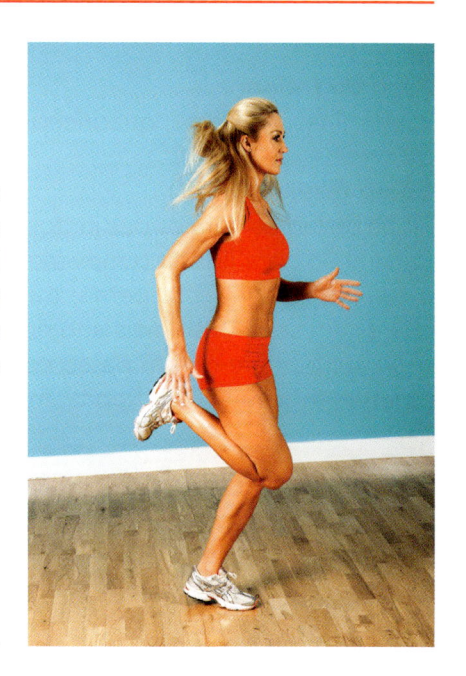

Figura 4.12 Saltos com uma perna.

SALTOS ALTERNANDO AS PERNAS

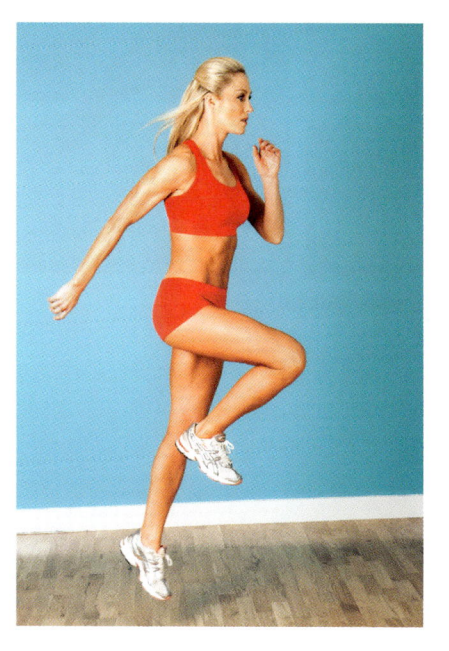

Foco do treino
Panturrilhas, quadríceps e glúteos

Como fazer
Execute um movimento padrão de pular, jogando a perna de trás para fora e levantando o joelho oposto e para a frente (Figura 4.13). Desça flexionando os joelhos e, então, faça o mesmo com a perna oposta. Continue o processo, alternando as pernas. Lembre-se de levantar os braços para o lado oposto da perna exercitada.

Figura 4.13 Saltos alternando as pernas.

SALTO SEGUIDO DE ALONGAMENTO DE PERNA LATERAL

Foco do treino
Panturrilhas, adutores, quadríceps, glúteos e abdutores

Como fazer
Fique de lado e com os pés juntos. Passe uma perna para o lado e coloque--a no chão para liderar o movimento (Figura 4.14a). Em seguida, empurre o seu corpo com essa perna, trazendo a outra perna até bater os calcanhares em seu ponto mais alto no ar (Figura 4.14b). Pouse com o peso na segunda perna e dê um passo com a perna que lidera o movimento para repeti-lo (Figura 4.14c). Repita, invertendo os papéis das pernas.

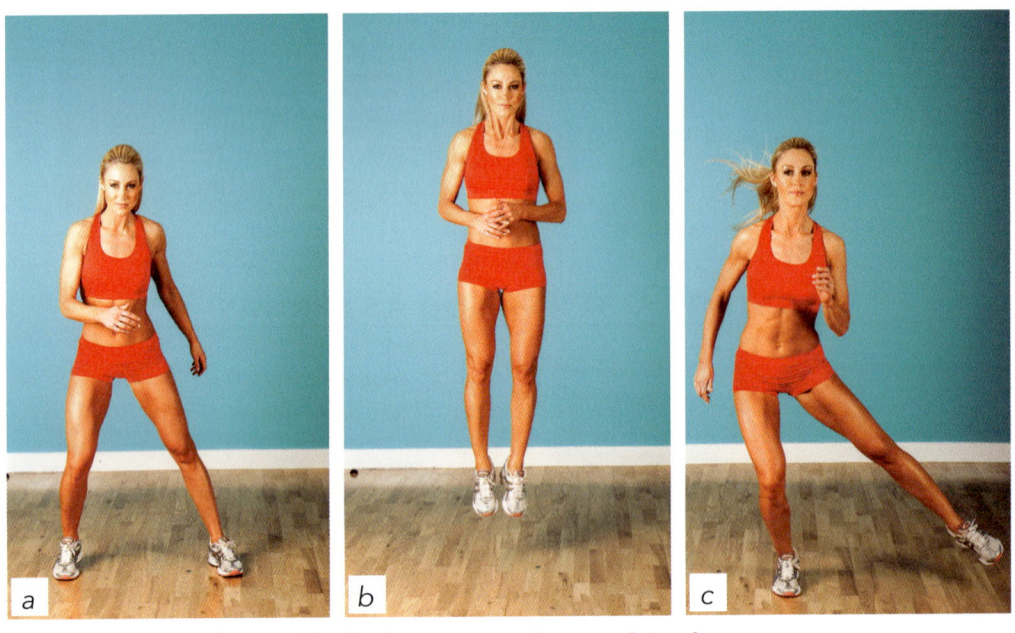

Figura 4.14 Salto seguido de alongamento de perna lateral.

ALONGAMENTO DA PANTURRILHA COM AVANÇO

Foco do treino
Quadríceps, panturrilhas e glúteos

Como fazer
Comece com seus pés juntos, então levante um deles (Figura 4.15a) e coloque-o atrás de você, mantendo os seus quadris e o peito virados para a frente (Figura 4.15b). Empurre o pé da frente e coloque-o atrás de você, no lado oposto. Continue, alternando as pernas em movimentos reversos, e trabalhe os braços em conjunto com as pernas para o equilíbrio e a coordenação.

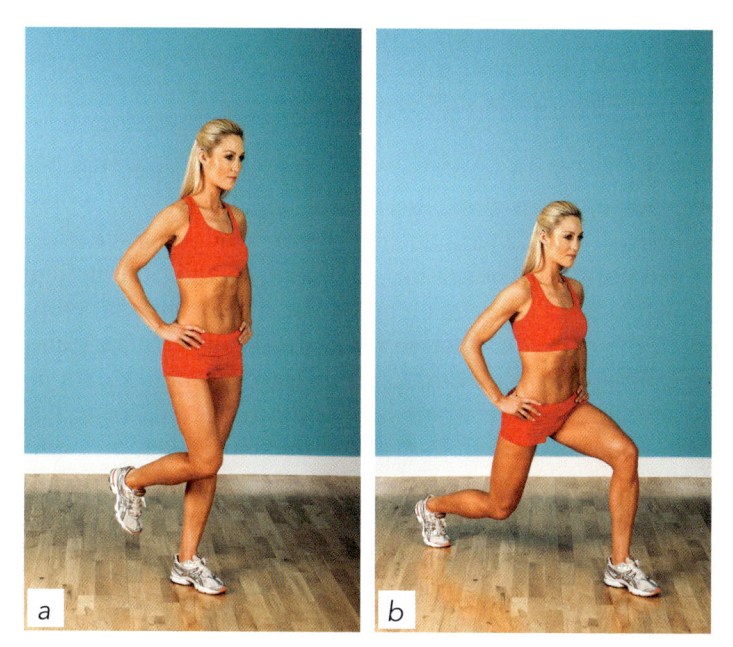

Figura 4.15 Alongamento da panturrilha com avanço.

Estágio 4: Preparação mental

Há apenas mais uma coisa a fazer antes de começar o treino ou competição, e isso é treinar o seu cérebro. Estamos falando de você estar tão mais preparada mentalmente como estará fisicamente. Preparações mentais são frequentemente negligenciadas, e ainda assim podem fazer a diferença entre uma sessão normal ou uma espetacular. Alguns benefícios da preparação mental incluem o seguinte:

- criar o perfeito estado antes do evento – excitação, relaxamento, concentração e energia;
- melhorar as competências técnicas (mesmo quando você estiver com alguma lesão e não puder treinar fisicamente);
- neutralizar erros e imagens negativas;
- desenvolver técnicas de jogo;
- ganhar confiança nas suas capacidades.

O propósito da preparação mental é criar o estado necessário para treinar ou executar o seu melhor. Esse estado ideal vai variar de pessoa para pessoa e de uma atividade para outra. O processo algumas vezes é chamado de "entrar no clima". Um boxeador, por exemplo, tipicamente tentará criar um estado de excitação máxima e agressividade controlada, enquanto um atleta do *tae kwon do* ou de salto em altura precisa de calma e tranquilidade. Lembre-se, a preparação mental não é reservada apenas para a competição. Estar mentalmente preparada para qualquer exercício, seja uma longa pedalada ou uma sessão de treinamento em circuito, significa que você vai se esforçar mais, trabalhar com mais eficiência e por fim conseguir grandes resultados e satisfação. Não há nada mais frustrante do que ver alguém em uma sessão de treino sem maximizar plenamente seus esforços. A hora de treinar é a sua chance de ser o melhor possível.

Queremos nos concentrar em três práticas de preparação mental aqui: imagem, falar consigo mesma e movimento físico. Experimente-os e descubra o que funciona melhor. Você pode até ver que já está fazendo alguns deles, mesmo sem perceber!

Imagem/visualização

Imagem, algumas vezes referida como visualização, usa o poder da sua imaginação. É o processo de mimetizar mentalmente o esforço físico. Funciona por meio da programação de seus músculos para reagir da maneira que você quiser, pois simplesmente pensar a respeito do que você fará cria padrões neurais que induzem os micromovimentos dos músculos que imitam o que realmente vai acontecer quando você entrar em ação.

Imagem usa todos os seus sentidos (visão, audição, tato, paladar e olfato). Quanto mais claras e controláveis as suas imagens mentais forem, mais eficaz a sua preparação mental será. Todos temos algum jeito preferido de pensar, e favoreceremos a elaboração de determinados sistemas representativos, ou sentidos, mais do que outros. Podemos praticar a imagem de duas formas distintas:

- *Associação* – Imagine a ação ou o evento, como se vistos pelos seus próprios olhos e corpo. O treino mental tem de ser associativo para ser efetivo. Seus músculos respondem às suas imagens somente quando você imaginá-los como seu próprio corpo.
- *Dissociação* – Observe a si mesma de fora do seu corpo, como se você estivesse vendo a si mesma em uma foto ou em um filme. Esta é uma boa prática de aprendizagem que é útil para a criação do ensaio mental.

Com esse entendimento, você pode se preparar mentalmente com a seguinte sequência:

1. *Imagine o seu ambiente de exercício*. Se for uma academia, pista de corrida ou quadra, por exemplo, imagine qualquer equipamento, incluindo o seu posicionamento, cores e dimensões, bem como quaisquer outras pessoas que possam estar presentes, sejam elas adversários ou amigos e família.
2. *Visualize sua técnica ou habilidade usando dissociação*. Se você quer lançar uma bola na cesta ou completar uma distância de 5.000 m no remo em um determinado período de tempo, imagine a si mesma passando pelos diferentes padrões de movimento necessários e crie uma imagem de fluidez e facilidade entre os movimentos.
3. *Treine mentalmente com imagem associativa*. Agora faça o exercício, visualizando-o de dentro do seu corpo. Vá até o padrão de movimento em sua mente, quase sentindo seu corpo e os músculos relevantes entrando em ação. Faça isso várias vezes até que sinta que atingiu uma grande execução do movimento ou da atividade.

Agora, estabeleça os componentes para fazer o treino, o que é importante para o uso efetivo da imagem em qualquer evento ou esporte:

- *Estabeleça o seu objetivo* – Seu objetivo pode ser correr 10 km na esteira ou jogar a melhor partida de tênis, a qual você vencerá em 2 *sets*. Seja o que for, certifique-se de que você deixou bem claro. Volte ao Capítulo 1 para dicas de como estabelecer objetivos.

- *Foque no processo, não no resultado* – Isso significa quebrar o seu objetivo em etapas e habilidades gerenciáveis para ajudá-la física e mentalmente em seu caminho para alcançá-lo. Para nadar em mar aberto, o processo pode incluir mudar o alcance da sua braçada para conseguir superar ondas maiores, ajustar-se à temperatura da água e executar os padrões de movimento que você escolher. O resultado, então, virá naturalmente.
- *Seja específica a cada estágio* – Entenda e tenha uma imagem clara de cada um dos estágios da sua prática. Isso pode incluir quanto tempo você tem para se aquecer, quantos competidores você vai encarar, como executará o primeiro passo e assim por diante. Não deixe nada para o acaso, senão é provável que se sinta em pânico ou despreparada durante o seu desempenho. Sem uma visão clara de todas as fases, a sua técnica de visualização será comprometida.
- *Visualize perfeição* – Conforme você começar a visualizar seu evento ou esporte, imagine tudo como você gostaria que fosse. O seu processo de preparação, execução e o resultado são perfeitos.
- *Use todos os seus sentidos* – Escute os sons, respire o ar puro e sinta o seu senso de equilíbrio. Quanto mais sentidos você usar, mais memorável a sua experiência será.
- *Relaxe* – Encontre um lugar onde você pode visualizar sem distrações, já que relaxamento melhora os efeitos.
- *Pratique* – Prática perfeita traz desempenho perfeito. Imagem é uma habilidade como outra qualquer, por isso quanto mais perfeita for a sua prática, mais você se tornará hábil e melhores serão os seus resultados. Não existem regras para um bom desempenho de visualização, mas um bom guia é tentar sessões de 10 minutos de duas a três vezes por semana, incorporando partes disso na sua sessão de aquecimento.

Falar consigo mesma

Falar consigo mesma reflete a ligação entre seus pensamentos e o seu desempenho. Essa estratégia usa estímulos endereçados a si mesma (palavras ou pequenas frases) para desencadear respostas e ações que melhoram o desempenho. É útil tanto para focar sua atenção quanto para a melhorar psicologicamente.

Diferentes tipos de falas foram identificados pelos pesquisadores. Você pode usá-los conforme a situação exigir e para atender às suas necessidades específicas.

- *Instrucional* – Esta instrução é técnica e é mais adequada para as tarefas que envolvem capacidades finas. Por exemplo, um corredor de obstáculos pode dizer "Mantenha seu cotovelo flexionado" enquanto passa pelas barreiras e um jogador novato de tênis pode repetir "Mantenha os olhos na bola o tempo todo".

- *Motivacional* – Esse é o mais adequado para tarefas que envolvam força ou resistência, e é usado para melhorar a confiança e a força física. Você já deve ter ouvido falar de atletas que gritam "Dê tudo que você tem!", "Destrua o campo!" ou "Coma essa pista!".

Costuma-se dizer que esse tipo de fala tem mais efeito em capacidades finas (arremessar uma bola) do que em capacidades brutas (correr ou nadar), já que basicamente melhora a concentração, mas isso realmente depende de você como um indivíduo e como você responde melhor.

Falar consigo mesma também é considerado mais efetivo nos primeiros estágios de aprendizado de um esporte ou um novo padrão de exercícios porque o aprendizado ocorre mais rápida e facilmente nesses estágios. No entanto, pode ser uma ferramenta valiosa tanto para novatos quanto para atletas experientes, pois conforme prepara seus *scripts* e pratica regularmente, você vai melhorar a sua autoconfiança e desempenho.

Movimento físico

Essa técnica não se refere ao aquecimento físico que você precisa fazer para exercícios cardiorrespiratórios, alongamentos e movimentos de treino, mas sim a presença física, ações ou comportamentos que você terá antes de uma corrida, um levantamento de peso máximo ou esforço que precede a ação. Por exemplo, se você comparar vídeos ou preparações finais para uma corrida de Usain Bolt com os de Michael Johnson, você notará duas abordagens bem diferentes. Enquanto Bolt fez piadas e seus movimentos característicos para a multidão, Johnson simplesmente fica parado bem tranquilo. Fica claro que Bolt precisa de energia e excitação para se sentir mentalmente preparado, enquanto Johnson procura o foco interior, bloqueando tudo ao seu redor. Assim, os movimentos físicos finais, seja com o propósito de ajudar a si mesma entrar em estado de competição ou perturbar seus concorrentes, tem de ser específicos para você e virem naturalmente.

O que você está visualizando (imagem), dizendo (consigo mesma) ou fazendo (movimento físico) precisa ser congruente com o que você acredita que quer. Não há sentido em gritar "sou a melhor" se por dentro você estiver se sentindo envergonhada e insegura com o que está fazendo. Ter congruência, ou certificar-se de que a sua entrega corresponde ao seu significado, permitirá que você realmente maximize o potencial de preparação mental.

VOLTA À CALMA

O propósito da volta à calma é gradualmente fazer seu corpo retornar ao estado de repouso e reduzir as chances de dor muscular nos dias que se seguem. Uma volta à calma efetiva tem os seguintes benefícios:

- *Remover toxinas* – Manter seu sangue circulando após o treino com um leve exercício aeróbio, em vez de parar abruptamente o movimento, aumentando o fluxo linfático que irá remover os resíduos que se acumulam durante o exercício, chamado de ácido lático.
- *Reduzir o potencial para dor muscular tardia (DMT)* – O requisito aqui é reduzir a inflamação nas terminações nervosas e levar nutrientes aos seus músculos para reparos e recuperação. A volta à calma pode fazer isso ao aumentar o fluxo sanguíneo e remover as toxinas. Veja o boxe para mais detalhes sobre DMT.
- *Prevenir chances de tonturas ou desmaios* – Esses efeitos desagradáveis são causados pelo acúmulo de sangue venoso, se você parar de se exercitar de forma abrupta.
- *Reduzir os níveis de adrenalina no sangue* – Essa ação é para reduzir os níveis de estresse do seu corpo, como adrenalina e cortisol, produzidos durante os exercícios e que são hormônios de estresse.
- *Diminuir a frequência cardíaca até o nível de repouso* – Isso ajuda a voltar suas funções corporais ao normal: respiração, hormônios e temperatura.

COMPREENDENDO A DOR MUSCULAR TARDIA (DMT)

A DMT é um sentimento incômodo que costuma durar cerca de dois dias quando você treina seus músculos com força ou de um jeito diferente do que está habituada. Aqui vai um pouco mais de informação para entender o processo e como minimizar os efeitos:

- A DMT descreve a experiência de dor muscular ou rigidez que ocorre entre 24 e 48 horas após os exercícios.
- É mais provável que sinta isso quando você começa um novo programa de exercícios, muda a sua rotina ou aumenta significativamente a duração ou a intensidade do seu treinamento.
- A DMT é uma resposta normal ao esforço extremo e é parte do processo adaptativo de recuperação e construção dos músculos ao treino de resistência e força.

Continua

Continuação

- É causada pelo dano microscópico das fibras musculares. A extensão do dano, e da dor, depende da intensidade e do tipo de exercício feito.
- Contrações musculares involuntárias, movimentos que fazem o músculo se contrair com força quando se alonga, parecem causar a maior parte da dor, uma vez que aumentam a pressão intracelular que irrita as terminações nervosas, causando inchaço e dor local. Exemplos de contrações involuntárias incluem correr ladeira abaixo e descer lentamente um peso sob tensão.
- A DMT pode ser reduzida com um bom aquecimento e volta à calma, e ao usar métodos adicionais de recuperação, todos descritos neste capítulo.

Os três principais estágios de volta à calma são os seguintes:

1. *Exercício cardiorrespiratório leve*: 5 a 10 minutos.
2. *Alongamento estático*: 5 a 10 minutos.
3. *Métodos de recuperação*: o tempo depende da técnica.

Como indicado para o aquecimento, o tempo e a ênfase que você coloca na sua volta à calma dependerão do treino. Treinos mais intensos e duradouros necessitam de uma volta à calma mais substancial. Iremos abordar esses três estágios agora, fornecendo exemplos para você experimentar.

Estágio 1: Exercício cardiorrespiratório leve

O primeiro estágio da volta à calma vai prevenir a circulação de sangue venoso, algo que leva à tontura e a desmaios, e irá reduzir a temperatura do corpo, os batimentos cardíacos e a respiração gradualmente. Em consequência, você deve diminuir gradualmente a intensidade desse exercício cardiorrespiratório, reduzindo lentamente seu ritmo e amplitude de movimento.

Para desaquecer os músculos certos, escolha uma modalidade que mimetize aquela que você está usando durante seu treino. Entretanto, essa é uma escolha pessoal. Você pode querer usar uma modalidade sem impacto se você estava correndo e está sentindo um pouco de sensibilidade ou estresse de impacto. Os exercícios cardiorrespiratórios mais comumente usados são: corrida leve, caminhada, ciclismo ou elíptico. Qualquer que seja a modalidade que você escolher, procure reduzir resistência, amplitude de movimento e ritmo. Se estiver fazendo uma corrida leve, então faça uma transição para uma caminhada animada após alguns minutos e abaixe seus braços para executar um movimento oscilante simples para ajudar a reduzir a sua frequência cardíaca antes de finalmente parar.

Estágio 2: Alongamento estático

Nós já estabelecemos que alongamentos estáticos são mais efetivos quando realizados como parte da sua volta à calma, já que ajudam os músculos a relaxar, realinham as fibras musculares e reestabelecem a amplitude normal de movimentos. Seus músculos já estarão aquecidos e maleáveis da sua atividade anterior e, assim, você pode se concentrar em um alongamento mais profundo e mais benéfico para todos os seus músculos principais.

Faça uma rotina de alongamento total nesse estágio, dando uma atenção especial aos músculos específicos que você usou durante o seu exercício ou esporte. Segure cada alongada por 10 segundos (30 segundos se feitas como parte de uma sessão única de alongamento), lembre-se de alongar ambos os lados do seu corpo. Comece simplesmente segurando sua posição de alongamento no nível em que você sente um leve desconforto, mas não dor. Conforme esse desconforto passar, vá um pouco mais além no alongamento. Tente o método de contrair e relaxar, ou o alongamento FNP descrito anteriormente, para aumentar ainda mais e progredir o seu alongamento. Expire conforme você vai para a posição do alongamento e inspire quando soltar a posição.

Experimente nossa escolha dos melhores alongamentos estáticos e incorpore em sua rotina de volta à calma. Os principais músculos são indicados em cada alongamento.

ALONGAMENTO SENTADO COM
AS PERNAS AFASTADAS

Foco do exercício
Adutores e grande dorsal

Como fazer
Sente-se no chão com suas pernas retas. Posicione-as o mais afastadas possível enquanto ainda mantém o peito levantado. Com as costas retas, os braços estendidos e a cabeça neutra, abaixe seu peito entre as pernas (Figura 4.16).

> Mantenha os joelhos ligeiramente flexionados para conforto e facilidade no alongamento.

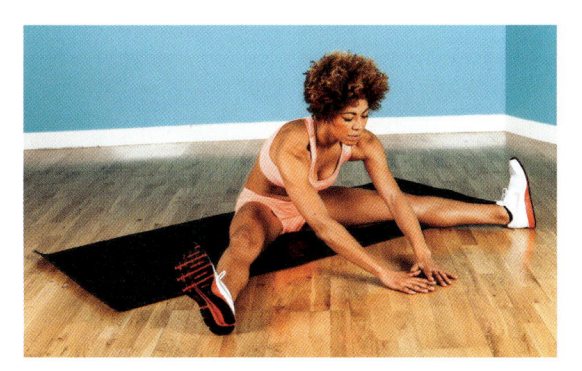

Figura 4.16 Alongamento sentado com as pernas afastadas.

POSTURA DA COBRA

Foco do exercício
Abdominais

Como fazer
Deite-se sobre seu abdome com suas mãos bem ao lado dos seus ombros (Figura 4.17a). Levante a parte superior do seu corpo, empurrando com suas mãos e mantendo seus quadris pressionados contra o chão (Figura 4.17b).

> Relaxe os músculos das costas.

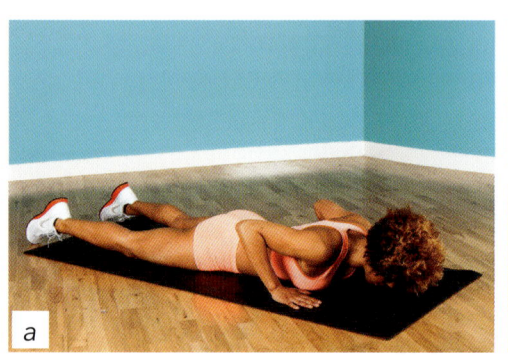 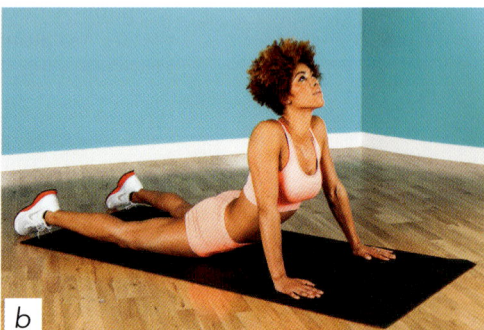

Figura 4.17 Postura da cobra.

POSIÇÃO DE AFUNDO COM BRAÇO ESTENDIDO

Foco do exercício
Flexores dos quadris, grande dorsal e músculos oblíquos do abdome

Como fazer
Ajoelhe-se em uma das suas pernas e flexione a outra para descansar levemente no solo. Mova seus quadris para a frente, mantendo-os nessa posição. Para ir mais além com o alongamento, leve o braço do lado que você está estendendo por sobre sua cabeça e flexione o tronco para o mesmo lado (Figura 4.18).

> Para maximizar os alongamentos dos flexores dos quadris, puxe o centro da sua barriga na altura do umbigo para sua coluna e flexione o seu cóccix para também flexionar a parte inferior das suas costas antes de ir para a postura.

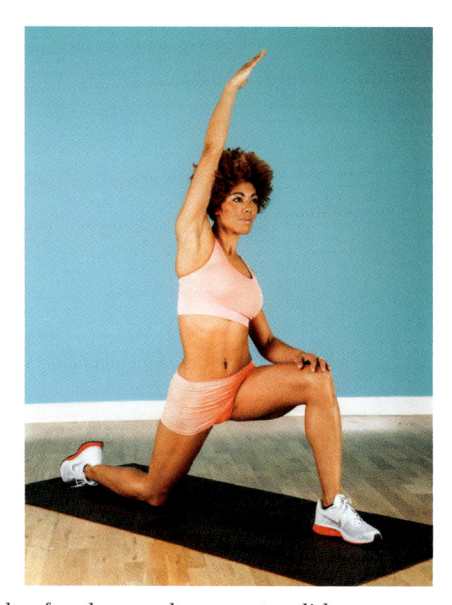

Figura 4.18 Posição de afundo com braço estendido.

ALONGAMENTO 90/90

Foco do exercício
Glúteos, piriforme e músculo eretor da espinha

Como fazer
Sente-se no chão com ambas as pernas flexionadas a 90 graus, mantendo o ângulo na posição da sua virilha. Coloque suas mãos no chão dos lados do seu quadril (Figura 4.19a). Mantenha suas costas retas, abaixe seu peito contra sua perna da frente até que você sinta um alongamento confortável na parte exterior da coxa e nos quadris (Figura 4.19b). Você pode usar suas mãos para pressionar o seu joelho e seu tornozelo da frente com firmeza no solo nos últimos segundos do exercício. Tente se debruçar sobre o tornozelo para alterar o ângulo do alongamento e para se focar em uma parte diferente de seus músculos dos glúteos (Figura 4.19c). Se falta a você flexibilidade nos quadris, você pode ajustar o ângulo do seu joelho a 45 graus.

> Conforme você vai para a frente no alongamento, mantenha as costas retas, evitando uma posição em arco ou tensa.

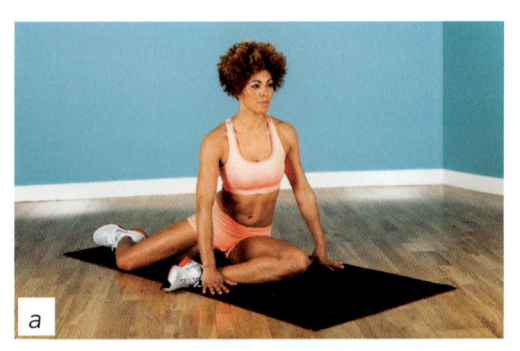

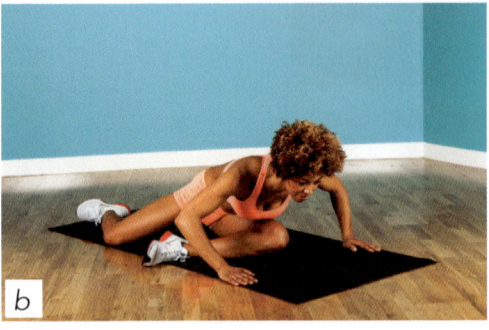
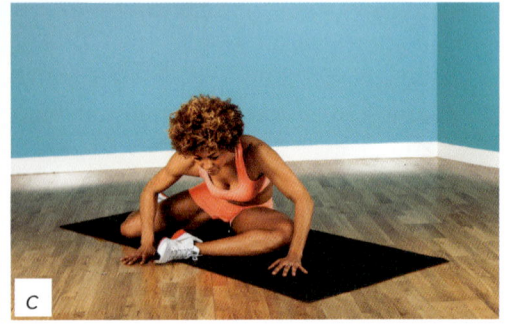

Figura 4.19 Alongamento 90/90.

POSTURA DO CACHORRO OLHANDO PARA BAIXO

Foco do exercício
Panturrilhas, posteriores da coxa, abdominais e peitorais

Como fazer
Fique parada com seus pés juntos, então coloque ambas as mãos sobre o solo na sua frente e vá com elas para a frente até uma distância na qual seus calcanhares permaneçam no chão. Lentamente empurre seu peito para baixo e seus quadris para trás para transferir seu peso para os seus calcanhares (Figura 4.20). Certifique-se de que tanto as suas pernas quanto seus braços estejam retos para alongar sua coluna na medida do possível.

> Mantenha sua cabeça em uma posição neutra alinhada com sua coluna.

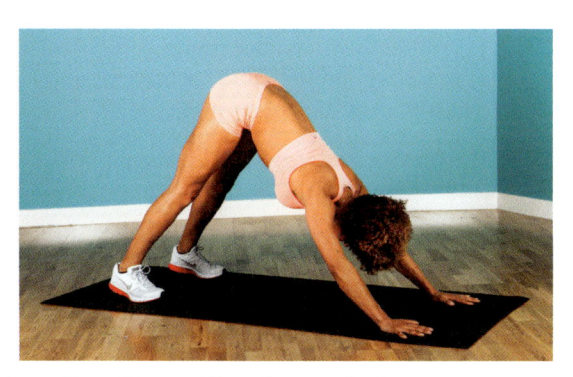

Figura 4.20 Postura do cachorro olhando para baixo.

ALONGAMENTO DO PEITO SOBRE BOLA SUÍÇA

Foco do exercício
Peitorais

Equipamento
Bola suíça

Como fazer
Ajoelhe-se no chão e coloque seu antebraço sobre uma bola suíça posicionada do lado do seu corpo. Mantenha seus ombros em paralelo com o solo, abaixe seu corpo até sentir um alongamento no seu peito e pressione o seu antebraço contra a bola suíça (Figura 4.21). Se você quiser trabalhar os seus peitorais menores (pequenos músculos abaixo dos grandes peitorais), coloque a parte da frente do seu ombro, em vez do seu antebraço, na bola. Flexione seu cotovelo em um ângulo de 90 graus e curve-se para a frente no alongamento como feito anteriormente.

> Uma pequena bola suíça é preferível por permitir que você alinhe os seus ombros com o solo de maneira mais efetiva.

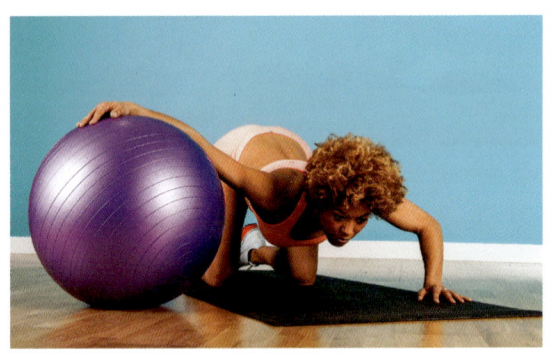

Figura 4.21 Alongamento do peito sobre bola suíça.

ALONGAMENTO DO PESCOÇO

Foco do exercício
Pescoço

Equipamento
Banco ou cadeira

Como fazer
Sente-se no banco ou na cadeira com uma postura bem ereta. Segure na parte debaixo do banco ou da cadeira com uma mão e puxe longe até sentir um alongamento em seu pescoço. Use a mão oposta para mover sua cabeça suavemente para o outro lado em relação ao seu ombro fixo (Figura 4.22).

> Mantenha seu rosto levantado e olhe para a frente.

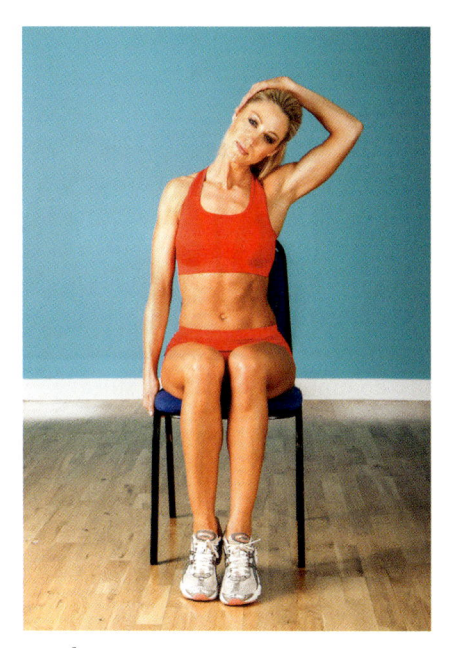

Figura 4.22 Alongamento do pescoço.

ALONGAMENTO DO OMBRO SOBRE A BOLA SUÍÇA

Foco do exercício
Ombros

Equipamento
Bola suíça

Como fazer
Ajoelhe-se próxima à bola suíça e coloque seu cotovelo mais distante sobre a bola e a mão do outro braço do lado da bola para suporte. Mova o braço sobre a bola transversalmente a seu corpo, mantendo o cotovelo sobre a bola e seu peito virado para a frente. Pressione seu cotovelo na bola e deixe que a sua escápula se afaste da sua coluna (Figura 4.23).

> Experimente o exercício com um ângulo diferente do seu cotovelo e encontre a perfeita posição de alongamento para você.

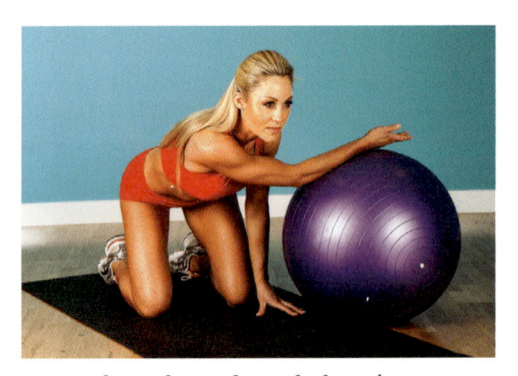

Figura 4.23 Alongamento do ombro sobre a bola suíça.

ALONGAMENTO DOS ADUTORES DA COXA

Foco do exercício
Adutores

Como fazer
Ajoelhe-se e afaste as pernas até o máximo que seu conforto permitir. Vá para a frente e coloque as mãos no chão, à sua frente. Empurre seus quadris contra o solo, mantendo as costas retas e o peito para cima (Figura 4.24).

> Esse alongamento é melhor com um procedimento de contração e relaxamento, em que você alterna empurrar seu corpo para o alongamento e depois relaxar.

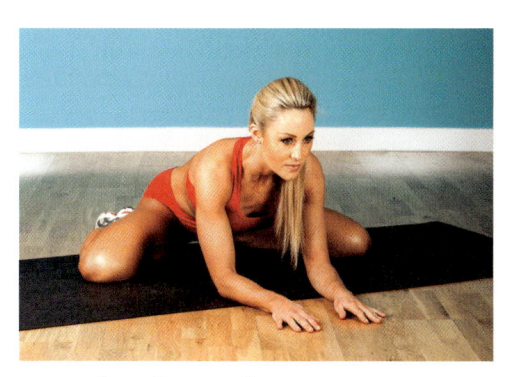

Figura 4.24 Alongamento dos adutores da coxa.

ALONGAMENTO LATERAL DAS PERNAS APOIADA NA CADEIRA/PAREDE

Foco do exercício
Banda iliotibial

Equipamento
Parede ou cadeira

Como fazer
Fique de lado, segurando em uma parede ou cadeira para apoio. Cruze a perna de dentro sobre a perna de fora e pressione seu quadril para longe da parede ou cadeira, mantendo sua perna de fora reta e sua perna de dentro dobrada (Figura 4.25). Para melhorar o alongamento, traga seus quadris levemente para a frente e rotacione sua pélvis nessa direção.

> Mantenha os pés apoiados no chão durante o alongamento.

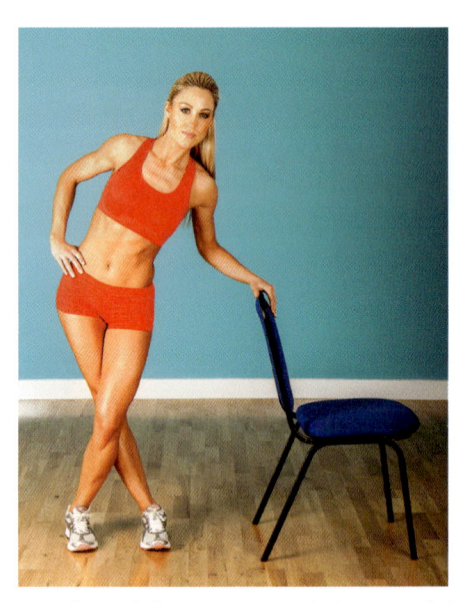

Figura 4.25 Alongamento lateral das pernas apoiada na cadeira/parede.

Estágio 3: Métodos de recuperação

Métodos de recuperação específicos são úteis após sessões de resistência ou de alta intensidade para apressar a sua recuperação (especialmente quando a frequência de treinamento é alta) e, por vezes, quando você está sofrendo com algum desconforto ou lesão em particular.

Rolo de espuma

Seus músculos estão cercados por uma fáscia superficial, uma camada macia de tecido conjuntivo em torno deles. Essa camada é suscetível a danos e tensão durante o exercício, bem como lesões por falta de alongamento e, em tempos de falta de uso, a fáscia e os tecidos musculares sob ela se juntam formando uma adesão. Essa adesão vai fazer você se sentir como se tivesse um nó em seus músculos. Pode vir a reduzir os movimentos dos seus músculos e sua flexibilidade, e às vezes pode causar dor.

O rolo de espuma é comumente usado para liberar a tensão na fáscia. Esse processo é chamado liberação miofascial. Essa técnica de trabalho para o corpo usa pressão contínua suave sobre os tecidos, enquanto aplica uma tração para a fáscia, que a relaxa, e também quebra qualquer tecido cicatrizado ou adesões que possam ter se acumulado. Durante essa técnica, o rolo de espuma pode ter os mesmos benefícios de uma massagem esportiva, mas está disponível instantaneamente e com muito menos custos. Como são feitos com material de poliestireno simples, os rolos de espuma são baratos e portáteis.

Para um uso efetivo dos rolos de espuma, simplesmente siga os seguintes passos:

1. Coloque o rolo de espuma no chão e posicione a parte do corpo que você está querendo tratar sobre ele.
2. Use o resto do seu corpo para mover o rolo pela extensão do músculo.
3. Quando você encontrar um local que estiver particularmente incomodando, mantenha a postura e aplique uma pressão maior nessa área até que o incômodo comece a passar.
4. Continue a se mover sobre o rolo até que toda a extensão do músculo se sinta livre de tensão.

Com algumas experiências, você pode se direcionar à maioria dos grupos musculares. Para ajudá-la a começar, a Figura 4.26 mostra várias partes principais do corpo para usar o rolo de espuma.

Comece com um minuto de rolamento para cada parte do corpo, mesmo se a tensão não alivia completamente durante esse tempo, para evitar inflamação ou agravo. Praticando regularmente, seus músculos vão responder mais rapidamente a essa técnica, e você será capaz de tolerar mais pressão.

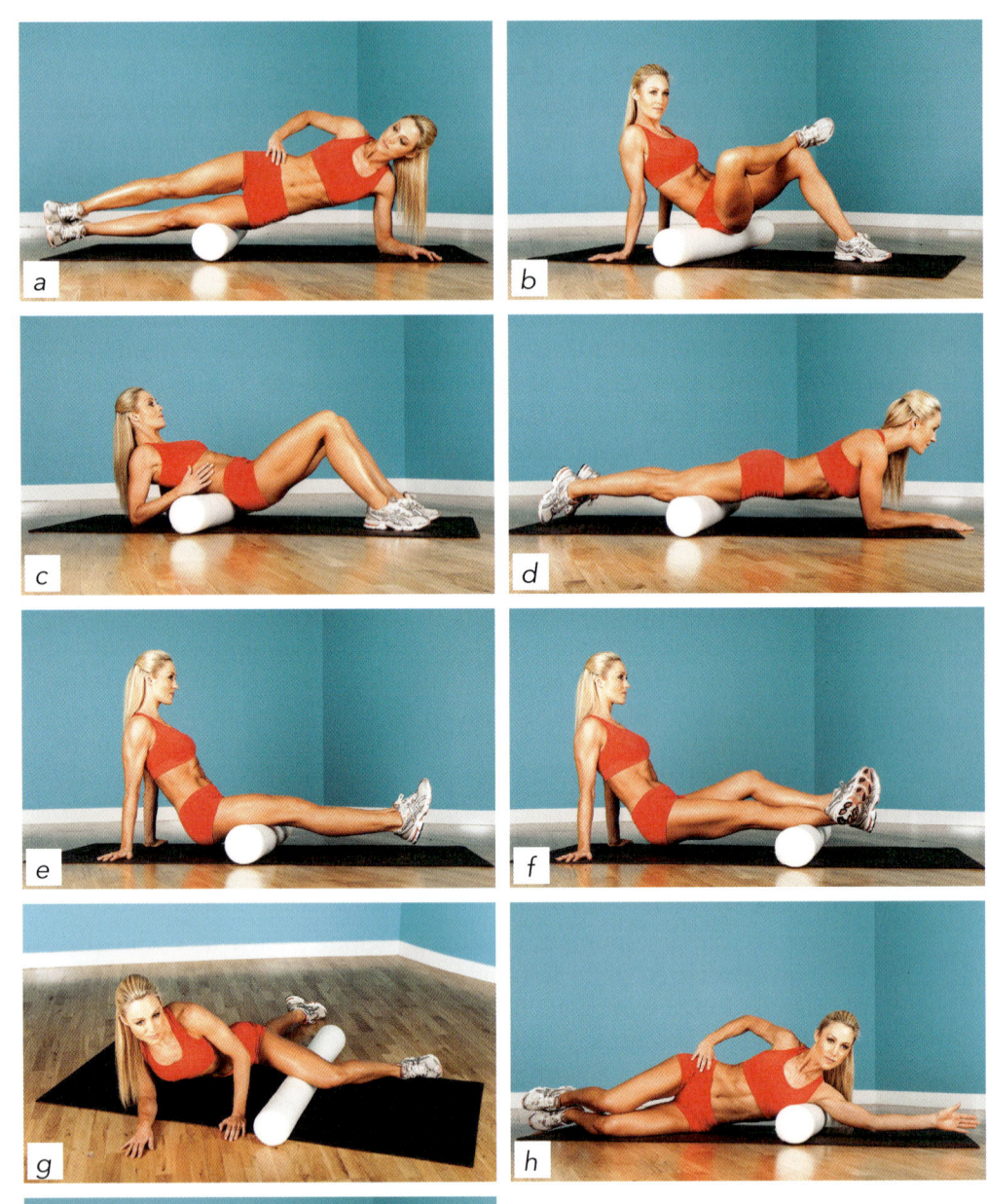

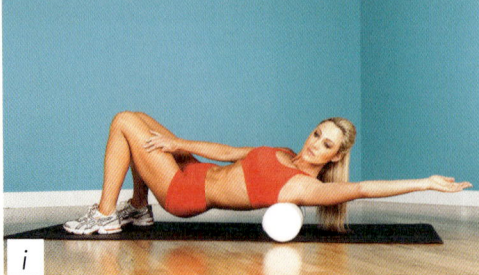

Figura 4.26 Áreas para o rolo de espuma:
(a) banda iliotibial, (b) glúteos,
(c) músculo eretor do tronco,
(d) quadríceps, (e) posteriores da coxa,
(f) panturrilhas, (g) adutores,
(h) grande dorsal e (i) cintura escapular.

DICA PARA PERDER PESO

Se você está procurando perder peso, após sua volta à calma reabasteça com um lanche de proteína, como um *shake* de fácil digestão ou queijo *cottage*, em vez de alguma comida rica em carboidrato como uma banana. Veja o Capítulo 3 para um guia de como se alimentar melhor para sua atividade específica.

Massagem desportiva

A massagem desportiva é uma maneira mais mecânica e intrincada para conseguir a liberação miofascial, já que o massagista será capaz de utilizar uma área de superfície menor (dedos e mãos) para fazer pressão. A massagem desportiva também serve para outras funções adicionais. A pressão contínua e prolongada de massagem aumenta o fluxo sanguíneo e, portanto, a temperatura muscular, ajudando a melhorar a flexibilidade e a amplitude de movimento. Muitos benefícios psicológicos vindos da massagem desportiva regular foram reportados. Atletas afirmam que a massagem os ajuda a relaxar depois de uma sessão difícil e aumenta a conexão entre mente e corpo. Encontre um profissional bem qualificado cuja técnica se aproxime do trabalho que você já faz.

Banho de gelo e banho alternando água fria e quente

Banho de gelo é uma prática comum entre atletas para uma recuperação mais rápida e para reduzir a dor muscular após treino intenso ou competição. Esse método funciona por fazer uma constrição dos vasos sanguíneos e liberar toxinas, como ácido lático, dos tecidos afetados. Um banho de gelo pode também reduzir o inchaço e as lesões nos tecidos. Quando você sair do banho de gelo, o seu corpo começa a se aquecer novamente e o fluxo de sangue e a circulação aumentam, auxiliando o processo de cicatrização. Mais pesquisas precisam ser feitas no protocolo perfeito para maximizar os benefícios de um banho de gelo para a recuperação, mas as diretrizes gerais são as seguintes:

- *Temperatura da água*: 12 a 15 °C.
- *Tempo de submersão*: 5 a 10 minutos.
- *Frequência*: Após treinos intensos.

Se você não tem um lugar para tomar um banho de gelo no seu local de treinamento, pode facilmente criar um. Basta encher a sua banheira até o nível do quadril com água fria e adicionar muito gelo. Submerja-se imediatamente. Você pode não ser capaz de atingir uma temperatura de água tão baixa quanto 12 graus, mas há indícios de que até mesmo imersão em água fria (cerca de 24 graus) pode ser tão efetivo quanto (e muito menos assustador!).

DICA PARA PERDER PESO

Exercitar-se em uma plataforma vibratória pode acelerar a perda de peso, já que o processo ativa uma maior porcentagem de fibras musculares se comparado a realizar seus exercícios no chão. Quanto mais fibras musculares recrutadas, mais calorias você vai gastar.

PLATAFORMA VIBRATÓRIA PARA AQUECIMENTO E VOLTA À CALMA

O treinamento em uma plataforma vibratória usa aceleração e desestabilização para melhorar a força e a flexibilidade dos seus músculos. Conforme você fizer os seus exercícios na plataforma vibratória, que se move primariamente para cima e para baixo e comumente na frequência entre 30 e 50 hertz, seus músculos detectam a vibração e respondem automaticamente para contrair ou relaxar como um reflexo. Esse processo ocorre muito rapidamente, agindo para acelerar muitas respostas no seu corpo, tornando-se uma forma altamente eficaz de se exercitar, aquecer ou desaquecer. Fazer seus alongamentos em uma plataforma vibratória pode melhorar seus efeitos, conforme segue:

- Aumenta o fluxo sanguíneo, de modo que os músculos aquecem mais rapidamente, reduzindo, portanto, o tempo necessário para alongamento.
- Estimula o orgão tendinoso de Golgi para induzir o relaxamento muscular mais rapidamente por um processo conhecido como inibição autogênica.
- Aumenta a produção de hormônios como endorfinas, testosterona e hormônio do crescimento humano e acelera sua entrega pelo corpo para melhorar o desempenho do exercício e desenvolvimento da força.
- Acelera a entrega de oxigênio e nutrientes aos músculos para energia, recuperação e reparação.
- Reduz a quantidade de tempo necessário para executar os exercícios, já que os músculos respondem às vibrações com uma taxa acelerada.

Continua

Continuação

> Simplesmente segure (estático) ou movimente (dinâmico) o seu alongamento em uma plataforma vibratória por cerca de 30 segundos por postura, com sua máquina a uma frequência de 30 hertz e com uma baixa amplitude.
>
> Para melhorar e acelerar a sua recuperação pós-exercício, você pode também realizar exercícios de massagem na plataforma vibratória. Apenas deite a parte do seu corpo que você escolher sobre a plataforma e manobre até que a vibração tenha como alvo as áreas de ponto de tensão. Você pode conseguir liberação miofascial, dessa forma, a uma velocidade muito mais rápida do que as mãos de um massagista possa trabalhar. Faça cada um dos exercícios de massagem por cerca de 60 segundos com sua máquina a uma frequência de 40 a 50 hertz e com alta amplitude.

Alternativamente, você pode tentar um banho de contraste de água, em que você alterna entre banhos quentes e frios. A prática comum aqui envolve um minuto de banho frio (de 12 a 15 °C) e 2 minutos quente (37 a 40 °C), repetido cerca de três vezes. O princípio aqui é que seus vasos sanguíneos se contraiam e se dilatem rapidamente à medida que você se vai do frio para o quente, acelerando a circulação e a regeneração. Um efeito semelhante pode ser alcançado em um chuveiro alternando temperaturas quentes e frias.

RESUMO

- O principal objetivo do aquecimento é preparar seu corpo para entrar em ação. E pode ser desmembrado em quatro estágios distintos: (1) exercício cardiorrespiratório leve para aumentar gradualmente sua frequência cardíaca, aumentar a temperatura do corpo, do sangue e dos músculos, (2) alongamento dinâmico para melhorar a amplitude de movimento ao redor das articulações, bem como flexibilidade e fluxo sanguíneo, (3) exercícios de aquecimento que fazem a transição dos músculos a serem utilizados no treino ou no esporte que você pretende realizar e (4) preparação para criar o perfeito estado para a sua atividade.
- A volta à calma faz seu corpo retornar ao estado de descanso e reduz a chance de dores musculares. Há três estágios principais: (1) exercício cardiorrespiratório leve, que impede que o sangue se aglutine imediatamente após o exercício, mantendo um fluxo de sangue leve para eliminar toxinas; (2) alongamento estático enquanto os

seus músculos estão aquecidos e flexíveis, permitindo que você alcance um alongamento mais intenso, realinhando fibras musculares e estabelecendo sua amplitude de movimento normal ao redor das articulações; e (3) métodos de recuperação como banhos de gelo e massagem para acelerar o processo.

- Foi constatado que fazer seus alongamentos e massagens sobre uma plataforma vibratória aumenta o fluxo sanguíneo e reduz o tempo requerido tanto para alongar quanto para relaxar os músculos.

Exercícios aeróbios

5

Treino aeróbio, esteja você familiarizada com o termo ou não, é o que a maioria das mulheres faz quando vai à academia para treinar, normalmente incluindo correr ou andar de bicicleta em um ritmo fixo em estado estacionário. Ao fornecer a base do condicionamento físico essencial para prática desportiva e por gastar muitas calorias, o que ajuda na manutenção do peso, a prática de exercícios aeróbios é imensurável em ajudar você a manter e melhorar sua saúde e funções psicológicas. Benefícios relacionados à saúde vindos de exercícios aeróbios incluem o seguinte:

- fortalece o músculo do coração, melhorando sua eficiência;
- melhora a circulação, reduzindo a pressão arterial;
- melhora a capacidade dos músculos respiratórios;
- aumenta o metabolismo das reservas de gordura, melhorando a composição corporal;
- reduz o risco de diabetes;
- afeta positivamente a saúde mental, reduzindo o risco de depressão.

Além disso, o exercício aeróbio tem vários benefícios relacionados ao desempenho:

- melhora a capacidade de utilizar as gorduras, que são uma fonte rica de energia;
- aumenta a velocidade de recuperação da musculatura após exercícios de alta intensidade;
- aumenta o fluxo sanguíneo nos músculos;
- aumenta a velocidade em que o sistema aeróbio entra em ação.

Mas você entende os princípios por trás desse tipo de treinamento e os diferentes métodos de treinamento aeróbio disponíveis? Vamos primeiro entender exatamente o que o treinamento aeróbio é e como ele funciona, e, em seguida, dar alguns exemplos para você experimentar.

FISIOLOGIA DO TREINAMENTO AERÓBIO

Capacidade aeróbia é a medida do quão eficiente é o trabalho dos seus pulmões para captar oxigênio, do seu coração de bombeá-lo na sua corrente sanguínea pelo seu corpo e dos seus músculos de absorvê-lo e usá-lo para gerar movimento. Portanto, você não ficará surpresa em saber que a palavra *aeróbio* significa "com oxigênio". Esse tipo de exercício também é conhecido como treino de vigor, treinamento cardiorrespiratório e resistência; o número de nomes para esse tipo de "malhação" reflete a sua importância tanto como um indicador de saúde quanto de desempenho esportivo. Para ajudar você a entender o papel desse processo biológico para que possa adaptar o seu treinamento e melhorar a capacidade aeróbia, vamos investigar a fisiologia, começando com a respiração.

Mecânica da respiração

Quando você inspira, seu diafragma se contrai para se mover para baixo; ao mesmo tempo, os intercostais e o músculo peitoral menor fazem que suas costelas subam e desçam. Isso resulta em um aumento no volume da caixa torácica, diminuindo a pressão dentro do tórax. Por causa da diferença de pressão, o ar flui naturalmente da área de maior pressão (a atmosfera) para a área de menor pressão no peito pelas narinas e pela boca. O ar viaja, então, pela laringe e pela traqueia, que se divide em dois tubos bronquiais que se subdividem para alimentar os lobos dos pulmões. Obviamente, este é o lugar onde o ar eventualmente acaba. Quando expiramos, todo o padrão é revertido.

Você pode se surpreender ao saber que os pulmões estão desequilibrados, com o direito composto por três lóbulos em forma de balão e o esquerdo com apenas dois. Os tubos bronquiais se dividem em bronquíolos e depois em pequenos sacos de ar conhecidos como alvéolos. O sangue entra nos pulmões pelas artérias pulmonares, que se dividem em arteríolas e então em capilaridades que formam uma rede ao redor dos alvéolos. É aí que o oxigênio é pego pelas hemoglobinas e o dióxido de carbono é descarregado para ser expelido no ar. A água também é removida do corpo nesse estágio, já que é outro produto a ser descartado que resulta da quebra da glicose para abastecer o exercício. O sangue rico em oxigênio então flui para os capilares alveolares através das vênulas e volta para o coração pelas veias pulmonares.

Fluxo de sangue

O coração bombeia o sangue oxigenado através das artérias para entregar esse combustível vital por todo o corpo. Ainda assim, é um dispositivo bem simples. Disposto embaixo e logo à esquerda do esterno, o coração é um pouco maior que uma bola de tênis. O músculo do coração, o miocárdio, é dividido em compartimentos que são separados por uma leve membrana. Esses compartimentos estão ordenadamente uns em cima dos outros, com dois de cada lado. Os superiores, conhecidos como átrios, recebem sangue e passam-no, então, para os compartimentos inferiores, os ventrículos. O sangue entra primeiro pelo átrio direito. Uma vez que está retornando do corpo, ele deixou seu oxigênio para os músculos usarem, por isso está com uma baixa concentração de oxigênio, e alta em dióxido de carbono, o produto a ser descartado, que foi removido dos tecidos. O sangue é drenado para o ventrículo direito, e então é bombeado para os pulmões pela artéria pulmonar, que se divide em duas para servir a ambos os pulmões. O sangue oxigenado volta para o coração pelo átrio esquerdo. De lá, ele é deslocado para o ventrículo esquerdo, pronto para ser bombeado pela aorta ao resto do corpo. Uma quebra no fluxo sanguíneo contínuo poderia ser fatal, por isso as válvulas cardíacas garantem que o sangue está sempre se movendo na direção certa. A abertura e o fechamento das válvulas gera o ruído que é ouvido por um estetoscópio.

Todo o ciclo cardíaco leva cerca de 0,8 segundo. Problemas cardíacos podem ser identificados por meio de uma interrupção neste ciclo, já que o padrão vai mudar se o coração não receber a quantidade certa de oxigênio. Quando você toma o seu pulso, está na verdade medindo o número de ciclos em um período estabelecido. Embora 75 batimentos por minuto seja aceitável como padrão, pessoas em forma tendem a ter um pulso por volta de 55. Essa variação é um resultado do coração ficar mais forte por causa do exercício regular, capaz de bombear mais a cada batimento. Mais sangue a cada batida significa que o coração não precisa trabalhar tão duro ou bombear com tanta frequência, por isso é provável que dure muito mais do que um órgão que esteja sob estresse constante.

Agora vamos considerar o sistema de transporte essencial, os vasos sanguíneos que levam oxigênio aos seus músculos se exercitando. Já vimos que o sangue é ejetado do coração com força para as artérias, então elas têm de ter paredes elásticas que possam se estender. Isso é importante, já que o recuo, após terem se expandido, provoca um efeito de compressão que desloca o sangue através da rede. Quando as artérias alcançam seus músculos, elas se dividem em pequenos vasos com paredes mais finas, chamadas de arteríolas, e depois novamente em capilares ainda menores. Seu tamanho pequeno permite que os vasos cheguem o mais perto possível dos tecidos a que servem, permitindo que entreguem oxigênio e removam dióxido de carbono. Isso acontece por meio de um simples processo de difusão através das paredes dos capilares, e é por isso que eles precisam ser tão finos. Daqui, começa a jornada de volta, com os capilares se engrossando para formar vênulas e depois novamente para se tornar veias, carregando dióxido de carbono de volta para o coração. Daí, ele pode ser deslocado para os pulmões para ser expirado. A hemoglobina muda de cor para vermelho quando carrega oxigênio aos tecidos e para azul quando transporta dióxido de carbono. Isso é mais notável nas veias do pulso. As artérias não são visíveis, já que ficam muito profundas.

IMPLICAÇÕES DA PERDA DE PESO

Vamos agora aplicar a ciência de sistemas de energia para estabelecer a melhor maneira de conseguir a perda de peso ou, mais especificamente, de gordura. Agora, um grande aviso: programas de manutenção de peso que estabelecem como prioridade a utilização de gordura muitas vezes aconselham a fazer treino contínuo abaixo de seu limite anaeróbio (sendo o limite anaeróbio o ponto em que o ácido lático acumula-se e leva à fadiga; mais sobre isso no Capítulo 6). Equipamentos para exercícios cardiorrespiratórios em academias geralmente têm um programa para metabolismo de gordura que altera o nível de esforço automaticamente se você exceder uma frequência cardíaca de trabalho de cerca de 55% a 65% do máximo. A justificativa das empresas que produzem esses equipamentos é que os índices máximos de metabolismo de gordura e de metabolismo de glicose serão nesse ponto. Isso é verdade em porcentagens, mas em intensidades maiores, um número maior de calorias totais (e, portanto, mais gordura) serão utilizado pelo mesmo período de treino, mesmo que ele seja um percentual menor do total.

O argumento contra treinar em altas intensidades é que existe o perigo de se exceder o limite anaeróbio e, portanto, diminuir a porcentagem de utilização de gordura em relação aos carboidratos. Além disso, essas intensidades não podem ser mantidas durante um longo período. Estas considerações são válidas, mas para maximizar a utilização de gordura, você precisa utilizar tantas calorias quanto puder durante o treino e para aprimorar seu gasto calórico pós-exercício. A questão é que trabalhar com maior intensidade maximiza o gasto calórico e o resultado é que seu corpo continua a utilizar mais calorias em recuperação; portanto, você deve tentar cargas de trabalho mais elevadas durante seus treinos. Mesmo se essas cargas só puderem ser sustentadas por cerca de 30 a 60 segundos antes de voltar às cargas menores, isso fará aumentar o número de calorias

Continua

Continuação

gastas. Superar o limite anaeróbio não fará parar a utilização de gordura, vai simplesmente fazer uma contribuição menor para a geração de energia nesses níveis mais elevados. O Capítulo 6 cobre o treino anaeróbio em mais detalhes.

Se perda de gordura for a sua meta, então treino intervalado é uma abordagem muito benéfica. Para obter os melhores resultados, você deve variar suas sessões de treinamento. Escolha e misture a partir dos diferentes formatos a ser mencionados, evitando assim uma inclinação natural para ficar mais com o seu favorito.

Provisão de energia

A adenosina trifosfato (ATP) é a substância química nos seus músculos que produz energia e baseia-se na quebra de carboidratos, gorduras e proteínas (veja o Capítulo 3). Todos os processos biológicos demandam energia, e ela só vem na forma de ATP, que é feita do grupo da adenosina trifosfato. Dado que existem fortes ligações entre os grupos do fosfato, quebrar uma dessas ligações resulta numa liberação de energia. Em uma célula muscular, a quebra de ATP resulta em trabalho mecânico (por exemplo, uma contração muscular) e também calor. Então, agora, você sabe por que você se sente mais quente quando se exercita.

Quando você começa a se exercitar, a demanda por energia aumenta relativamente rápido, usando as reservas de ATP do seu corpo por alguns segundos, então mais combustível é necessário para produzir mais ATP, que podem ser ressintetizados de três formas diferentes, que são referidos como sistemas de energia do seu corpo. Os dois primeiros sistemas são os anaeróbios e o terceiro é o aeróbio. Como sabemos pelo começo deste capítulo, isso implica que oxigênio está presente quando o ATP está se regenerando para manter você em movimento.

Na presença do oxigênio, a gordura pode ser usada para fazer ATP. Ela não pode ser utilizada sozinha para a geração de ATP. Mesmo quando há muito oxigênio, é preciso que haja sempre uma mistura de gordura e glicose, daí a importância de carboidratos em sua dieta. A fase aeróbia de geração de ATP ocorre dentro de pequenas células chamadas mitocôndrias, que são particularmente abundantes dentro de suas fibras musculares de contração lenta (veja o Capítulo 7). Essas fibras têm um considerável suprimento de capilares trazendo oxigênio, que é rapidamente transferido para as mitocôndrias. Suas células musculares de contração rápida têm uma capacidade mais limitada para o trabalho aeróbio, embora elas ainda possam fazer um pouco.

Para lhe ajudar a entender como a natureza do treino afeta o resultado a ser alcançado, a Tabela 5.1 define intensidades diferentes, com 1 sendo descanso e 10 seu esforço máximo.

Tabela 5.1 Efeitos dos diferentes níveis de esforço

Região de treino	Nível de intensidade 1–10	Resultados
Saúde geral	5-7	Aumenta a utilização de gordura como combustível, o número de mitocôndrias e da densidade capilar.
Condicionamento aeróbio	7-8	Aumenta o recrutamento de fibras de contração lenta, concentração de enzimas aeróbias, transporte de oxigênio e eficiência da utilização de glicogênio (carboidrato armazenado).
Condicionamento anaeróbio	8–10	Melhora o recrutamento de fibras de contração rápida e capacidade do músculo de trabalhar sem oxigênio. Isso é abordado com mais detalhes no próximo capítulo.

ENTENDENDO SEU NÍVEL DE ESFORÇO

A intensidade do treino é com frequência expressada como uma porcentagem do $\dot{V}O_2$máx. É uma medida de poder aeróbio, e refere-se especificamente ao montante máximo de oxigênio que seu corpo pode processar por quilograma de massa corporal por minuto, expressado em mililitros. Atletas de elite tendem a treinar com porcentagens de $\dot{V}O_2$máx em vez de frequência cardíaca máxima (FCM) ou nível de esforço porque tem uma maior relevância para a adaptação ao treinamento controlado. Alguns treinamentos anaeróbios, como circuitos, podem melhorar o seu $\dot{V}O_2$máx, mas treinamentos aeróbios têm uma influência maior.

MÉTODOS E EXERCÍCIOS DE TREINAMENTO AERÓBIO

Agora que você já entende como pegamos e transportamos oxigênio, vamos investigar o tipo de exercício aeróbio que você precisa para se envolver em produzir melhorias nos sistemas cardiovascular e respiratório. Existem muitos formatos, mas aqui estão alguns que irão melhorar o condicionamento físico e desempenho esportivo.

Treinamento contínuo

Treinamento contínuo baseia-se em trabalhar em uma intensidade constante durante um período de tempo específico. Para fazer isso, seja na academia ou em casa, no seu próprio equipamento, você pode selecionar o programa manualmente e manter a carga de trabalho por quanto tempo você pretende se exercitar. Isso poderia ser uma velocidade ou talvez um nível de resistência. Claramente, um treino de duração mais longa vai exigir um nível de intensidade inferior para que você possa manter o ritmo durante toda a duração. Da mesma maneira, faça o oposto se você tem um período curto para o seu treino, já que você vai ser capaz de manter o nível mais elevado se não for por tanto tempo. Muitas vantagens advêm desse tipo de treinamento, sendo a mais óbvia que você não tem picos repentinos na intensidade, algo que pode causar desconforto. Tem a grande vantagem de permitir que você monitore seu progresso, logo, você vai notar que é capaz de trabalhar a uma velocidade maior ou continuar por mais tempo. Isso pode não ser desafiador o bastante para pessoas no nível avançado, entretanto, estes poderiam, em vez disso, optar por um treinamento contínuo leve em seus dias de recuperação. Treinamento contínuo pode também ser feito ao ar livre, com corrida ou pedalada, por exemplo, mas note que você vai ter um *feedback* menos preciso sobre seu ritmo e distância.

O treinamento contínuo costuma ser dividido em dois tipos: menos e mais de 60 minutos. As sessões mais curtas são conduzidas a uma intensidade moderada, com o foco em gastar calorias. Atletas de resistência adotarão esse sistema de vez em quando, usando um ritmo contínuo, mas indo a uma velocidade muito maior e referindo-se a ele como treinamento ritmado. O objetivo aqui é fazer exercícios em uma intensidade perto de seu limite anaeróbio, o ponto em que o corpo começa a acumular ácido lático nos músculos e a fadiga se estabelece. O resultado desse treinamento é uma melhoria na capacidade do corpo para remover os resíduos ruins, levando a um melhor desempenho em dias de corrida.

Treinos que duram mais de 60 minutos são conhecidos como corrida de longa distância ou sessões-base. Eles são ideais para atletas de resistência que procuram melhorar seu tempo de maratona ou de triatlo. Os benefícios desse tipo de treinamento incluem o aumento do número de capilares sanguíneos e do tamanho das mitocôndrias, que é onde a gordura é mobilizada como uma fonte de energia, então a resistência melhora e o corpo usa gordura como combustível em vez de carboidratos. Cuidados devem ser tomados com este tipo de treino, pois ele pode levar à lesão por esforço, de modo que a melhor maneira de seguir esta rota é misturar diferentes modos de exercícios cardiorrespiratórios para evitar o mesmo movimento repetitivo. Além disso, a desidratação é uma preocupação constante, por isso, a ingestão de líquidos em intervalos regulares é uma obrigação. Não espere até que você esteja sedento para tomar uma bebida; tome goles frequentes de água ou, idealmente, um isotônico que pode ser de fácil absorção (veja o Capítulo 3).

Método *fartlek*

Método *fartlek* é uma expressão de origem sueca que pode ser traduzida como *brincar de correr*. Foi desenvolvido por corredores que mudavam seu ritmo de acordo com a superfície em que estavam, a inclinação ou, então, apenas como eles se sentiam em um determinado momento. Divirta-se com esse formato e introduza um monte de variações. Um bônus desse método é que ele pode ser facilmente transferido para a piscina ou bicicleta. Máquinas de exercícios cardiorrespiratórios costumam incorporar uma opção *fartlek*, que é o programa aleatório. Se não, selecione pelo botão manual, mudando a velocidade, inclinação ou resistência em intervalos irregulares.

Outras vantagens desse estilo de treinamento incluem variedade, para superar o fator do tédio, e também desenvolvimento de diferentes sistemas de energia e fibras musculares, pela introdução de estímulos curtos e rápidos. Ser capaz de controlar a intensidade do treino, no contexto de que você consegue fazer mais caso se sinta bem e menos se não está num bom dia, pode levar a uma experiência mais agradável. Entretanto, uma desvantagem é que você não pode comparar os treinos e mensurar seu progresso tão facilmente. Já que dois treinos não são iguais, você não pode julgar se está ficando mais rápida ou trabalhando mais duro.

Treinamento intervalado

Treinamento intervalado consiste em séries de exercícios intercalados de baixa intensidade que permitem uma recuperação antes do próximo aumento de esforço. Se o exercício é de alta intensidade, o período seguinte pode consistir em completo repouso, embora aconselhemos sempre se movimentar um pouco durante a recuperação para evitar o acúmulo de sangue nos membros, causando tonturas. O verdadeiro treinamento intervalado difere do *fartlek*, porque estabelece períodos estruturados de treinos e de descansos. Por exemplo, correr em um ritmo rápido por 60 segundos, seguido por uma corrida leve de 30 segundos, é chamado de treino 2:1. É lógico que, quando estiver preparando um treinamento intervalado, quanto maior for a intensidade, menor o intervalo de esforço e mais longo o período de descanso deve ser. Um turno de 15 segundos de corrida intensa pode ser seguido por uma de ritmo lento de 45 segundos para dar uma proporção de 1:3. Equipamentos cardiorrespiratórios sempre incluem um treino intervalado, embora às vezes possa ser chamado de programa da montanha. Se um recurso embutido não existir, selecione a configuração manual e mude a velocidade ou a resistência nos momentos adequados.

O treinamento intervalado permite que você faça uma quantidade considerável de exercícios de alta intensidade, acelerando os resultados. Ele tem a flexibilidade adicional de também ser adaptável para treinamento anaeróbio (veja o Capítulo 6). Você pode se forçar a trabalhar em intervalos, já que seu corpo terá tempo para descansar imediatamente depois, permitindo que o ácido lático seja removido das células musculares e reduzindo o desconforto associado aos exercícios de alta intensidade. Fazer dez *sprints* (a pé, de bicicleta ou na água) de 30 segundos com um minuto de descanso é bem controlável, e acumula 5 minutos de esforço máximo. Porém, se você simplesmente partiu em sua corrida e tentou manter o ritmo alto pelo maior tempo possível, você provavelmente vai ter de parar depois de cerca de 2 minutos sem conseguir sequer metade do volume de exercício do primeiro exemplo. Além disso, é psicologicamente mais fácil trabalhar em intensidades mais elevadas quando você sabe que há um período de descanso em seguida. Essa é uma técnica ideal para garantir que você continue a progredir em sua forma física, já que você pode simplesmente ajustar a relação trabalho-descanso.

Cross-training

Cross-training é a prática de usar diferentes tipos de exercícios cardiorrespiratórios em dias diferentes ou até no mesmo treino. Opções podem incluir o uso da esteira, remo e bicicleta ergométrica na academia ou, então, corrida, ciclismo e natação (pense em triatlo). A beleza desta abordagem é que ela ajuda a aliviar o tédio, proporcionando um estímulo na mudança e também ajuda a reduzir o risco de lesões por excessos associados com padrões de movimentos repetitivos. Além disso, já que os diferentes tipos de exercícios cardiorrespiratórios oferecem desafios ligeiramente diferentes, esse método pode levar a um melhor equilíbrio no desenvolvimento muscular e melhores ganhos totais de condicionamento.

Se você está planejando completar um evento de caridade envolvendo uma modalidade, é melhor se preparar treinando a disciplina real que você irá realizar no dia, como andar de bicicleta por algumas semanas antes de voltar a mergulhar para nadar pode deixar você um pouco para trás.

Negative splits

Negative splits, também conhecido como divisão inversa, envolve a tentativa de completar a segunda parte de um intervalo de esforço em um ritmo mais rápido do que a primeira parte. O intervalo pode ser dividido em metade de um caminho, mas o ritmo mais rápido também poderia começar em três quartos do caminho ou mesmo mais tarde. *Negative splits* vai habituá-la a mudar o ritmo. Eles são úteis para a preparação para as corridas, para qualquer distância acima de 400 m que requerem um *sprint* final.

Turnarounds

Turnarounds requerem que você complete repetições em uma distância e um tempo estabelecidos. O tempo é normalmente muito generoso, assim, você pode decidir se quer pegar leve com uma breve recuperação ou empurrar o seu ritmo ao máximo e, em seguida, desfrutar de um descanso maior antes de sua próxima repetição. Por exemplo, você pode escolher uma distância de 400 m e o tempo de 3 minutos. Selecione seu próprio ritmo para correr a distância. Quanto mais rápido você correr para completar os 400 m, mais tempo terá para descansar antes de começar o próximo turno de esforço. Quanto mais lento você correr, menos tempo terá antes do próximo intervalo. *Turnarounds* pode ser adaptado para atender qualquer nível de condicionamento físico manipulando as variáveis de distância e tempo, mas serve particularmente para mulheres mais em forma e que têm um espírito competitivo. Manipular os parâmetros de tempo e distância permite que você aumente a intensidade, assim, essa técnica também pode ser utilizada para treinamento anaeróbio (veja o Capítulo 6).

DICAS PARA MELHORAR SUA TÉCNICA

Uma vez que os modos primários de treino para melhorar a condição aeróbia são os equipamentos cardiorrespiratórios da academia e das modalidades ao ar livre, como correr, pedalar e nadar, aqui estão algumas dicas para ajudá-la a obter o máximo de seus treinos. Lembre-se, melhor técnica levará a um melhor desempenho e que só pode levar a uma coisa: melhores resultados.

Equipamentos cardiorrespiratórios da academia

- Em cada intervalo em ritmo lento ou moderado, a resistência ou a inclinação deve estar em um nível de desafio, exigindo que seja 75% de esforço. Você pode reduzir isso para o ritmo rápido e fazer turnos de corrida para aumentar seus passos, seus traçados ou suas rotações por minuto.
- Esteja ciente de sua postura. Em particular, não se incline para a frente sobre o *step* ou o elíptico.
- Tente misturar e combinar os equipamentos, já que isso vai levar a um maior gasto de calorias e ganhos de condição física mais consistentes. Talvez completar um intervalo completo sobre a bicicleta, em seguida, mudar para a esteira e para o elíptico para a última repetição, por exemplo.

Modalidades ao ar livre

- Selecione um terreno adequado às suas necessidades de treino, seja um caminho suave para o ciclismo, grama macia para minimizar impacto nas articulações durante a corrida ou água com uma corrente mínima se você estiver se acostumando com a natação ao ar livre. Misture tudo isso e se desafie a ir além.
- Selecione o equipamento apropriado (acessório, roupas e sapatos) que suportarão os elementos exteriores.

Corrida

- Concentre-se em cada fase do movimento. Levante o dedo do pé, empurre o calcanhar para trás, conduza o joelho, estenda a parte inferior da perna e depois, finalmente, jogue o pé para a frente.
- Mantenha sua cabeça numa posição neutra, os ombros para trás e para baixo e seu abdome ligeiramente puxado. O seu pescoço deve estar reclinado.
- Certifique-se de que seus braços estão direcionados para onde você está indo e não lado a lado com o cotovelo, como se balançando um bebê. Levando os punhos para a frente e os cotovelos para trás é uma das bases para o aumento da velocidade, se você desejar fazê-lo, como se braços conduzissem as pernas.
- É inteligente investir em calçados com propriedades de amortecimento de impacto, que irão absorver choques que poderiam desgastar seus tornozelos, seus quadris e suas articulações dos joelhos por causa do impacto repetitivo. Um ajuste confortável deve dar espaço para os dedos dos pés para expandir quando estiver fazendo a corrida. Também opte por meias sem costura para reduzir ainda mais o risco de pés doloridos.

Continua

Continuação

Ciclismo

- Ajuste o selim na altura dos quadris e o guidão a uma altura que lhe dê uma posição articulada, mas não a ponto de você ter que flexionar seu tronco para se inclinar para a frente.
- Um erro comum é pisar firme nos pedais em alta velocidade quando o ideal é que você deveria tentar girar seus pedais, pois isso irá prevenir a fadiga e a sobrecarga sobre os joelhos. Você deve empurrar os pedais para baixo com seus quadríceps e puxá-los usando seus posteriores da coxa e músculos das panturrilhas para uma pedalada mais eficaz. Além disso, tente liberar seus pés e tornozelos mantendo-os em uma posição neutra ou confortável.
- Quando você se aproximar de um aclive, antecipe a mudança de marcha que você vai precisar e então estabeleça um ritmo. Ficar em pé sobre os pedais é uma boa maneira de aliviar o tédio ante uma grande inclinação. Balançar de um lado para o outro também ajuda.
- As mãos fazem muito trabalho, então elas estão propensas à fadiga, até mesmo a lesões. Para evitar isso, troque as posições das mãos a cada 10 minutos mais ou menos.

Natação

- No nado peito, manter uma posição alongada, abaixando a cabeça em cada braçada, de modo que a água chegue apenas acima das sobrancelhas. Tente se concentrar em três fases de movimentos das pernas: faça uma ondulação, chute e, então, bata as partes internas das coxas uma contra a outra.
- Tente não girar os braços no nado *crawl*. Conforme você leva seu braço para a frente, aponte seu cotovelo para o teto, com a sua mão diretamente abaixo do cotovelo quando entrar na água. Tenha por objetivo tomar fôlego a cada braçada.
- Para melhorar o seu nado de costas, segure um dispositivo flutuante em suas coxas com uma mão e troque as mãos depois de cada braçada. Isso vai ajudar você a atingir um movimento completo. Também tente manter as duas mãos sobre a boia para desenvolver o seu movimento com as pernas, que deve vir a partir do quadril, em vez do joelho.

RESUMO

- Capacidade aeróbia, resistência e condicionamento cardiorrespiratório referem-se a mesma medida de condicionamento: sua capacidade de pegar, transportar e usar oxigênio para se exercitar continuamente.
- O exercício aeróbio tem lugar em intensidades de baixas a moderadas. Depende do desempenho dos pulmões, do coração e do sistema circulatório.
- Para maximizar a perda de gordura, seu treinamento deve se concentrar em gasto total de calorias em vez de porcentagem de gordura como fonte de combustível. Como regra, trabalhe o mais duro possível durante o tempo que você tem!

Exercícios anaeróbios

6

Anaeróbio simplesmente significa sem oxigênio, e o treino anaeróbio consiste em turnos intermitentes de exercícios de alta intensidade que envolvem levantamento de peso, exercícios pliométricos explosivos, velocidade, agilidade e treinamentos intervalados. Portanto, se você alguma vez fez um *sprint* curto ou um exercício explosivo como um impulso de agachamento, você experimentou o exercício anaeróbio.

Treinamento anaeróbio é comum entre atletas dos esportes mais competitivos, com algumas poucas exceções, que requerem uma explosão rápida de movimento em algum momento. Por exemplo, ginastas, corredores de trilha, saltadores e arremessadores executam *sprints* ou esforços máximos individuais, enquanto os jogadores da equipe de esportes como hóquei e basquete executam esforços de alta intensidade repetidos. Mesmo um corredor fundista precisa dar um *sprint* final, indo, portanto, para o modo anaeróbio. Sendo assim, todos os atletas treinam seu sistema anaeróbio, em maior ou menor grau, dependendo dos requisitos do seu esporte. Mas treinamento anaeróbio não se limita aos atletas. Todas as mulheres podem colher os muitos benefícios que o treinamento anaeróbio pode oferecer, de benefícios de desempenho, passando por perda de peso até variedade de exercícios. Primeiro queremos explicar um pouco mais sobre a fisiologia do treinamento anaeróbio, e, em seguida, vamos avançar para os benefícios que ele pode lhe trazer e os métodos diferentes usados para alcançá-los.

FISIOLOGIA DO TREINAMENTO ANAERÓBIO

A fisiologia do treinamento anaeróbio se refere aos sistemas de energia no trabalho durante esse tipo de exercício e os diferentes níveis de adaptação que ocorrem como resultado. Vamos explorar ambos aqui.

Sistema de energia anaeróbia

O sistema de energia anaeróbia pode ser dividido em dois estágios de contribuição energética. O primeiro estágio é o uso do sistema do fosfato, conhecido como estágio alático, que dura em torno de 10 segundos. O segundo é o sistema glicolítico, ou estágio lático, que pode durar cerca de 2 minutos.

Sistema do fosfato

O sistema do fosfato não tem nenhuma dependência de oxigênio. Em vez disso, conta com fontes de energia armazenadas (fosfato de creatina) nos músculos e nas reações químicas que são acionadas para produzir energia na forma de adenosina trifosfato (ATP). Um exemplo de exercício usando esse sistema seria um *sprint* de no máximo 40 m ou levantar uma série de pesos pesados, e os primeiros 10 segundos de qualquer atividade contam com o sistema de fosfato. Treinar esse sistema permite gerar potência máxima por um curto período de tempo, mas requere total recuperação (por exemplo, 5 a 7 minutos de conversa entre as séries ou esforços) para regenerar completamente o fosfato e permitir um esforço subsequente de intensidade máxima a ser realizada de forma eficaz.

Sistema glicolítico

O sistema glicolítico também fornece energia em grandes quantidades para o corpo e pode fazer isso por 2 minutos, mas o seu aumento depende da contribuição do oxigênio. Glicose armazenada é quebrada por enzimas em ácidos pirúvico e lático com a liberação de energia (ATP). Para treinar esse sistema, você precisa se exercitar a um ritmo rápido, mas não acelerado. É comumente treinado em intervalos de 80 m a 600 m (quando a modalidade escolhida for corrida) com recuperações curtas. A fadiga acontece por causa da produção de ácido lático e íons de hidrogênio, que são os mecanismos de defesa do corpo nessa intensidade.

> **DICA PARA PERDER PESO**
>
> Se sua meta for perda de peso e ficar mais magra, o treinamento anaeróbio pode ser mais efetivo que o aeróbio por causa do aumento da taxa metabólica muscular e o efeito pós-treino que continua gastando calorias após o treino.

Adaptações fisiológicas para o treinamento anaeróbio

Treinamento anaeróbio traz adaptações fisiológicas aos sistemas nervoso, muscular, endócrino e cardiovascular, que permitem que você melhore sua condição atlética. É encorajador que muitas dessas adaptações acontecem apenas quatro semanas depois de você incluir um treinamento anaeróbio em seu programa. Aqui estão algumas melhorias de desempenho que você pode esperar ao fazer treinamentos anaeróbios regulares.

Força muscular

As melhorias são evidentes após apenas quatro semanas de treinamento de força pesado. Os efeitos dependem do tipo de exercício e de sua intensidade e volume. Quanto mais treinada você estiver, maior intensidade e volume serão exigidos para que as adaptações continuem. Melhorias na força muscular irão definir uma grande base para o seu corpo melhorar em todos os esportes e todas as atividades físicas.

CAMINHOS DA ENERGIA

Todos os caminhos da energia contribuem para a provisão de uma usável forma de energia química chamada ATP, que serve para abastecer os músculos para os exercícios. Todos os caminhos de energia estão ativos no início do exercício. No entanto a contribuição de cada via dependerá do atleta, o esforço aplicado e a taxa na qual a energia é utilizada. Estes são alguns dos produtos essenciais para a produção de energia a partir de diferentes sistemas:

- *Adenosina trifosfato (ATP)* – Este composto químico complexo é formado com a energia liberada a partir de alimentos e armazenada em todas as células, particularmente nos músculos. Somente a partir da energia liberada pela quebra deste composto é que as células podem executar o seu trabalho. A quebra de ATP produz energia e ADP.
- *Fosfocreatina (PCr)* – Este composto químico armazenado nos músculos ajuda na restauração de ATP quando quebrado. A combinação de ADP e PCr produz ATP.

Continua

Continuação

> • *Ácido lático (AL)* – Este metabólito fatigante do sistema glicolítico resulta da quebra incompleta de glicose. Prótons (íons de hidrogênio) produzidos ao mesmo tempo são considerados responsáveis por restringir ainda mais o desempenho. Como o ácido lático e os íons de hidrogênio resultam de uma maior intensidade do exercício, a sua acumulação torna difícil a realização de mais exercícios e, eventualmente, impossível. Isso se dá essencialmente quando o seu limite lático é atingido. Quanto mais intensos forem seus intervalos de exercício ou de esforços, maior a concentração de ácido lático.
> • *Oxigênio (O_2)* – Na corrida aeróbia, ATP é fabricado a partir de alimentos, majoritariamente de carboidratos e gordura. Esta é a principal fonte de energia durante as atividades de resistência (veja o Capítulo 5 para mais informações).

Treinamento de potência

O aumento da força a velocidades mais elevadas e o aumento da taxa de desenvolvimento da força são melhorados após o treinamento de potência, uma forma de treino anaeróbio que utiliza o sistema do fosfato. Isso é ótimo se você participar de um esporte ou uma atividade que envolva saltos, lançamentos ou qualquer outra ação que requeira velocidade máxima.

Resistência muscular localizada

Isso é reforçado treinando seu corpo no estágio lático com *sprints* curtos e repetidos e recuperações também curtas, ou, então, com longos esforços acima de 600 m e longas recuperações. Esse tipo de treinamento melhora a sua capacidade oxidativa por meio do aumento da atividade da enzima metabólica e do número de capilares e mitocôndrias, bem como melhora a capacidade de redução do impacto e de transições de tipos de fibras musculares. Em resumo, essas melhoras significam atrasar a dor e o desconforto causado pelo acúmulo de ácido lático, permitindo que você mantenha o seu esforço por mais tempo, o que é um grande benefício para as sessões de resistência de velocidade na academia e atividades de trilhas, remo, ciclismo e natação.

Capacidade aeróbia

Treinamento em circuito e outras sessões envolvendo grandes volumes de trabalho e pouco tempo de recuperação têm provado que aumentam o $\dot{V}O_2$máx. Além disso, um treinamento de força pesado usando um protocolo anaeróbio também pode melhorar a capacidade aeróbia em indivíduos sem condicionamento.

Desempenho motor

Trata-se de melhorias nos padrões de movimento envolvidos nos exercícios e são baseados na especificidade dos exercícios ou das modalidades esportivas. O treinamento de força melhora o desempenho da corrida de fundo, salto em altura, corrida de velocidade, balanço, velocidade de arremesso e de chutes, todos os quais são benéficos tanto para atletas profissionais quanto para quem se exercita regularmente.

TREINAMENTO ANAERÓBIO E PERDA DE PESO

Embora seja comumente assumido que o exercício abaixo do seu limiar anaeróbio é ideal para perda de peso ou, mais especificamente, perda de gordura (veja o capítulo anterior), essa conclusão não leva em conta as adaptações fisiológicas do treinamento anaeróbio que aumentam o gasto calórico e perda de gordura ou as necessidades de energia em excesso que se seguem ao treinamento anaeróbio.

Treinamento de força, uma forma de treinamento anaeróbio, aumenta a massa de tecido magro, a sua taxa metabólica em repouso e a energia expendida durante o exercício, ajudando você a ficar mais magra e mais eficiente na utilização de gordura. A necessidade de energia após o treinamento anaeróbio para reparar o tecido muscular e substituir as reservas de energia é maior do que a exigida após o treinamento aeróbio. Consequentemente, seu corpo continua a utilizar mais calorias durante sua recuperação. Isso é conhecido como utilização de gordura pós-treino.

Resposta hormonal

O exercício anaeróbio, especialmente o de força, eleva a testosterona, hormônio de crescimento e cortisol, principalmente nos 30 minutos após o exercício. Esse efeito é mais pronunciado nos homens, mas também pode ser encontrado em mulheres. Esse aumento de testosterona pode produzir maior desenvolvimento de força, e um treinamento de força consistente leva a alterações duradouras e à capacidade de exercer mais esforço em sessões sucessivas de treinamento.

MÉTODOS DE TREINAMENTO E EXERCÍCIOS ANAERÓBIOS

Métodos de treinamento anaeróbios incluem exercícios com pesos para desenvolvimento de força; exercícios pliométricos e de *sprint* para treino de potência, exercícios de agilidade e intervalados. Vamos focar aqui em treinos intervalados, já que exercícios para os outros métodos estão extensivamente abordados em outros capítulos do livro. Veja o Capítulo 7 para exercícios de força, o Capítulo 8 para exemplos de treinos de potência muscular e o Capítulo 9 para movimentos de agilidade.

Treinamento intervalado é um grande método de treinamento cardiorrespiratório que desenvolve particularmente o condicionamento anaeróbio, se você é uma esportista ou se exercita por recreação. Pode ser feito em qualquer equipamento – esteira, bicicleta ou elíptico – bem como em trilha, rua, campo ou piscina, e pode ser adaptado para diferentes níveis de condicionamento e para diferentes objetivos de treinamento. O treinamento intervalado inclui prática de sua atividade escolhida por uma distância ou tempo específico e se exercitar a uma frequência cardíaca estabelecida, percepção subjetiva de esforço (PSE), porcentagem da frequência cardíaca máxima ou $\dot{V}O_2$máx. O intervalo pode ser tão curto quanto 6 segundos ou tão grande quanto 20 minutos e pode ser principalmente aeróbio ou anaeróbio. Exemplos de treinamento físico aeróbio podem ser encontrados no Capítulo 5.

Para o desenvolvimento anaeróbio, o intervalo máximo de tempo costuma durar cerca de 60 segundos. A recuperação para o treinamento intervalado pode ser passiva ou ativa, e acontece no final de cada intervalo completado. Uma recuperação passiva envolve andar ou ficar de pé por um tempo definido após a conclusão de cada intervalo. Apesar do nome, não recomendamos que você apenas fique jogada no chão durante esse tempo! Uma simples caminhada e alongamento passivo manterão sua prontidão fisiológica para o próximo intervalo e ajudarão a manter o sangue fluindo para remover as toxinas que se acumularam. Recuperação ativa envolve um determinado período de trabalho cardiorrespiratório suave entre seus intervalos mais intensos, como uma leve corrida ou uma pedalada contínua em uma marcha leve. Sessões de treinamento intervalado podem ser de baixa, média ou alta intensidade. Vamos nos focar nas de intensidade média para alta para induzir as adaptações ao treinamento anaeróbio descritos.

Além de melhorar os condicionamentos aeróbio e anaeróbio, os benefícios do treinamento intervalado incluem o seguinte:

- Você pode reduzir o tempo de exercício, já que a intensidade geral é maior, significando que você fica mais em forma e gasta calorias mais rapidamente e em tempo mais condensado.
- Remove o tédio associado ao exercício estacionário, já que você se foca em um intervalo, ou esforço, por vez. Isso tem um fator de motivação adicional a fim de fazer a sessão parecer mais gerenciável e as realizações, mais visíveis.

- Os períodos de recuperação exigem do seu sistema cardiovascular que continue a trabalhar para fazer o seu corpo voltar para um estado fisiológico mais descansado, mais uma vez, aumentando o total de carga de trabalho e gasto de calorias, bem como melhora o seu condicionamento físico.
- Aumenta a tolerância ao ácido láctico.
- Ajuda a evitar lesões associadas ao esforço repetitivo, comuns em atletas de resistência, e no aumento da intensidade de treinamento sem exercício físico excessivo ou esgotamento.
- A variedade em diferentes intervalos que você pode incorporar no seu programa garante que o exercício permaneça divertido e desafiador, e também que seu corpo continue o processo de adaptação. Seu corpo responde melhor a mudanças e à variedade.

Você pode escolher dentre numerosas sessões de treinamento intervalado. É divertido e fácil de fazer a sua própria sessão. Aqui vão as variáveis de treinamento intervalado que você pode adaptar para atender às suas metas de treinamento:

- duração (tempo/distância) dos intervalos;
- duração da fase de descanso/recuperação;
- número de repetições dos intervalos;
- intensidade (velocidade) dos intervalos;
- frequência das sessões de treino intervalado;
- modalidade do intervalo;
- progressão (não tente progredir todas as variáveis ao mesmo tempo!).

Agora, vamos delinear uma seleção de exemplos de exercícios de treinamento intervalado para o desenvolvimento de sua capacidade anaeróbia. Os detalhes completos dos treinos podem ser vistos no Capítulo 11.

INTERVALO DE TREINAMENTO SEGURO E CONSIDERAÇÕES

Treinamento intervalado de estilo anaeróbio exige que você trabalhe em uma taxa de moderada a alta na intensidade do exercício, então é importante estar totalmente preparada e condicionada da seguinte forma para maximizar a sua apreciação e seus resultados:

Continua

Continuação

- Sempre se aqueça antes de começar sua sessão de treinamento intervalado (veja o Capítulo 4 para ter ideias), como um treinamento de alta intensidade. As características do treinamento intervalado requerem recrutamento muscular máximo.
- Só faça um treinamento de alta intensidade quando uma base adequada de condicionamento cardiorrespiratório estiver sido estabelecida.
- Pare a sessão quando você não puder mais manter a forma e quando seus intervalos derem mostras claras de declínio.
- Procure trazer a sua frequência cardíaca até 100 a 110 bpm durante a fase de recuperação.
- Faça treinamentos intervalados de alta intensidade em uma base de duas vezes por semana após quatro semanas de treino. Combine com outras formas de treinamento anaeróbio (potência, força e agilidade) bem como treinamento aeróbio para desenvolver todo o seu condicionamento e melhorar a sua condição física.
- Considere a especificidade do treinamento intervalado que você pratica: a modalidade e o treino intervalado mimetizam seu esporte ou suas necessidades recreativas? Isso é essencial para a transferência do treinamento para o desempenho.
- Se tiver uma lesão, considere reduzir a intensidade dos seus intervalos, mudar a modalidade (sair da corrida e ir para a bicicleta ou para a piscina, se impacto for o problema) e fazer mais exercício aeróbio, bem como fisioterapia específica. Sempre consulte seu médico ou fisioterapeuta se estiver na dúvida a respeito dos seus treinamentos intervalados de alta intensidade.
- Lembre-se de respirar! Não é incomum para aqueles que são novos no treinamento anaeróbio prenderem a respiração durante o *sprint*. Isso só vai agir para aumentar a geração de ácido lático e da fadiga. Respire naturalmente, sem forçar, durante os intervalos.
- Registre as suas sessões em seu diário de modo que você possa aplicar sobrecarga progressiva para aumentar o trabalho na dose certa. Veja o Capítulo 10 para mais detalhes sobre como criar um programa e o Capítulo 12 para informações sobre como criar um diário de treinamento.

TIROS DE 60 METROS

Marque 60 m e corra para a frente e para trás no espaço delimitado, descansando de 10 a 20 segundos entre cada esforço. Faça várias repetições e séries. Esse tipo de sessão conta com rápida regeneração de ATP e, portanto, treina seu sistema do fosfato. O repouso entre os turnos é considerado tempo suficiente para recuperar 90% da potência máxima, permitindo que você realize séries subsequentes de perto com a mesma velocidade que a anterior.

CORRIDA EM ESTEIRA INCLINADA

Fique na ponta da esteira (por exemplo, fora da parte que se movimenta) e acione o equipamento; comece a acelerá-lo e a incliná-lo. Pule sobre a esteira e comece a correr. Após 30 segundos, pule novamente para as pontas da esteira para se recuperar nos próximos 30 segundos, e então repita *sprints* subsequentes. Essa sessão conta com rápida regeneração de ATP e, portanto, treina o seu sistema de fosfato. A inclinação também vai incentivar uma maior ativação do glúteo e exigir mais trabalho a partir de sua panturrilha e músculos dos quadríceps.

DICA PARA PERDER PESO

Correr com a inclinação ou em uma subida vai aumentar o gasto de calorias, já que aumenta a intensidade do esforço de cada corrida e recruta um maior número de fibras musculares. Existe uma relação direta entre intensidade e calorias gastas.

TREINO DE CORRIDA NA BICICLETA

Execute uma série de *sprints* – 60 segundos, 45 segundos, 30 segundos e 15 segundos – com uma recuperação igual ao tempo do esforço seguinte a ser executado. Quando você tiver completado uma série, continue direto para a próxima, aumentando o número de séries que você consegue completar semana a semana. Essa sessão vai afetar seu sistema glicolítico. A recuperação ativa recomendada incentivará a remoção mais rápida deste ácido lático produzido e vai pagar a dívida de oxigênio que você acumulou durante o intervalo. Pedalar costuma ser um exercício para o quadríceps para muitos, mas uma técnica mais eficiente pela qual você empurra ativamente seu calcanhar para o fundo durante a fase de recuperação do ciclo vai incentivar uma maior ativação das suas panturrilhas e dos seus posteriores da coxa.

TREINO EM PIRÂMIDE PARA CORRIDA

Corra em sequência por distâncias de 200 m, 250 m, 300 m e repita na ordem decrescente até voltar aos 200 m, andando bem devagar para uma recuperação ativa de 3 a 5 minutos entre as séries. O ideal é que você faça isso em uma pista de corrida e usando sua velocidade máxima a cada distância. Essa sessão desenvolve a resistência muscular localizada e a velocidade, ajudando o seu corpo a retardar o aparecimento de ácido lático e, portanto, alcançar tempos mais rápidos nessas distâncias de *sprint*. Uma superfície de grama também pode ser usada, se você marcar as distâncias, para orientar a sua sessão.

SPINNING

Pedale por 20 a 30 minutos, execute um número de esforços esporádicos que variem de 10 a 60 segundos de duração, incluindo subidas e suspensões (nas quais você eleva seus quadris levemente acima de seu assento). Você determina a velocidade, o tempo e o tipo de esforço conforme a evolução das sessões. Esta sessão é baseada em formas iniciais de treinamento intervalado, conhecido como *fartlek*, no qual os intervalos são mais casuais e sem estrutura.

TREINO NA ESCADA

Corra em uma escada (de 30 a 50 degraus), cobrindo um, dois ou três degraus a cada passo, e então corra lentamente para baixo. Repita o processo. Subir escadas é ótimo para o desenvolvimento da agilidade da velocidade geral do pé e uma ótima "malhação".

TREINO DE NATAÇÃO

Nade distâncias predeterminadas entre 25 m e 50 m, descanse e repita, aumentando o número de repetições de sessão para sessão. Treine próximo da sua velocidade máxima de natação para seu estilo e sua distância escolhidos.

RESUMO

- Treinamento anaeróbio refere-se ao treino sem oxigênio que inclui turnos intermitentes de exercícios de alta intensidade, como levantamento de peso, exercícios pliométricos e treinamento intervalado de velocidade e de agilidade.
- A energia é provida para o treino anaeróbio do sistema do fosfato (nos primeiros 10 segundos de exercício) e do sistema glicolítico (nos próximos 2 minutos) de exercício de alta intensidade.
- Perda de peso, particularmente perda de gordura, pode ser acelerada pelo treinamento anaeróbio em virtude do aumento do tecido muscular de massa magra, que aumenta o metabolismo e pela utilização de calorias durante exercícios, e a utilização de gordura como fonte de energia primária após o esforço, quando o corpo trabalha para se recuperar e reparar tecidos musculares e compensar o débito de oxigênio acumulado após o exercício, que requer calorias adicionais.
- Treinamento intervalado é a forma mais comum de treinamento anaeróbio. Inclui fazer exercícios de alta intensidade intercalados com períodos de recuperação passiva ou ativa. Treinamento intervalado é recomendado para esportistas profissionais, para melhorar o desempenho e a tolerância ao ácido lático; e para esportistas amadoras, visando melhorar o condicionamento físico a uma progressão controlada.

7

Fique forte

Este capítulo se debruça sobre a força muscular e a resistência muscular localizada, investigando a anatomia básica e como os músculos funcionam para entender os diferentes modelos de treinamento propostos que levarão a ganhos nessas áreas. Um ponto de partida óbvio é definir estes dois parâmetros, algo que é facilmente explicável usando o contínuo força-resistência, uma linha imaginária com força absoluta de um lado e resistência pura do outro. Isso ilustra que não há ponto exato no qual o treino de força termina e o treino de resistência começa; é mais uma mudança suave de ênfase que ocorre à medida que avançamos ao longo da linha. Assim, cada formato de treino irá melhorar tanto a força quanto a resistência muscular; entretanto, melhorias podem ser menores para um deles, dependendo do protocolo específico adotado.

O importante a se saber a respeito do treino de força é que não serve apenas para melhorar o desempenho de esportistas e de ratos de academia. É uma arma extremamente útil no seu arsenal na busca de metas de perda de peso. Aqui vão algumas razões disso:

- Tal como acontece com os outros modos de treinamento, o treinamento de força gasta calorias, ajudando a atingir um *deficit* de calorias no fim do dia.
- Já que mulheres têm um nível menor de testosterona do que homens, elas não desenvolvem grandes músculos como resultado do treinamento regular de força. Em vez disso, desenvolvem uma aparência mais magra e tonificada.
- Estudos mostram que, após o treinamento de força, as taxas metabólicas continuam elevadas por um tempo, mais ainda do que em um treino cardiorrespiratório, novamente levando a um maior gasto de calorias.

- Treinos de força levam ao aumento da massa magra (isto é, músculos que têm uma taxa metabólica de repouso mais alta do que a gordura, por exemplo). Isso traz o bem-vindo bônus de que você gastará mais calorias, mesmo quando estiver dormindo.

A fim de apreciar plenamente muitos benefícios de desempenho e estéticos que o treinamento de força pode trazer, é realmente útil primeiro entender como os músculos são compostos e respondem aos diferentes treinos. Armada com esse conhecimento, você pode julgar melhor como planejar o seu cronograma de treinamento de forma a conseguir seus objetivos específicos.

FORÇA E ESTRUTURA MUSCULAR

Os músculos são compostos por dois tipos diferentes de fibras. Esse é um conceito vital para se compreender, já que eles respondem de forma diferente ao estímulo de treinamento e, assim, determinam os nossos resultados. *Fibras de contração lenta* são da cor vermelha, já que detêm mioglobina, onde o oxigênio é armazenado. Elas também contêm uma elevada concentração de mitocôndrias, organelas com uma enzima que é vital para a produção de energia em células musculares. Essas fibras musculares são lentas para contrair, mas também lentas para se fadigarem. Então, são ideais para atividades de uma intensidade mais baixa e maior duração, em outras palavras, eventos de resistência. *Fibras de contração rápida* têm cor branca e se contraem rapidamente, mas também se cansam igualmente rápido, então são adequadas para esforços de alta intensidade e de curta duração. Ao contrário das fibras de contração lenta, as de contração rápida podem ser subdivididas em duas categorias. Algumas fibras podem contrair rapidamente e têm um poder um pouco maior de sustentação do que as fibras de contração rápida típicas. Essas fibras intermediárias, como são conhecidas, são incrivelmente úteis, já que podem ajudar as fibras de contração lenta se a intensidade do evento de resistência aumenta. Elas também dão suporte às fibras de contração rápida quando estas começam a falhar, possibilitando mais algumas repetições, metros ou segundos. O percentual de divisão dos tipos de fibra que você tem depende da genética, daí a sugestão de que, se você quiser ganhar uma medalha de ouro olímpica, você deve escolher os seus pais e avós com muito cuidado!

Segue-se uma breve explicação sobre as diferentes fibras musculares.

Tipo I

Fibras musculares do tipo I (contração lenta, oxidativas lentas, aeróbias, utilizam muito oxigênio) são resistentes à fadiga, possuem uma grande capacidade para armazenar energia aeróbia e um limitado potencial para a produção de potência muscular. Atletas de resistência treinam suas fibras de contração lenta, e eles podem naturalmente ter mais fibras de resistência. Fibras de contração lenta têm baixa produção de força, velocidade de contração lenta e alta resistência. Elas são também aeróbias. Portanto, não são favorecidas durante os exercícios que exigem alta potência. Em vez disso, são usadas para manter a estabilidade muscular ativa para dar suporte aos movimentos muito potentes.

Tipo IIa
Fibras musculares glicolíticas do tipo IIa (contração rápida, glicolíticas lentas, anaeróbias, utilizam carboidratos) podem produzir força rapidamente. Elas têm maior potência anaeróbia, tem um potencial bom, tanto aeróbio quanto anaeróbio, e têm uma maior resistência à fadiga do que as fibras do tipo IIb. Elas são, portanto, requisitadas quando movimentos potentes são executados repetidamente.

Tipo IIb
Fibras musculares glicolíticas do tipo IIb (contração rápida, glicolíticas rápidas, anaeróbias, utilizam carboidratos) têm uma capacidade aeróbia pobre e boas características anaeróbias. Elas são, portanto, mais adequadas para movimentos individuais de alta potência.

Essa compreensão da estrutura muscular leva aos seguintes conselhos do treinamento:

- A sua força será melhorada estimulando as fibras de contração rápida; isso implica que você deve levantar grandes pesos. Por definição, então, isso permitirá apenas um baixo número de repetições. A resposta adaptativa do organismo será de melhorar os processos neuromusculares que governam o número de fibras musculares recrutadas no exercício junto com o quão frequentemente elas entram em ação, o que resulta em um aumento na força gerada.
- Trabalhar com uma carga moderada permite que um grande número de repetições seja feito, e o resultado disso é que tanto as fibras musculares de contração rápida quanto as de contração lenta sejam desenvolvidas. Isso sobrecarrega um maior número de fibras musculares, que desenvolve um aumento das fibras individuais, aumentando, assim, a sua área de secção transversal. Portanto, essa é a melhor rota para aumentar o tamanho do músculo.
- A capacidade de resistência será reforçada por meio de adaptações nas fibras musculares de contração lenta que respondem à baixa carga

(peso) e a muitas repetições. O treinamento para os ganhos de re-sistência carrega uma perda associada em força e massa muscular. Embora as fibras de contração lenta aumentem em tamanho, elas são muito menores que as de contração rápida.

Essa informação nos permite definir diretrizes de treinamento para atingir metas específicas, como mostrado na Tabela 7.1.

Tabela 7.1 Efeitos da repetição e variação de carga

Número de repetições	Resistência (como % de uma repetição máxima)	Resultado primário
1–5	85%–100%	Aumenta a força
6–8	75%–85%	Aumenta a força e o tamanho
9–12	70%–75%	Aumenta o tamanho
13–20	60%–70%	Aumenta a resistência

Um elemento-chave aqui é trabalhar com uma resistência baseada na sua uma repetição máxima (por exemplo, a quantidade de peso que você consegue levantar apenas uma vez, da forma correta, para cada exercício na sua rotina). Para descobrir a sua uma repetição máxima, use o teste que apresentamos no Capítulo 2. Opcionalmente, tentativa e erro pode ajudá--la a identificar os pesos apropriados para trabalhar. A regra de ouro é que as últimas repetições são difíceis de completar, sejam elas em uma amplitu-de grande, pequena ou média, significando que a carga está no ponto certo.

PONTOS-CHAVE PARA PROGREDIR

O treinamento de força, na verdade, estressa o músculo em nível celular. O corpo sofre adaptações por absorção de proteína nos músculos para ajudá-las a reparar. O genial aqui é que acontece um fenômeno conhe-cido como supercompensação, no qual os músculos inteligentemente absorvem mais proteína do que é necessário para os reparos. Assim, as fibras musculares se tornam mais espessas e, portanto, mais fortes. Já que você vai ficar mais forte com o tempo, se treinar com regularidade, você precisará incrementar as cargas de cada exercício. Esse é o princípio da carga progressiva. Se você se mantiver usando o mesmo peso que sempre usa, a lei dos resultados que diminuem vai se aplicar e você verá poucos avanços, apesar dos seus continuados esforços. Além disso, você pode aumentar a intensidade do seu treino conforme ficar mais forte por

Continua

Continuação

meio de séries extras de cada exercício, enquanto diminui a intensidade do movimento ou reduz a quantidade de tempo que você descansar entre cada série. Isso resulta em um recrutamento de mais fibras musculares. Um efeito colateral bônus de alcançar sobrecarga muscular que é digno de menção é que também ajuda a fortalecer ligamentos e tendões. Estimula também um aumento no teor mineral ósseo por um fenômeno conhecido como o efeito piezoelétrico (um fator significativo para a prevenção da osteoporose). Para mais detalhes, veja o Capítulo 10.

MÉTODOS E EXERCÍCIOS PARA O TREINO DE FORÇA

A beleza do treino de força é que, no nível celular, onde as mudanças acontecem, seus músculos não têm nenhuma maneira de identificar exatamente quais exercícios você está fazendo ou as ferramentas que estão sendo usadas. Na verdade, não importa, contanto que bata a fadiga no último par de repetições. Essas são boas notícias, no sentido de que permitem que você escolha entre uma vasta gama de exercícios de força, garantindo que seus treinos nunca sejam chatos.

Exercícios nos aparelhos de musculação

Equipamentos para treinos de força podem ser encontrados em praticamente todas as academias. Eles geralmente miram um músculo ou um grupo de músculos em um exercício. Permitem que você tente cargas pesadas sem a necessidade de assistência de um treinador para a posição inicial, e também removem a probabilidade de que o peso caia sobre você (ou pior, em outros!). Entretanto a amplitude do movimento é fixa, de forma que o equipamento pode não se encaixar perfeitamente ao seu corpo. O custo e o tamanho desses itens fazem que sejam inviáveis para tê-los em casa; assim, eles são acessíveis a você apenas se for sócia de um clube ou de uma academia.

Uma rotina simples é baseada em trabalhar primeiro os grupos musculares maiores. A premissa aqui é que você deve enfrentar os exercícios mais exigentes quando tem muita energia. Então, conforme se cansa, execute os exercícios para os grupos musculares menores, que não são tão cansativos. Essa é uma tática sensata para a prevenção de lesões. A seção a seguir descreve um exemplo de programa que trabalha primeiro os grupos musculares maiores. Realizar todos os exercícios na ordem listada vai dar a você um grande treinamento para o corpo inteiro em cerca de 30 minutos se você fizer uma série de cada um. Claramente, se você estiver mais avançada, deve tentar 2 ou 3 séries de cada exercício para garantir resultados, chegando à fadiga muscular.

LEG PRESS

Foco do exercício
Glúteos, quadríceps e posteriores da coxa

Como fazer
Sente-se no aparelho em uma posição confortável, com a parte superior do seu corpo pressionada contra o assento de forma que suas costas fiquem completamente apoiadas. Coloque os dois pés no apoio para pés com seus joelhos flexionados até o máximo que ainda seja confortável (Figura 7.1a). Empurre o apoio para os pés e estenda completamente suas pernas (Figura 7.1b). Lentamente, volte à posição original, abaixando de forma controlada as placas de peso.

> Tome cuidado para não prender seus joelhos na ponta do aparelho.

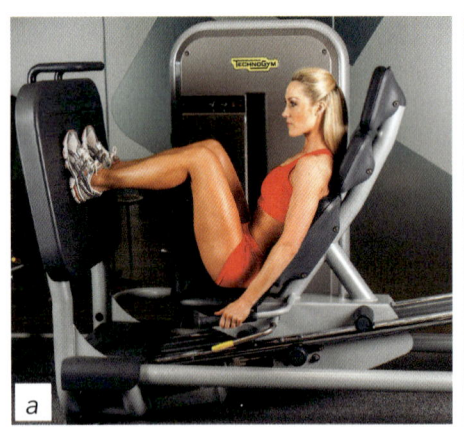 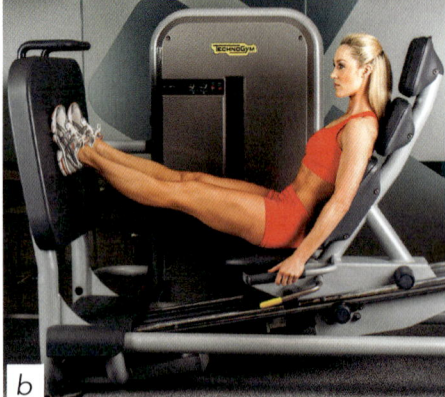

Figura 7.1 *Leg press.*

AGACHAMENTO

Foco do exercício
Glúteos, quadríceps e posteriores da coxa

Como fazer
Fique dentro da grade do aparelho com a barra colocada atrás do seu pescoço, apoiando em seus ombros. Posicione seus pés separados na largura dos quadris e a barra a uma altura em que suas pernas fiquem retas, mas não bloqueadas, na altura dos joelhos (Figura 7.2a). Segure firmemente a barra em uma posição mais larga do que a largura dos ombros, levante a barra da grade e pegue todo o peso. Mantenha os músculos abdominais contraídos, flexione seus joelhos e abaixe a parte inferior das suas costas (Figura 7.2b). Use os seus calcanhares para estender as pernas e voltar à posição inicial.

> A parte superior do seu corpo se inclina naturalmente para a frente na altura dos quadris, conforme você se abaixa, mas tome cuidado para não girar sua coluna.

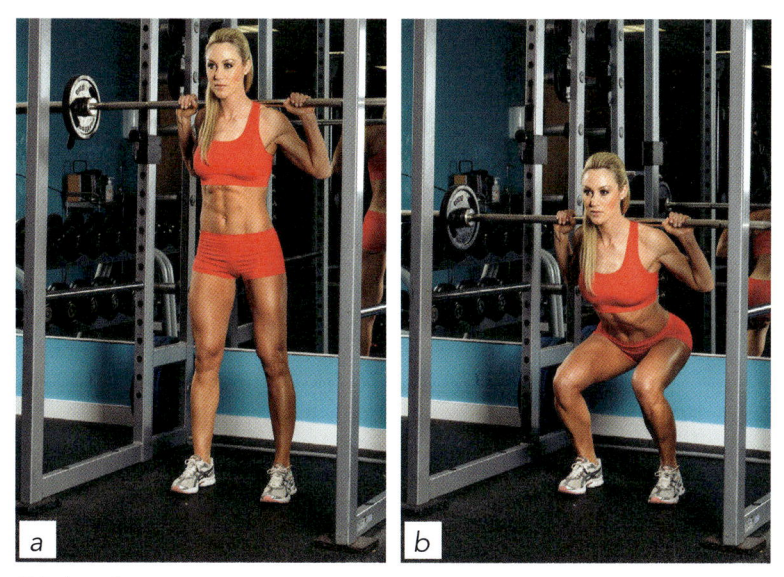

Figura 7.2 Agachamento.

SUPINO NA MÁQUINA

Foco do exercício
Peitorais, deltoides e tríceps

Como fazer
Sente-se no aparelho com seus pés apoiados no chão, idealmente a uma altura com as empunhaduras na altura do peito. Pegue as alças e levante seus cotovelos para os lados (Figura 7.3a). Mantendo suas escápulas juntas, empurre as empunhaduras para a frente e estenda completamente os braços, mas não trave seus cotovelos (Figura 7.3b). Lentamente, retorne o peso para a posição inicial.

> Expire no final para adicionar potência extra a seu esforço.

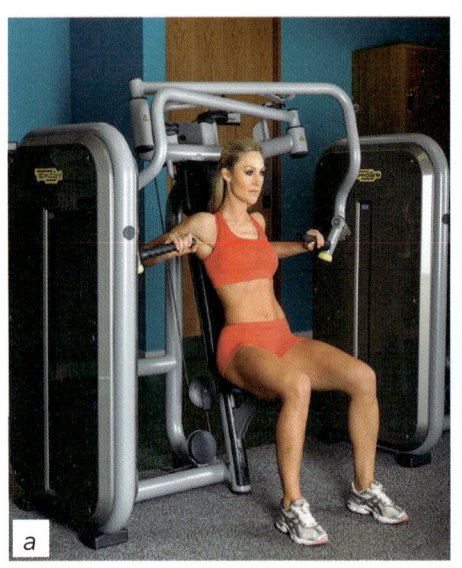 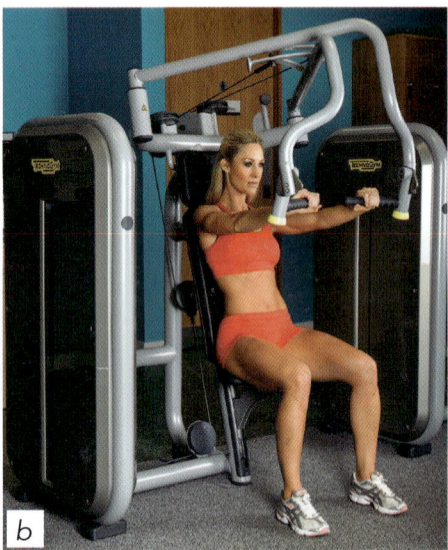

Figura 7.3 Supino na máquina.

REMADA BAIXA

Foco do exercício
Parte superior das costas, grande dorsal, deltoides e bíceps

Como fazer
Sente-se com seu peito contra o encosto da máquina, em uma altura que você possa alcançar as empunhaduras com conforto, de forma que possa estender os braços, mas sem alongá-los (Figura 7.4a). Mantendo seus músculos abdominais ativados e cotovelos para cima, estenda seus braços para trás (Figura 7.4b). Solte lentamente as placas de peso, regressando-as de forma controlada à posição inicial.

> Embora os braços estejam em movimento, tente esquecê-los. Foque em juntar suas escápulas.

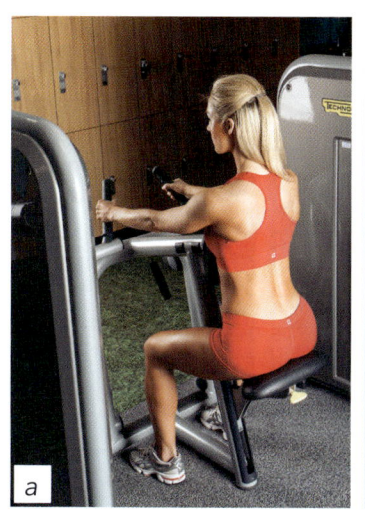 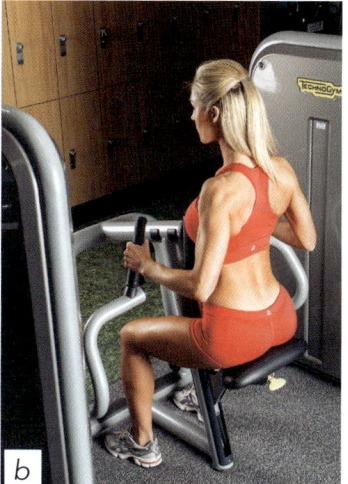

Figura 7.4 Remada baixa.

DESENVOLVIMENTO NA MÁQUINA

Foco do exercício
Deltoides, trapézio e tríceps

Como fazer
Sente-se com suas costas pressionadas firmemente contra o assento e seus pés no chão. Coloque as empunhaduras em linha com seus ombros e mova seus cotovelos para os lados para abrir o peito (Figura 7.5a). Levante as empunhaduras sobre sua cabeça em um movimento suave, tomando cuidado para estender completamente os seus braços (Figura 7.5b). Volte lentamente à posição inicial.

> Conforme faz o movimento, você pode sentir uma necessidade de estender suas costas. Concentre-se em manter seu abdome contraído.

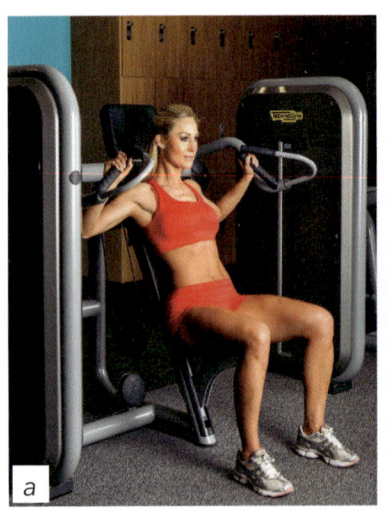 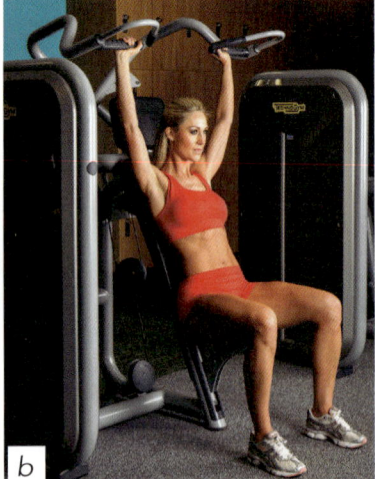

Figura 7.5 Desenvolvimento na máquina.

BÍCEPS *PULLEY*

Foco do exercício
Bíceps

Como fazer
Fique de pé diante do cabo da máquina, segurando a alça diante das coxas com seus braços estendidos e palmas para cima (Figura 7.6a). A fim de evitar que seu corpo balance e potencialmente coloque uma pressão indesejada na parte inferior de suas costas (lombar), coloque seus pés em uma posição um pouco mais aberta do que o seus quadris, mantendo os joelhos um pouco flexionados e os músculos abdominais contraídos. Flexione lentamente os cotovelos para levantar a barra para cima, em direção ao seu rosto, mantendo os cotovelos em contato com suas costelas o tempo todo, e resista à tentação de balançar a parte superior do braço para ajudar o movimento (Figura 7.6b). Abaixe o peso controladamente para a posição inicial.

> Concentre-se em manter os seus ombros e braços fixos em uma posição durante o levantamento para garantir que todo o esforço (e, portanto, o benefício) seja associado apenas com os bíceps.

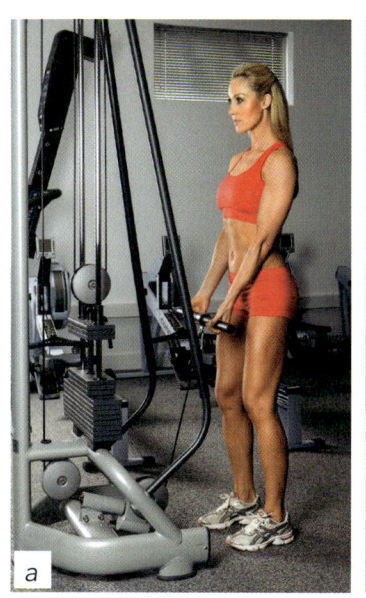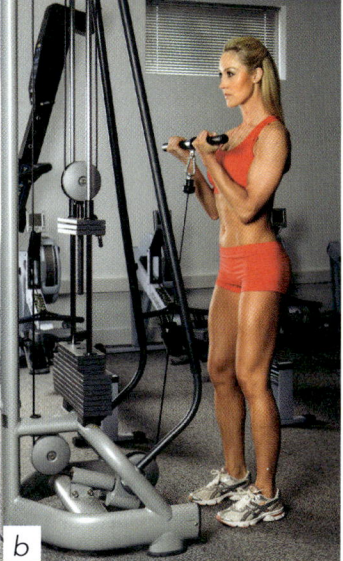

Figura 7.6 Bíceps *pulley*.

TRÍCEPS *PULLEY*

Foco do exercício
Tríceps

Como fazer
Fique de pé diante do cabo da máquina, com os joelhos levemente flexionados e os músculos abdominais contraídos, e segure a barra com as mãos na altura dos ombros (Figura 7.7a). Mantenha os cotovelos fixos do seu lado, e empurre a barra para baixo ao estender seus braços (Figura 7.7b). Flexione lentamente os cotovelos para voltar à posição inicial.

> Tente pensar nos seus músculos
> dos tríceps se contraindo
> conforme você pressiona a barra.

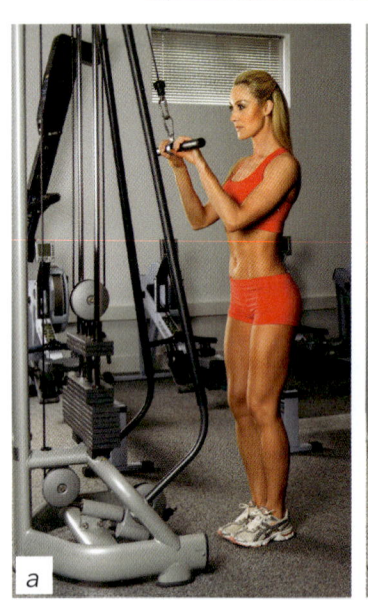
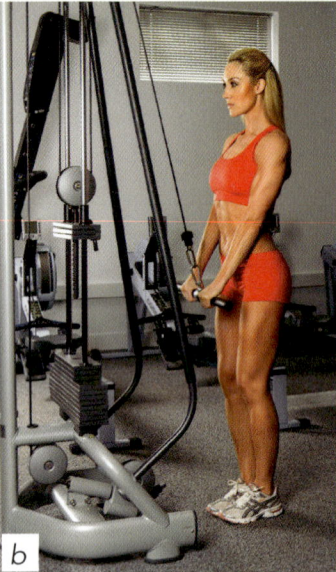

Figura 7.7 Tríceps *pulley*.

APARELHO ABDOMINAL

Foco do exercício
Abdominais e músculos oblíquos do abdome

Como fazer
Sente-se no aparelho, segure as empunhaduras e coloque seus pés sobre os apoios (Figura 7.8a). Foque em gerar movimento ao contrair seus músculos abdominais em vez de puxar com seus braços. Puxe para baixo. Procure fazer que suas costelas se encontrem com seus quadris (Figura 7.8b). Solte suavemente para voltar ao início, mas mantenha a tensão.

> Visualize seus músculos abdominais como uma mola. Imagine pegá-los em suas mãos e apertá-los de modo que as extremidades se juntem.

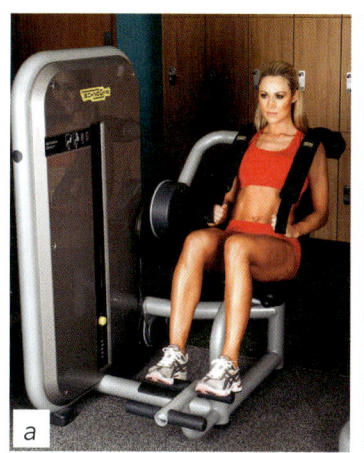
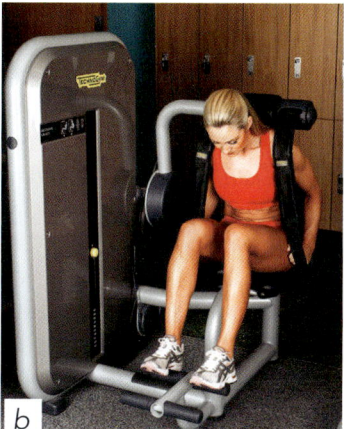

Figura 7.8 Aparelho abdominal.

POR QUE PESO?

Máquinas hidráulicas de força empregam ar comprimido para remover a necessidade de pesos e, portanto, removem o risco associado de lesões. Essas máquinas já chegaram bem longe em termos de *design*. Eles agora trazem ajustes fáceis de manejar para os níveis de carga (peso) e *feedback* sobre os níveis de cargas utilizados. Diferentemente de máquinas de pesos, entretanto, você não precisa de uma para cada exercício, já que a maioria das funções é para movimentos positivos duplos (por exemplo, você tem de puxar e empurrar em ambas as direções, em vez de baixar o peso contra a força da gravidade). Então, embora elas sejam relativamente caras, não ocupam tanto espaço como máquinas de peso fixo. O movimento positivo duplo remove a fase negativa, ou a contração excêntrica na qual o músculo fica sob tensão enquanto se alonga, algo que está provado reduzir drasticamente o efeito de cansaço muscular que se segue de um treino intenso.

Exercícios com pesos livres

Pesos livres podem uma vez terem tido a conotação negativa de grandes sujeitos bombados grunhindo alto conforme pedaços de ferro caem no chão com um estrondo, mas isso mudou. Barras e anilhas enferrujados foram substituídos por equipamentos com um toque mais suave e cores vibrantes, bolas de peso, *kettlebells*, ViPR e *powerbags* foram adicionados aos treinos. Agora você pode levantar, carregar e arremessar uma fabulosa variedade de ferramentas para melhorar a sua força. Sem dúvida, você precisa de um nível de habilidade maior do que quando se trabalha em máquinas fixas, e pode acabar derrubando algo sobre si, mas esses inconvenientes são superados pelas qualidades de pesos livres: são fáceis de transportar, ocupam pouco espaço e são relativamente baratos. Mais importante, eles permitem uma abordagem de corpo inteiro, exigindo recrutamento de músculos estabilizadores ou posturais (por exemplo, os músculos necessários para manter o bom alinhamento da coluna vertebral ao longo de exercícios específicos). Em contraste com as máquinas, os pesos livres permitem um treinamento mais funcional (por exemplo, exercícios que espelham padrões de movimento que você usa em esportes em particular ou em tarefas do dia a dia).

A seguir, um número de treinos diferentes, com cada exercício ilustrado e descrito em detalhes, para ajudar você a dominar a técnica. Você pode escolher se deseja seguir toda a rotina ou apenas pegar um ou dois exercícios para adicionar ao seu treino habitual.

Exercícios com halteres

Seguem vários exercícios com halteres que você pode escolher para usar em seus treinos.

AGACHAMENTO LATERAL

Foco do exercício
Glúteos e deltoides

Como fazer
Fique de pé, com os pés separados na largura dos quadris e com seus ombros para trás. Segure os halteres ao seu lado com as palmas das mãos viradas para dentro (Figura 7.9a). Mantendo o peso em seus calcanhares e seu peito "estufado", flexione seus joelhos e empurre as costas para trás para descer em um agachamento. Ao mesmo tempo, levante os braços para o lado para que os halteres fiquem no nível dos ombros, lembrando-se de manter os cotovelos levemente flexionados durante todo o exercício (Figura 7.9b). Conforme você contrai as coxas para se colocar na posição de pé novamente, abaixe os braços lentamente.

> Embora você possa ser capaz de executar facilmente tanto o agachamento quanto a elevação lateral, eles exercem uma maior demanda quando combinados, então se concentre em manter seu centro estabilizado.

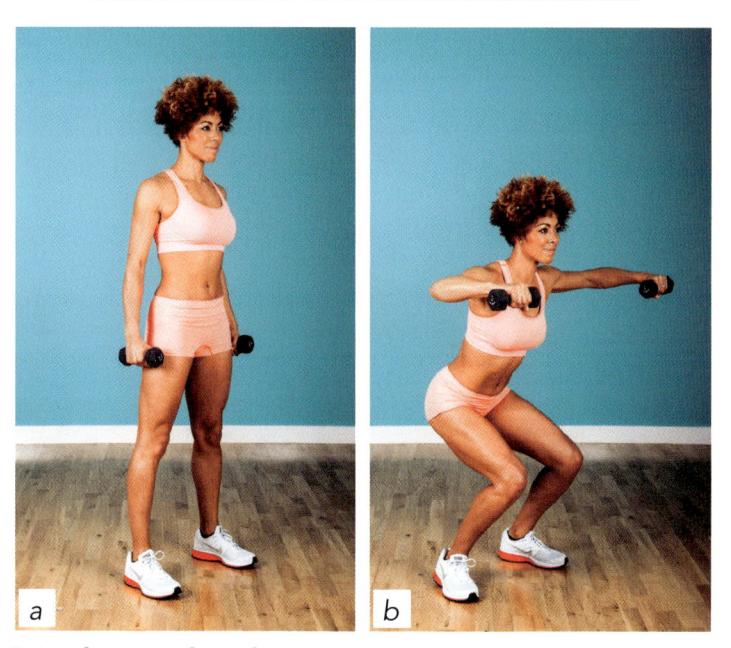

Figura 7.9 Agachamento lateral.

AFUNDO COM HALTER

Foco do exercício
Glúteos, quadríceps, posteriores das coxas, tríceps e bíceps

Como fazer
Fique de pé, com uma perna atrás e outra à frente, certifique-se de que seus pés não estão alinhados, mas preparados para o movimento. Apoie seu peso no pé que estiver à frente e mantenha-o virado para a frente. Para começar, segure o halter com uma mão e coloque-o atrás de seu ombro, mantendo o cotovelo alto (Figura 7.10a). Estenda seu braço para levantar o halter (Figura 7.10b) e então continue o movimento deixando o objeto balançar para cima e para baixo. Abaixe no movimento de investida até o máximo que for confortável, mas muito cuidado para não flexionar o joelho da frente além de 90 graus (Figura 7.10c). Conforme você agora balança o halter para a frente e para cima para voltar à posição inicial, simultaneamente contraia suas pernas para se levantar da posição. Repita com o outro braço, com o pé oposto à frente. Contraia os músculos abdominais para evitar que as costas se "dobrem" e mantenha uma velocidade confortável.

> Não deixe o impulso levar o seu braço em uma posição estendida ao extremo. Concentre-se no controle por meio de sua cintura escapular.

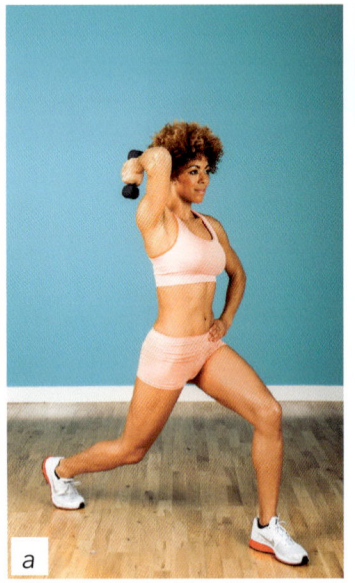
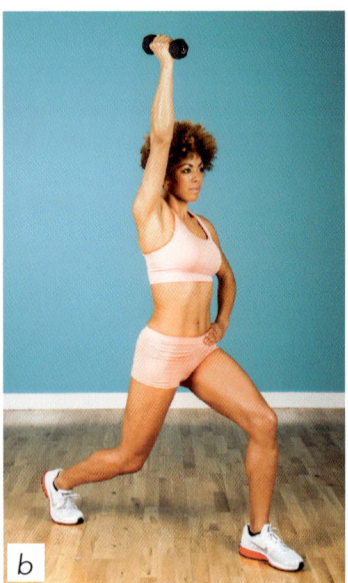
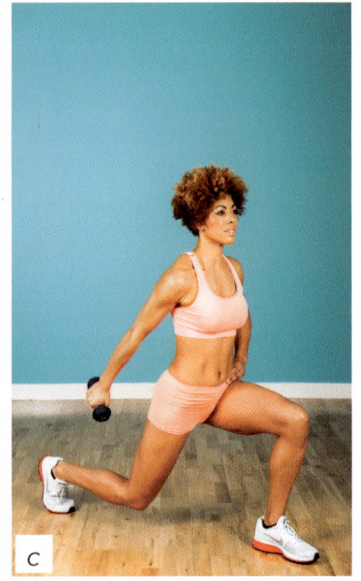

Figura 7.10 Afundo com halter.

CRUCIFIXO FRONTAL

Foco do exercício
Peitorais e deltoides

Como fazer
Deite de costas com seus joelhos flexionados, de forma que você possa colocar os pés no chão. Segure os halteres diretamente sobre seu peito, um em cada mão, com suas mãos viradas para dentro e com os cotovelos levemente flexionados (Figura 7.11a). Abaixe seus braços para o lado, fazendo um movimento de arco até que a parte de trás dos seus braços toquem o solo (Figura 7.11b), então levante novamente para voltar à posição inicial, contraindo os músculos do peito.

> Foque em contrair seu abdome durante o movimento para evitar uma curvatura lombar exagerada.

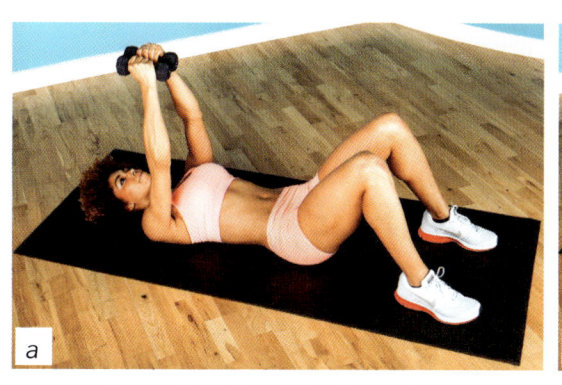 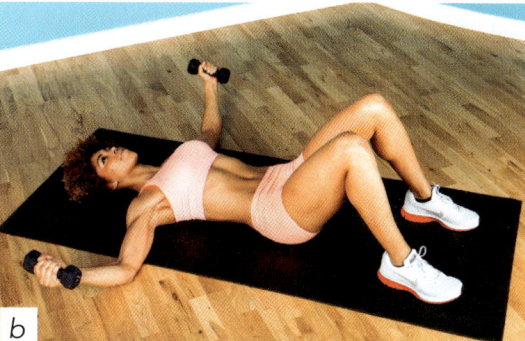

Figura 7.11 Crucifixo frontal.

REMADA CURVADA

Foco do exercício
Parte superior das costas, deltoides e bíceps

Como fazer
Segure os halteres um em cada mão. Com os pés separados por uma distância um pouco maior do que a largura dos quadris e os joelhos levemente flexionados, dobre-se para a frente com seus quadris, mantendo uma curva na sua parte inferior das costas e evitando a tentação de "arquear" sua coluna. Estenda os braços em direção ao chão, mas não deixe que o peso dos halteres puxe os seus ombros para baixo (Figura 7.12a). Você realmente precisará se focar nos músculos centrais, puxando em seu umbigo, do começo ao fim do exercício. Dobre os cotovelos para levantar os pesos e se concentre em juntar as escápulas para obter o máximo benefício para os músculos superiores das costas (Figura 7.12b).

> Levante até o máximo que seja confortável. Não altere a posição da parte superior do seu corpo.

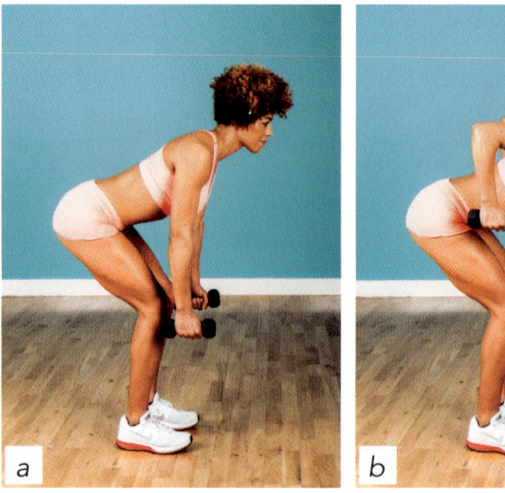
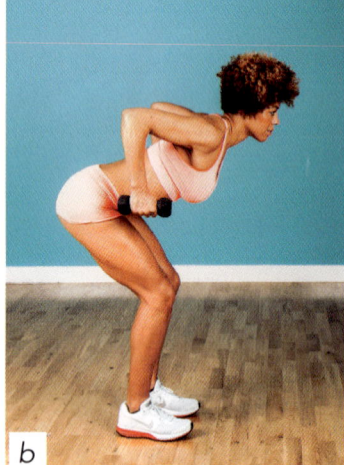

Figura 7.12 Remada curvada.

FLEXÃO COM PESOS

Foco do exercício
Abdominais e tríceps

Como fazer
Fique em quatro apoios, com os joelhos sob os quadris e as mãos sob os ombros. Apoie suas mãos sobre os halteres (Figura 7.13a). Mantendo sua coluna em uma posição confortável, com apenas uma pequena curva na região lombar, vá com suas mãos para a frente, uma de cada vez (Figura 7.13b), em seguida, tanto quanto você conseguir até seus quadris começarem a cair (Figura 7.13c), então volte lentamente para trás.

> Envolva os músculos abdominais profundos e aqueles em torno de suas escápulas para proporcionar estabilidade e evitar que os halteres rolem.

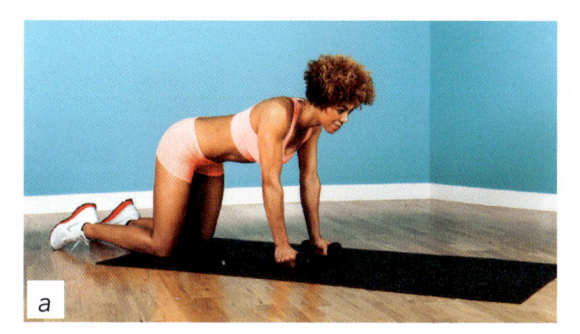

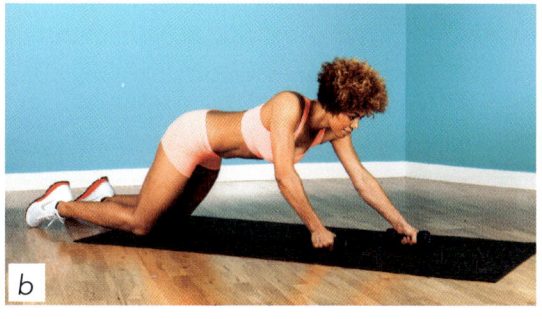
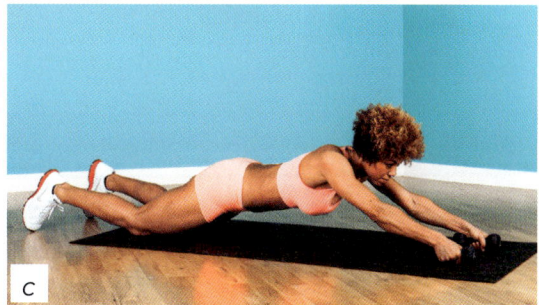

Figura 7.13 Flexão com pesos.

ABDOMINAL COM PESO

Foco do exercício
Abdominais

Como fazer
Comece na sua posição normal, e, em seguida, coloque um ou ambos os halteres em seu peito em uma posição confortável (Figura 7.14a). Como habitual, garanta que você está usando seus músculos abdominais, em vez de seus braços, para gerar dinâmica. Levante a parte superior do corpo de modo que as escápulas saiam do chão (Figura 7.14b). Relaxe seus músculos do pescoço ao fixar o olhar em algum ponto no teto.

> Imagine-se comprimindo e soltando uma mola conforme você se senta e se abaixa.

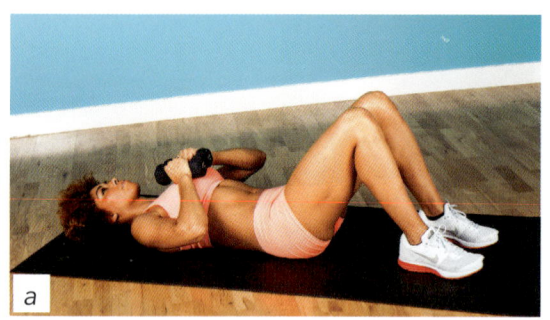 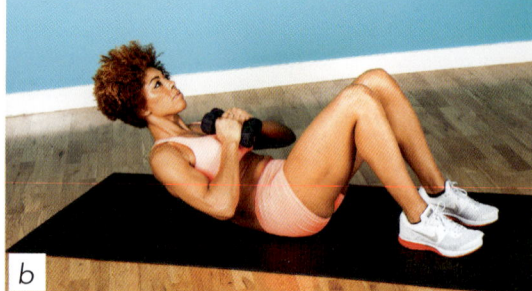

Figura 7.14 Abdominal com peso.

TREINO DE BRAÇOS

Foco do exercício
Bíceps e tríceps

Como fazer
Assuma uma postura firme, ou com os pés colocados na largura dos quadris ou em uma posição mais aberta para estabilidade extra. Mantenha um halter ao seu lado e levante o outro para colocá-lo atrás de sua cabeça, apontando seu cotovelo para o teto (Figura 7.15a). Agora, simultaneamente levante os halteres, fazendo uma rosca direta com o braço inferior (bíceps) e uma extensão de cotovelo (tríceps) com a parte superior do braço (Figura 7.15b).

> Certifique-se de que seus braços não se movam tanto na extensão do tríceps quanto na rosca direta.

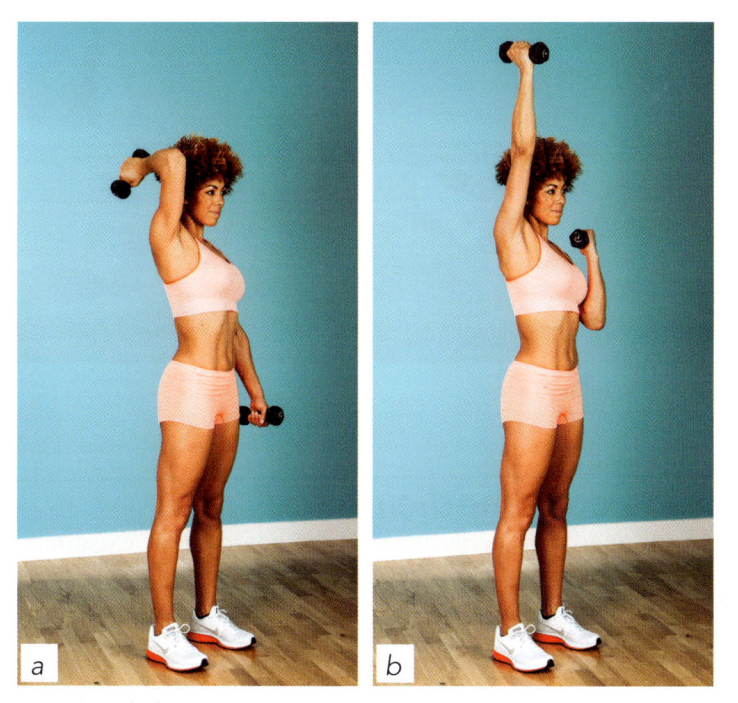

Figura 7.15 Treino de braços.

ABDOMINAL INVERSO

Foco do exercício
Abdominais

Como fazer
Deite-se de costas e leve os joelhos até o peito, então junte os pés. Cuidadosamente, segure um halter entre seus pés. Coloque as mãos no chão ao seu lado, com as palmas das mãos viradas para cima, para que você possa usá-las para dar um impulso extra (Figura 7.16a). Agora, relaxe seu pescoço conforme você contrai os músculos abdominais para trazer os joelhos mais perto de seu peito e levantar os quadris do chão (Figura 7.16b).

> Evite usar as pernas para se impulsionar. Trabalhe contra a gravidade para obter o máximo benefício para o seu corpo.

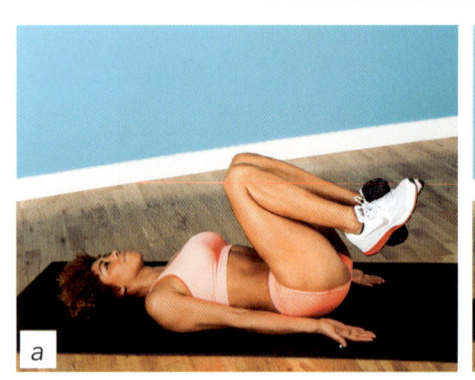 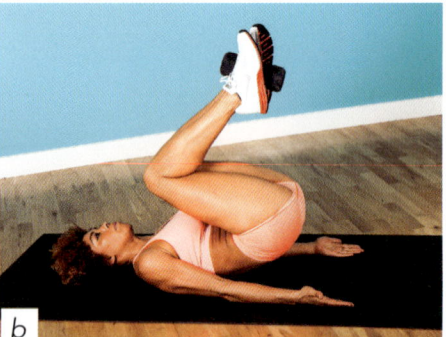

Figura 7.16 Abdominal inverso.

Exercícios com *medicine ball*
Seguem vários exercícios de *medicine ball* que você pode escolher para usar em seus treinos.

AGACHAR E LANÇAR

Foco do exercício

Glúteos, quadríceps, posteriores das coxas, deltoides e músculos do *core* (abdome e lombar)

Como fazer

Fique de pé com as pernas separadas na largura dos quadris e viradas para a frente. Segure a bola para baixo, em frente ao seu corpo, com os braços levemente dobrados. Agache de forma lenta até que suas coxas estejam em paralelo com o solo, abaixando a bola entre as suas pernas (Figura 7.17a). Mantenha os ombros para trás e os músculos abdominais contraídos, e, pressionando seus calcanhares contra o solo, use suas pernas para saltar. Ao mesmo tempo, balance e arremesse a bola o mais alto possível para cima (Figura 7.17b). A bola deve cair no solo bem na sua frente.

> Por motivos óbvios, esse exercício é melhor em lugares como ginásios, academias com tetos altos ou ao ar livre.

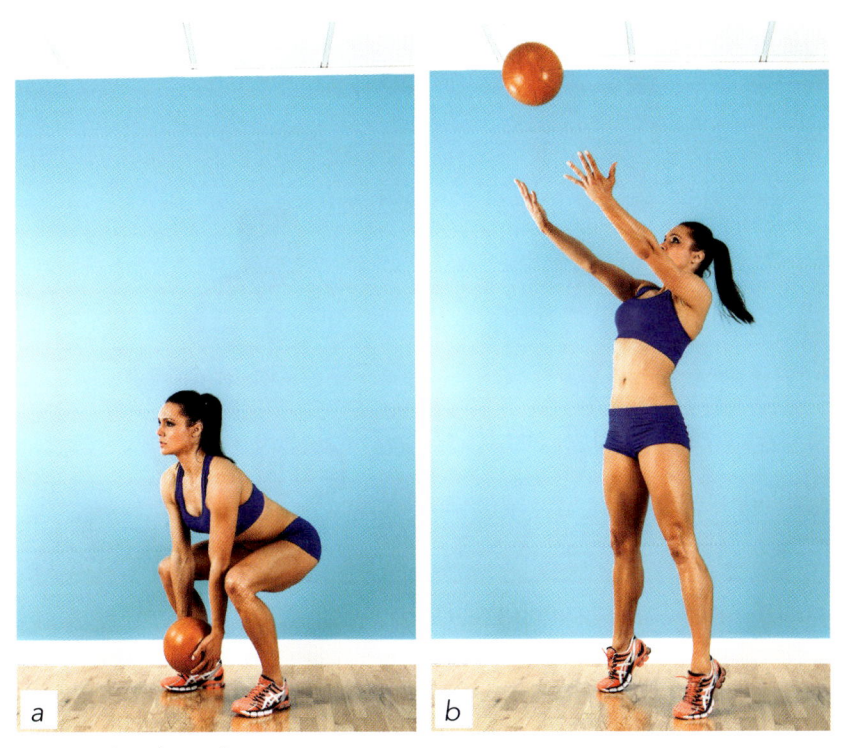

Figura 7.17 Agachar e lançar.

AGACHAMENTO COM ROTAÇÃO DE TRONCO

Foco do exercício
Oblíquos

Como fazer
Fique de pé, com seus pés um pouco mais separados do que a distância do seus quadris. Segure a bola com ambas as mãos e posicione-a atrás e acima da sua orelha esquerda (Figura 7.18a). Apoie o peso na bola em seu pé direito, com o calcanhar levantado, não apoiado. Mantendo os braços estendidos, mova a bola em diagonal para baixo e através do corpo. Flexione os quadris para que você acabe com a bola perto do seu joelho ou pé direito (Figura 7.18b). Retorne à posição inicial ao reverter o padrão.

> Mantenha seus músculos abdominais ativados durante todo o movimento e rotacione sua perna esquerda ou o seu pé enquanto faz a cortada para baixo.

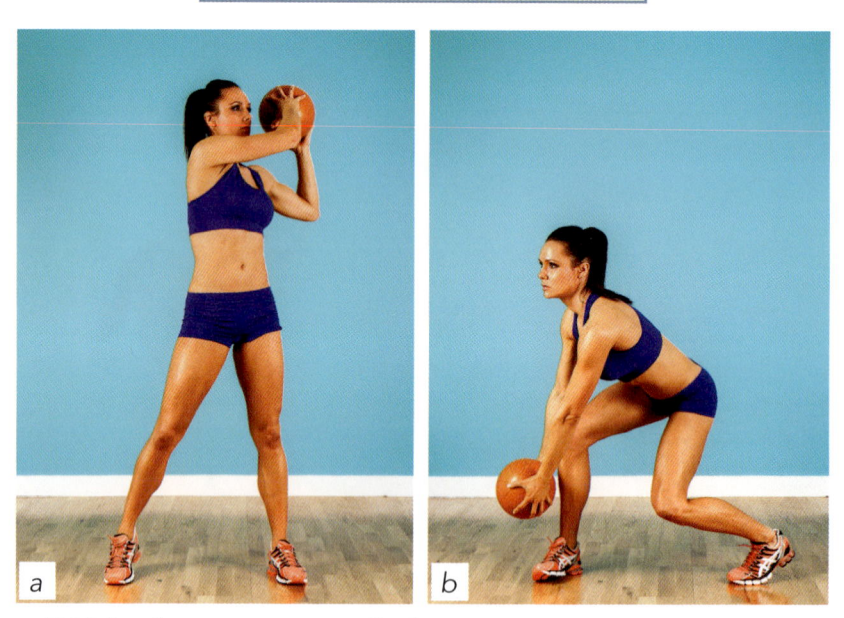

Figura 7.18 Agachamento com rotação de tronco.

PASSE COM AGACHAMENTO

Foco do exercício

Glúteos, quadríceps, posteriores da coxa, peitorais, tríceps e parte central do corpo

Como fazer

Assuma uma posição agachada, como se fosse partir para uma corrida, e coloque ambas as mãos na bola que está no chão, bem na sua frente (Figura 7.19a). Conforme você arranca, leve a bola até o nível do peito (Figura 7.19b) e a arremesse direto para seu parceiro ou em direção a uma parede, o mais longe e rápido que você puder (Figura 7.19c). Ao mesmo tempo, dê um impulso para a frente com sua perna de trás para que você ande alguns passos para a frente. Alterne a perna da frente em cada repetição.

> Concentre-se na sua coordenação e faça um movimento simultâneo de pernas e braços, em vez de levantar, arremessar e correr separadamente.

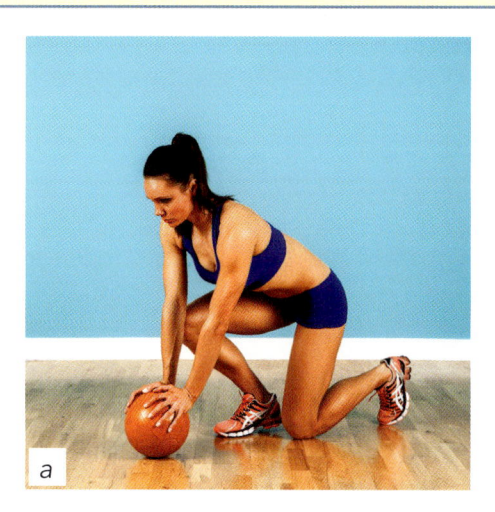
a

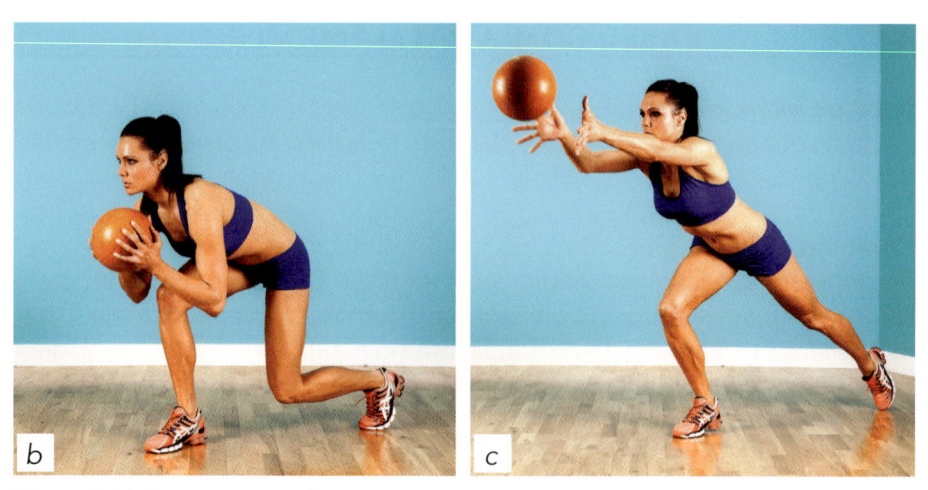

Figura 7.19 Passe com agachamento.

ABDOMINAL COM PERNAS ELEVADAS

Foco do exercício
Abdominais

Como fazer
Deite-se de costas, com os pés levantados para o teto e os joelhos flexionados, segurando a bola acima e atrás da sua cabeça com ambas as mãos, de forma que ela também fique apoiada no chão (Figura 7.20a). Contraia fortemente os músculos abdominais para levantar os ombros do chão, trazendo a bola por cima e para a frente com os braços estendidos, levando a bola até os seus pés (Figura 7.20b).

> Evite balançar a bola para gerar inércia.
> Tente manter a cabeça, o pescoço e
> a região lombar em posição neutra
> (ou confortável) durante todo o exercício.

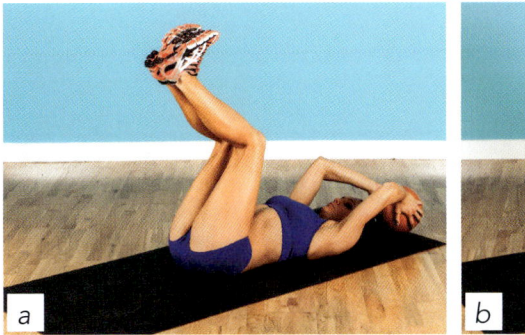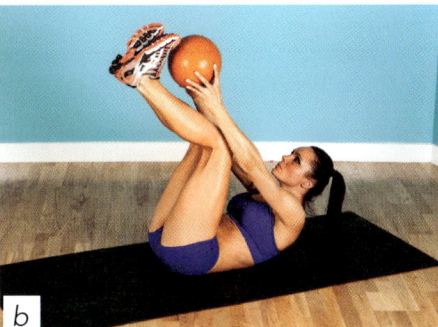

Figura 7.20 Abdominal com pernas elevadas.

FLEXÃO COM BOLA

Foco do exercício
Peitorais, deltoides e tríceps

Como fazer
Comece na posição de flexão, com as mãos ligeiramente mais abertas do que a largura dos ombros e com uma mão na bola. Você pode assumir a posição completa de flexão ou modificá-la, colocando os joelhos no chão (Figura 7.21a). Para garantir que a sua parte inferior da coluna mantenha sua curvatura natural, não abaixe os quadris. Abaixe o peito perto do chão, flexionando os cotovelos para os lados, concentrando-se em se manter alinhada de forma que todo o corpo se movimente como uma unidade (Figura 7.21b). Empurre para cima para voltar à posição inicial e mantenha o músculo abdominal contraído.

> Tente não girar o tronco.

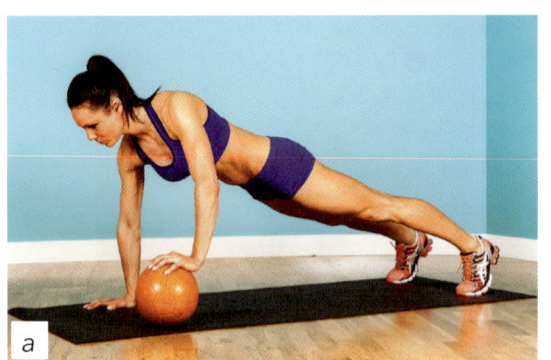 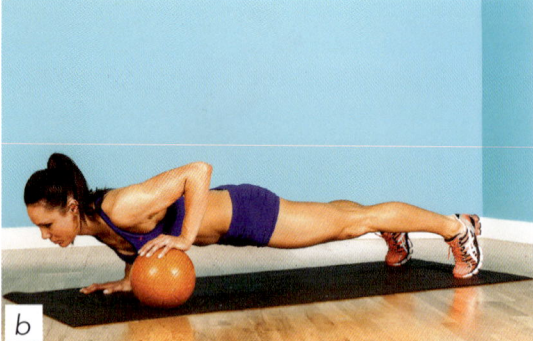

Figura 7.21 Flexão com bola.

AFUNDO

Foco do exercício
Quadríceps, posteriores da coxa e glúteos

Como fazer
Assuma uma posição para avançar, com os pés separados pela largura dos quadris para dar estabilidade e com o seu pé de trás sobre a bola (Figura 7.22a). Mantendo o tronco ereto, lentamente abaixe para se ajoelhar ao flexionar ambos os joelhos até o máximo que seja confortável (Figura 7.22b). Contraia fortemente suas coxas e seus glúteos para voltar à posição inicial.

> Equilíbrio será um desafio, mas não torça os quadris, pois isso irá gerar um torque na articulação do joelho que pode levar a lesões.

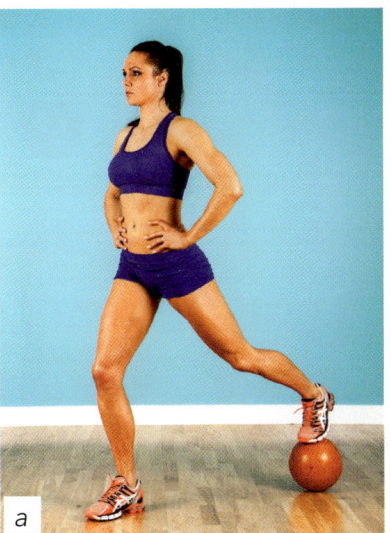 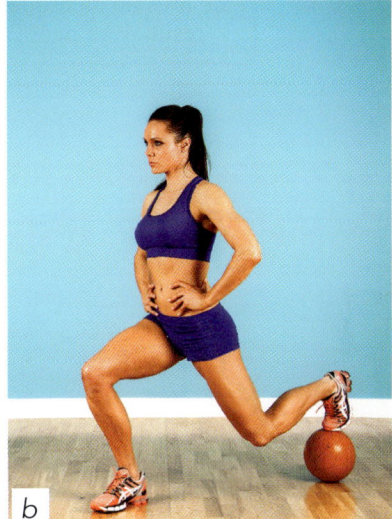

Figura 7.22 Afundo.

ARREMESSO DEITADO

Foco do exercício
Peitorais e tríceps

Como fazer
Deite-se de costas, com os joelhos flexionados e os pés apoiados no chão, e segure a bola com ambas as mãos logo acima do seu peito (Figura 7.23a). Envolva a sua musculatura do *core* contraindo sua barriga e cintura, então empurre a bola para cima de modo explosivo e deixe-a voar em direção ao teto (Figura 7.23b). Suavemente, pegue a bola conforme ela cai e imediatamente desça-a para o seu peito, e então empurre novamente.

> Você pode precisar de algumas tentativas mais leves para entender direito a técnica, já que até mesmo uma ligeira variação no ângulo de pressão ou no equilíbrio de pressão da esquerda para a direita irão resultar na perda de controle da bola.

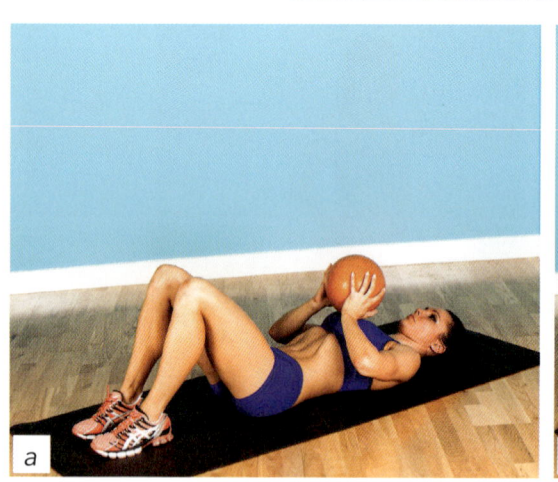 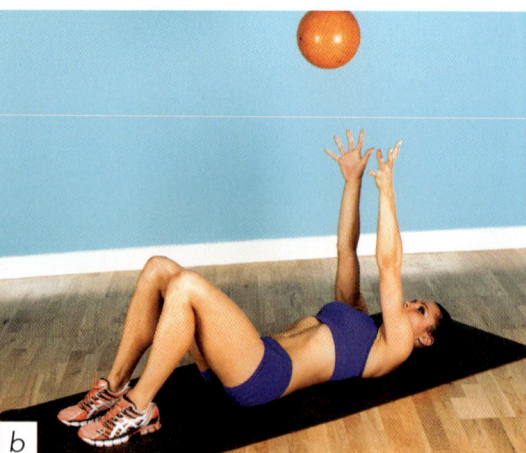

Figura 7.23 Arremesso deitado.

ALONGAMENTO LATERAL AJOELHADO

Foco do exercício
Músculos do *core* (abdome e lombar)

Como fazer
Ajoelhe-se no chão, criando uma base ampla e levante os glúteos para que você não fique sentada sobre as pernas. Segure a bola com as duas mãos e coloque-a diretamente acima de sua cabeça, mas também um pouco à frente da linha do corpo (Figura 7.24a). Mantendo o seu abdome contraído e os quadris alinhados, flexione-se lentamente para começar a se inclinar para um lado (Figura 7.24b). Mova toda a parte superior do corpo e mantenha sua coluna alongada. Você pode acabar se movendo apenas uma pequena distância, mas deve mirar efetivamente nos seus músculos do *core* em vez de deixar o seu peito se mover, já que seus quadris fariam isso em seguida, colocando pressão indevida sobre a parte inferior das costas.

> Você deve fazer o exercício lentamente, com controle do impulso e plena consciência.

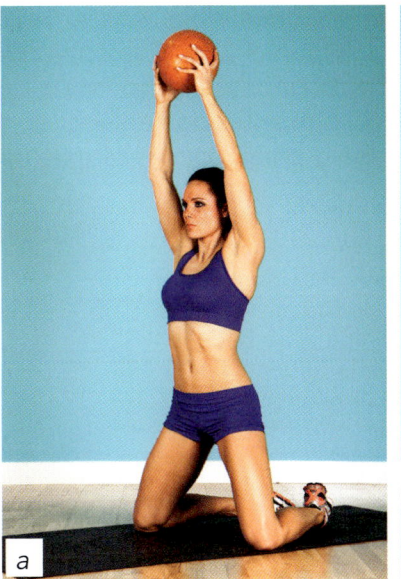 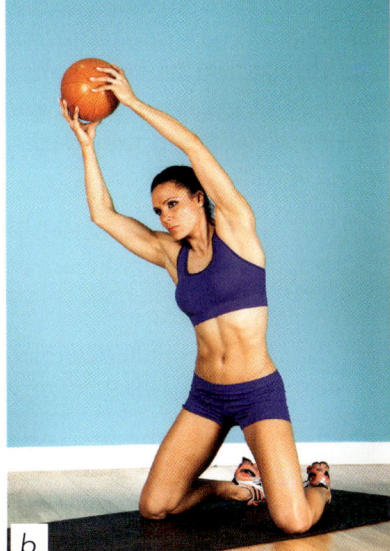

Figura 7.24 Alongamento lateral ajoelhado.

Exercícios com kettlebell

Seguem vários exercícios com *kettlebell* que você pode escolher para usar em seus treinos.

KETTLEBELL SWING

Foco do exercício

Glúteos, quadríceps, posteriores da coxa, deltoides e *core* (abdome e lombar)

Como fazer

Fique de pé com seus pés separados a uma distância levemente maior do que os seus quadris, flexione os joelhos e pegue a alça com uma mão em uma pegada por cima com o cotovelo levemente flexionado (Figura 7.25a). Segure o peso suspenso entre suas pernas, mas tente manter a parte superior do corpo quase ereta, com o peito erguido e as escápulas voltadas para trás e para baixo. Seu braço livre deve ficar ao lado. Inicie o balanço (Figura 7.25b) e balance os quadris para a frente em vez de usar seu braço ou seu ombro para levantar. Levante o *kettlebell* para cima com a inércia e foque em um movimento deliberado de quadris no fim do movimento. Procure levantar acima do nível dos olhos, com o *kettlebell* terminando em uma posição horizontal (Figura 7.25c). Conforme você se aproxima do final do balanço para cima, traga o seu braço livre e rapidamente troque as mãos no ponto imóvel, logo antes do *kettlebell* começar a descer. Permita que a gravidade traga-o para baixo, mas garanta que você tenha algum controle.

> Mobilize os seus músculos do *core* em todos os momentos, contraindo sua musculatura abdominal para proteger a parte inferior da coluna. Não rotacione a coluna na parte descendente do movimento.

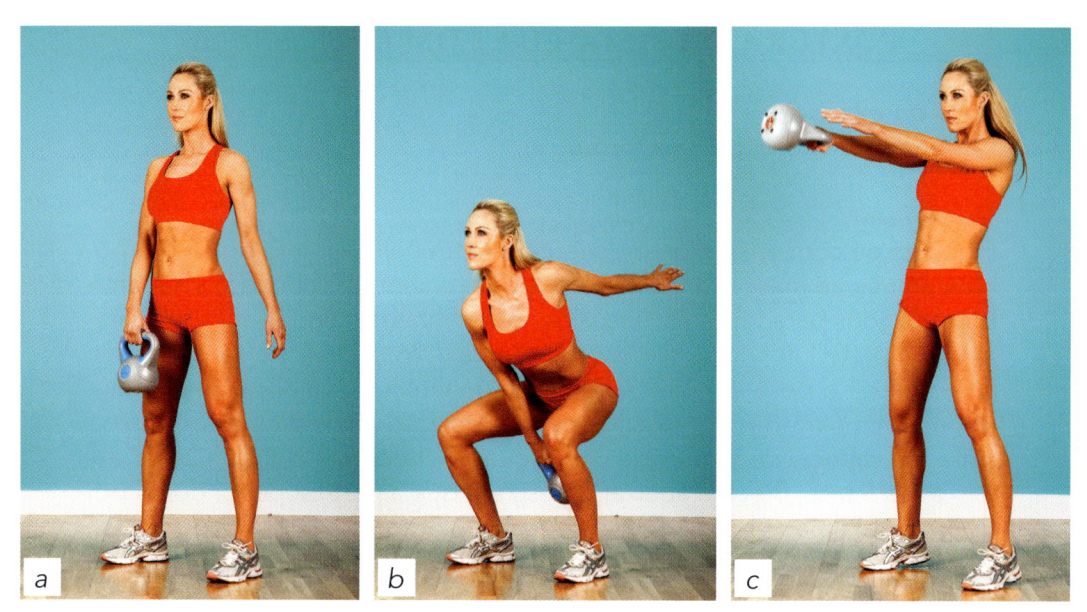

Figura 7.25 *Kettlebell swing*.

POSTURA DA MEIA-LUA COM *KETTLEBELL*

Foco do exercício
Posteriores da coxa, glúteos e *core*

Como fazer
Fique de pé com os pés juntos, segure o *kettlebell* na frente do seu corpo com ambas as mãos, com seu cotovelo levemente flexionado, seus ombros puxados para trás e os músculos abdominais profundos ativados para apoiar a parte inferior da sua coluna (Figura 7.26a). Flexione seus quadris para abaixar o peso em direção ao chão, mantendo seu abdome contraído, ombros para trás e pescoço em uma posição relaxada (por exemplo, solte sua cabeça) de forma que você fique olhando para o chão a cerca de 2 m à sua frente. Procure abaixar o peso até que a parte superior do corpo esteja paralela ao chão. Ao mesmo tempo, levante uma perna para trás, deixando-a estendida (Figura 7.26b). Não rotacione seus quadris. Então se estique de volta, dirigindo seus quadris para a frente.

> Concentre-se em manter suas costas alongadas e o topo de sua cabeça o mais longe possível do seu cóccix.

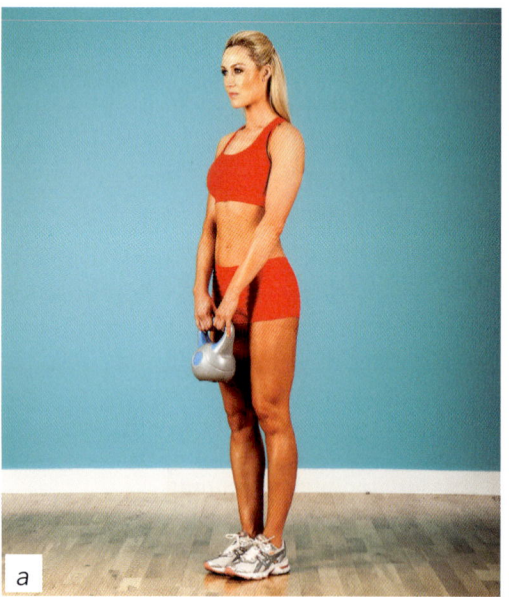 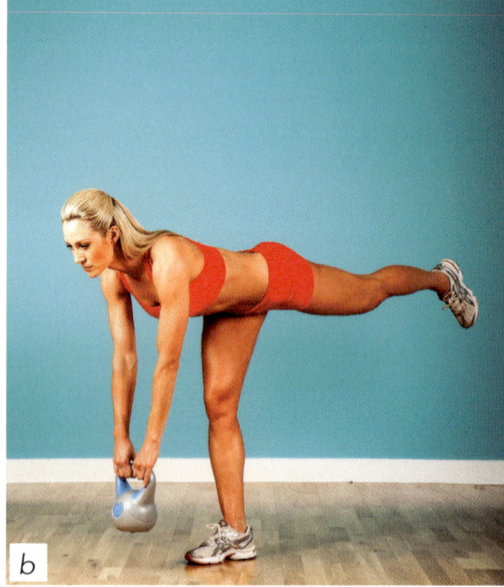

Figura 7.26 Postura da meia-lua com *kettlebell*.

AFUNDO COM ROTAÇÃO DE TRONCO

Foco do exercício

Glúteos, quadríceps, posteriores da coxa, *core* (abdome e lombar) e oblíquos

Como fazer

Segure o *kettlebell* junto ao seu corpo na altura do peito e fique de pé, com o peito erguido e os músculos abdominais bem contraídos (Figura 7.27a). Coloque um pé para trás, em uma posição de passo largo, dobre ambos os joelhos e flexione-os. Simultaneamente, gire seu corpo, até o máximo que for confortável, para o lado da sua perna que esteja à frente, mantendo os quadris fixos e rotacionando a parte superior da cintura (Figura 7.27b). Alterne as pernas para repetição.

> Concentre-se em gerar a rotação com os músculos oblíquos na sua cintura, em vez de deixar seus braços assumirem a liderança do movimento.

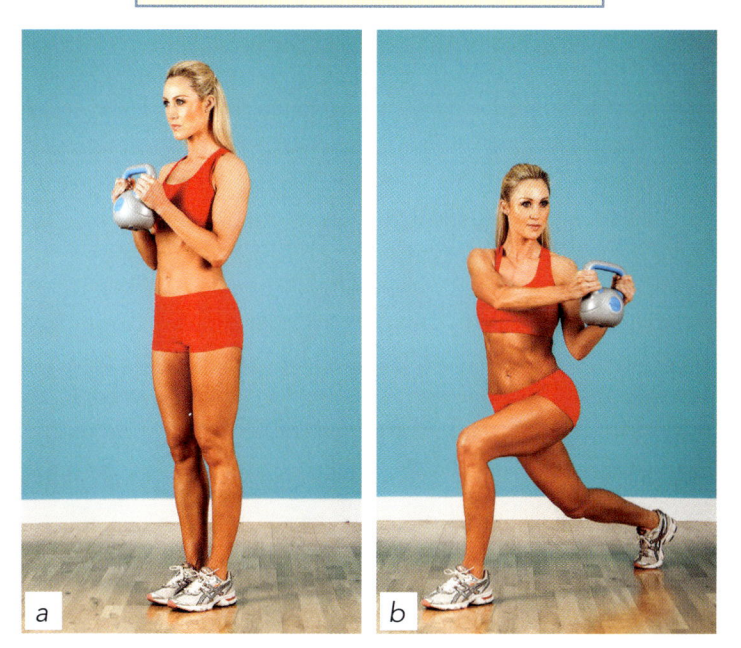

Figura 7.27 Afundo com rotação de tronco.

LEVANTAMENTO TERRA COM SALTO

Foco do exercício
Glúteos, quadríceps, posteriores da coxa, adutores, deltoides e *core* (abdome e lombar)

Como fazer
Separe bem os seus pés e se agache, com seus joelhos para fora, para segurar o *kettlebell* no chão entre suas pernas (Figura 7.28a). Procure manter o peito erguido e os ombros para trás, em vez de flexionar sua coluna para baixo conforme você pega o peso. Mantenha os músculos do *core* fortemente ativados no movimento e dobre o cotovelo para levantar o peso do chão conforme você pula (Figura 7.28b). Em seguida, agite o punho para rolar o peso até a parte de trás da sua mão e pressionar o peso acima da sua cabeça enquanto pula, com seus pés juntos no meio, conforme você aterrissa (Figura 7.28c). Então, abra bem os pés novamente conforme você balança o peso para a frente e o abaixa para o chão.

> Não deixe seus ombros descerem para a frente ao abaixar o peso.

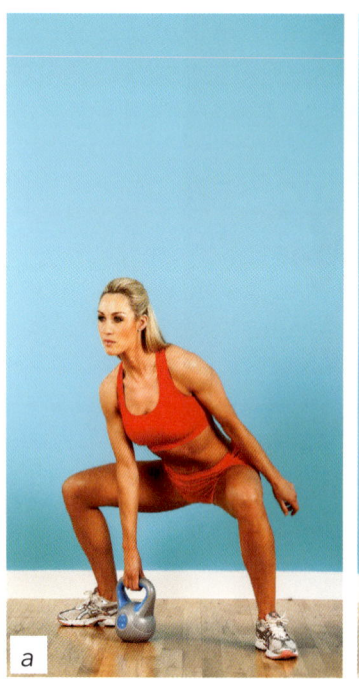 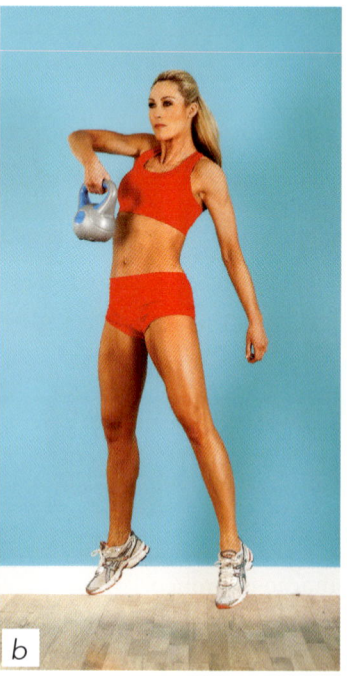 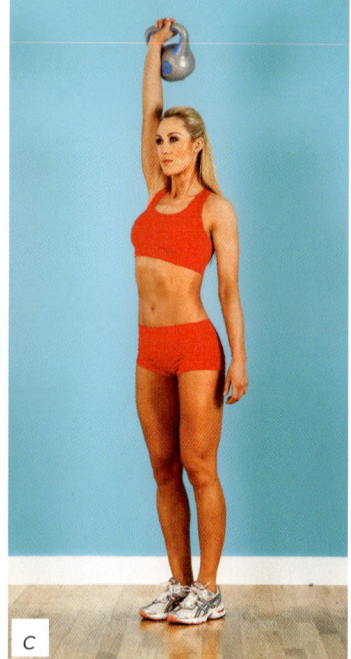

Figura 7.28 Levantamento terra com salto.

REMADA UNILATERAL

Foco do exercício
Parte superior das costas, bíceps e *core* (abdome e lombar)

Como fazer
Assuma uma posição de flexão ou completa ou modificada (com joelhos no chão), com uma mão no solo e a outra no *kettlebell* (Figura 7.29a). Confira seu alinhamento, particularmente se certificando de que seus quadris não caíram em direção ao solo, causando uma curvatura exagerada na sua região lombar. Depois, transfira o peso do seu corpo para o seu braço livre, sem torcer seu tronco, e faça uma remada com seu corpo, levantando seus ombros (Figura 7.29b). Abaixe lentamente o *kettlebell* e volte à postura inicial antes do próximo levantamento. Isso não é fácil, então não se apresse.

> Faça um mínimo de movimento e use apenas o seu braço para a remada.

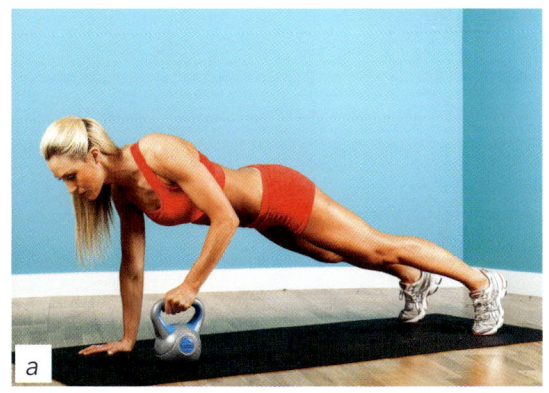 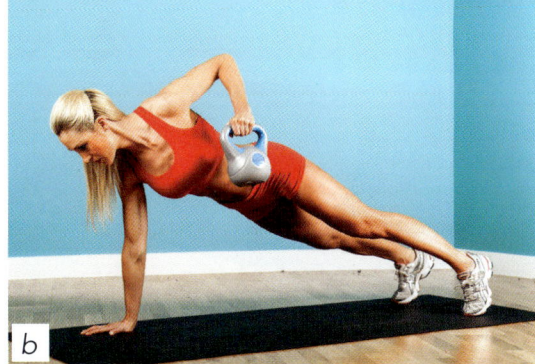

Figura 7.29 Remada unilateral.

LEVANTADA TURCA

Foco do exercício
Glúteos, quadríceps, posteriores da coxa, deltoides e *core* (abdome e lombar)

Como fazer
Deite-se de costas, segurando o *kettlebell* em uma mão, bem acima do seu peito (Figura 7.30a). Contraia com força os músculos abdominais para levantar a parte superior do corpo, colocando um dos pés para trás (Figura 7.30b); então, impulsione-se pelo pé mais próximo e fique de pé (Figura 7.30c). Reverta essa posição colocando primeiro um joelho para baixo e descendo lentamente até que você esteja deitada novamente. Mantenha o seu braço com o *kettlebell* totalmente estendido em todos os momentos.

> Você pode precisar colocar a mão livre no chão para impulso extra enquanto se impulsiona pelo pé mais próximo e fica de pé.

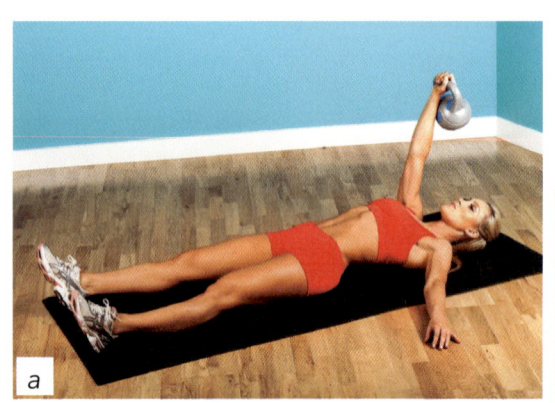

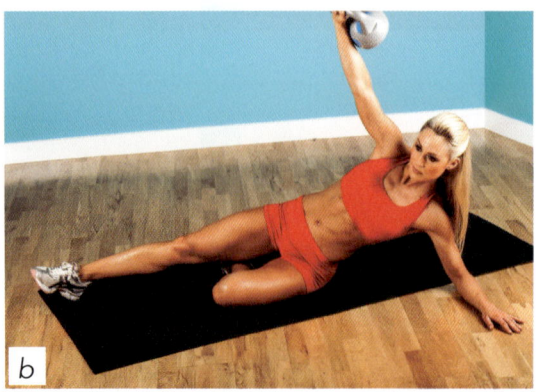

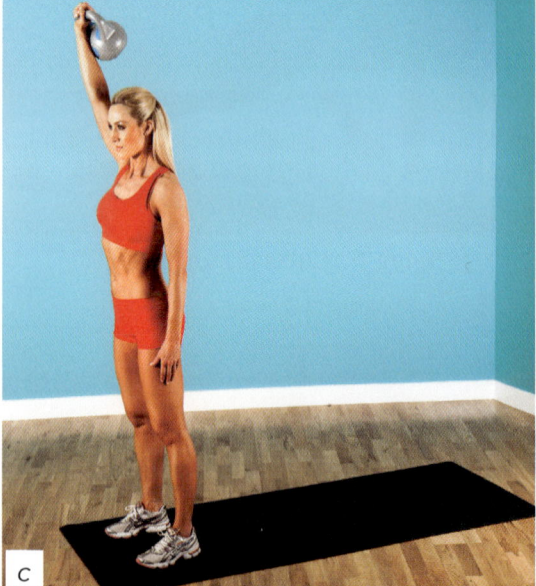

Figura 7.30 Levantada turca.

DESENVOLVIMENTO UNILATERAL COM *KETTLEBELL*

Foco do exercício
Deltoides, tríceps e *core* (abdome e lombar)

Como fazer
Fique de pé, com os pés separados na largura dos quadris, os joelhos ligeiramente flexionados e os músculos posturais ativados. Levante o *kettlebell* até o nível dos ombros, com o peso repousando na parte de trás do seu punho (Figura 7.31a). Flexione os joelhos para deixar cair seu peso corporal apenas ligeiramente; em seguida, pressione seus calcanhares e empurre a partir das pernas. Use essa inércia para iniciar a elevação dos ombros, levantando o peso acima da sua cabeça (Figura 7.31b).

> Tenha cuidado para
> não travar o cotovelo.

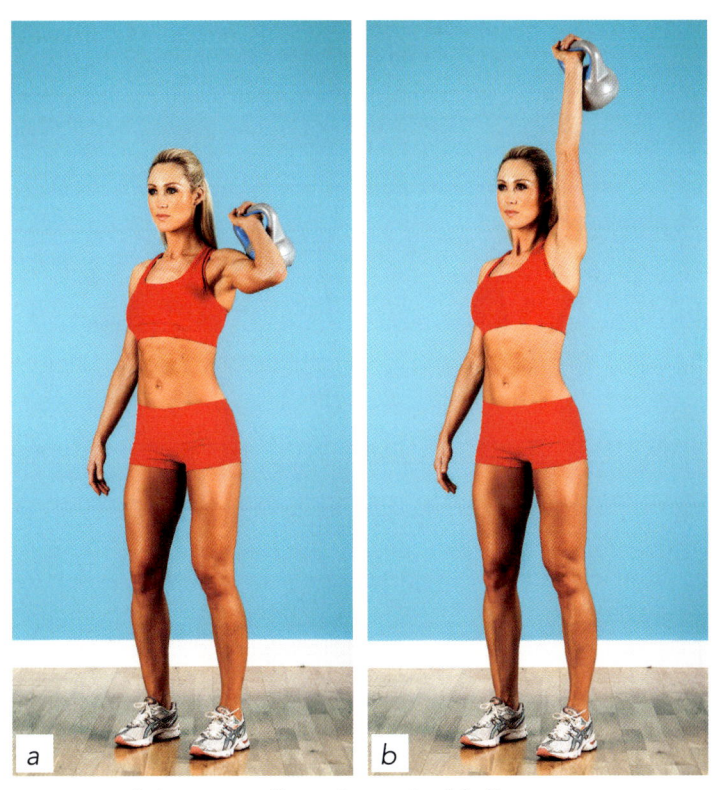

Figura 7.31 Desenvolvimento unilateral com *kettlebell*.

ROTAÇÃO DE TRONCO

Foco do exercício
Core (abdome e lombar) e oblíquos

Como fazer
Fique de pé, com seus pés separados na largura dos quadris e segure o *kettlebell* com as duas mãos, mantendo os cotovelos flexionados e juntos do corpo (Figura 7.32a). Contraia os oblíquos ao lado de sua cintura para girar o tronco e mover o *kettlebell* para um lado, tanto quanto for confortável (Figura 7.32b). Retorne ao centro e repita do outro lado. Você também pode realizar este exercício sentada, em uma bola de *fitball* ou no chão. Independentemente da opção escolhida, foque no seu alinhamento, com o seu abdome contraído, peito erguido e pescoço levantado.

> Tente manter a parte inferior do corpo estável e seus quadris retos para a frente. Lembre-se: mais devagar é melhor para esse exercício.

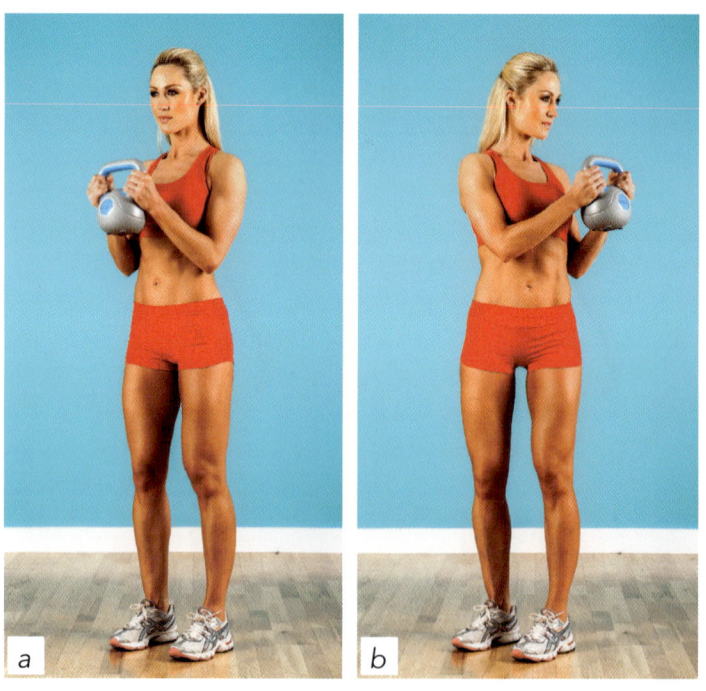

Figura 7.32 Rotação de tronco.

Exercícios de peso corporal

Por favor, não pense que estamos sugerindo que entrar para uma academia ou comprar um equipamento doméstico são investimentos inúteis. Na verdade, acreditamos exatamente no contrário. Eles podem ser fatores vitais que contribuem para ajudar você a manter uma rotina de exercícios regulares. Vamos ser honestos, no entanto, nesta época atual de austeridade, alguns de nós estão tendo de encontrar maneiras de cortar suas despesas financeiras, mas a boa notícia é que não significa que você precisa cortar a sua malhação. A mãe natureza generosamente forneceu para nós a melhor ajuda para malhação, completamente de graça – gravidade. Usando apenas seu próprio peso corporal, criamos uma série de exercícios que você pode fazer para atingir todas as suas áreas problemáticas e garantir que você gaste um caminhão de calorias.

MERGULHO PELA FRENTE

Foco do exercício
Peitorais, deltoides e tríceps

Como fazer
Comece com uma posição de cachorrinho, com suas mãos e pés no chão, suas costas para cima e sua barriga contraída. Puxe seus ombros para longe das orelhas para alongar o pescoço, e largue o topo de sua cabeça em direção ao chão (Figura 7.33a). Agora flexione os seus cotovelos e leve seu queixo para perto do solo, deslocando o peso do corpo para a frente para que o seu queixo trace um caminho perto do chão, entre suas mãos (Figura 7.33b). Em seguida, estenda suas costas para levantar o seu rosto para cima e para a frente (Figura 7.33c), então retorne à posição inicial. Você fará três movimentos aqui – descer e ir para a frente, levantar-se e então voltar para cima e de volta para o começo – mas você deve procurar vinculá-los em um movimento suave.

> Mantenha seu queixo tão perto do chão quanto possível conforme leva seu peso para cima.

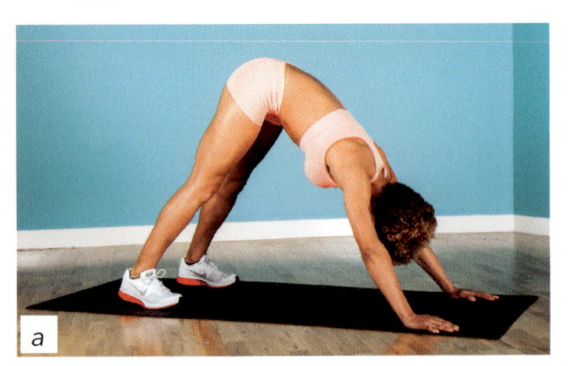

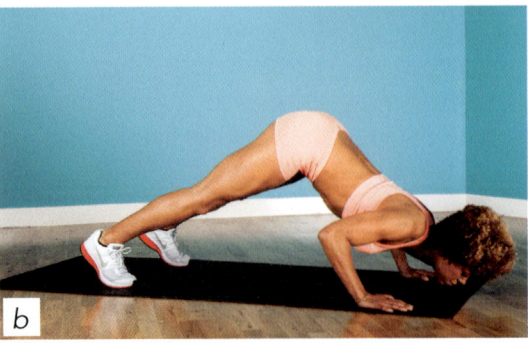
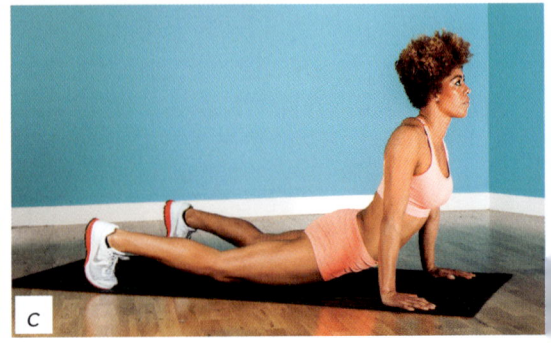

Figura 7.33 Mergulho pela frente.

ELEVAÇÃO UNILATERAL DO QUADRIL

Foco do exercício
Posteriores da coxa, glúteos e *core*

Como fazer
Deite-se de costas, com uma perna estendida e a outra flexionada na altura do joelho de forma que seu pé esteja reto sobre o solo (Figura 7.34a). Pegue um momento para localizar a sua espinha neutra inclinando levemente a pelve para cima e para baixo até encontrar a posição na qual você se sente mais confortável para a sua região lombar. Isso vai curvar suavemente a coluna lombar para longe do chão. Comece por envolver os seus músculos do *core* – levantando a região pélvica do chão, puxando seu umbigo e apertando seus músculos oblíquos na cintura. Isso irá preparar a sua região lombopélvica para que a parte inferior da coluna permaneça na posição neutra quando você se move, protegendo-a de lesões potenciais.

Agora, use uma contração forte dos glúteos e os músculos posteriores da coxa para pressionar o pé plantado no chão e levante seu corpo do chão (Figura 7.34b). Evite colocar pressão sobre a parte superior da coluna vertebral, os ombros ou o pescoço.

> Mantenha seu corpo em uma longa linha e seus músculos do *core* ativados de modo que seus quadris não caiam ou arqueiem para cima.

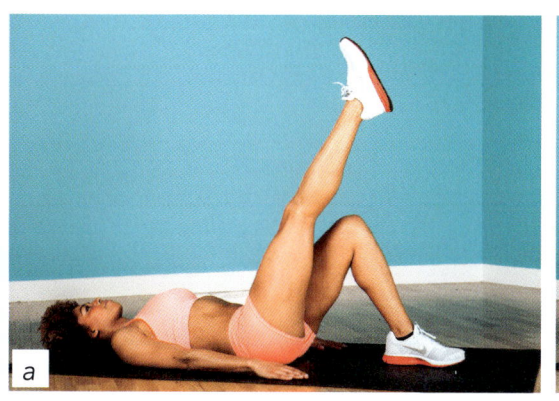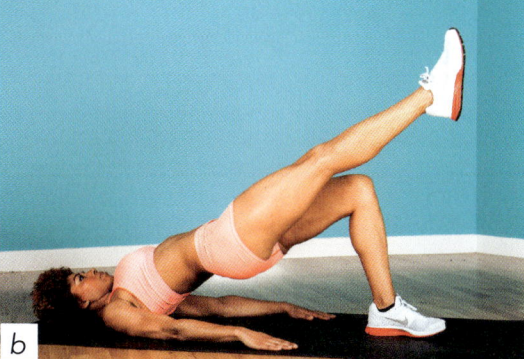

Figura 7.34 Elevação unilateral do quadril.

AFUNDO COM APOIO

Foco do exercício
Glúteos, quadríceps, posteriores da coxa e *core*

Equipamento
Step, plataforma, cadeira

Como fazer
Fique de pé em um longo passo na frente de um *step*, plataforma ou cadeira, de costas para o equipamento. Levante uma perna, alcance-a atrás de você e apoie a planta do pé no equipamento (Figura 7.35a). Aponte o pé de trás para baixo em vez de para fora, e o coloque de forma que seus pés não fiquem alinhados, mas separados na largura dos quadris para ajudar no seu equilíbrio. Flexione seu joelho da frente para abaixar o corpo, levando o joelho de trás direto para o chão (Figura 7.35b). Tome cuidado para não flexionar o joelho de trás. Vá o mais baixo que você conseguir confortavelmente e, em seguida, contraia suas coxas e seus glúteos para se levantar de volta para a posição inicial, mantendo sua barriga contraída e sua cabeça levantada durante o movimento.

> Se o joelho da frente se dobrar para além do seu pé de apoio na parte inferior do equipamento, aumente a distância do seu pé.

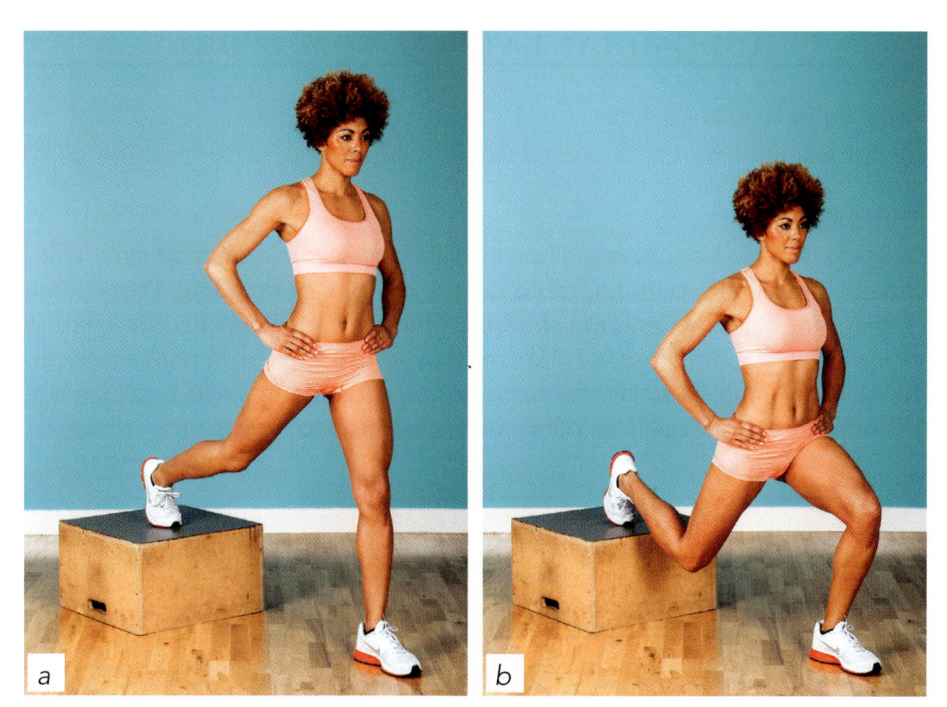

Figura 7.35 Afundo com apoio.

ABDOMINAL LATERAL COM APOIO

Foco do exercício
Tríceps e oblíquos

Como fazer
Deite-se de lado com seus joelhos flexionados e com a mão de cima colocada sobre o chão, bem na frente do seu peito (Figura 7.36a). Pressione a mão contra o chão e estenda seu braço para levantar o tronco do chão, o mais alto que puder (Figura 7.36b), então, volte lentamente para a posição inicial. Mantenha os músculos do *core* ativados, contraindo o abdome e levantando a região pélvica para manter seu tronco rígido.

> Resista à tentação de torcer seu corpo ao levantar-se ou de usar os músculos oblíquos na cintura. Deixe o braço fazer todo o trabalho.

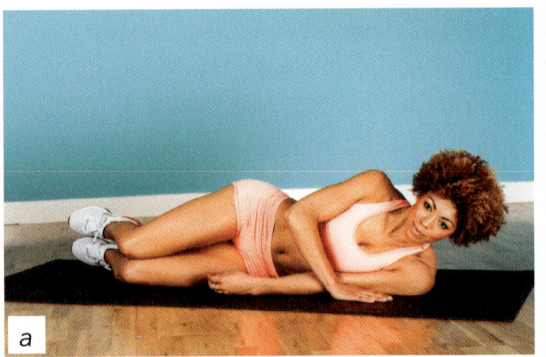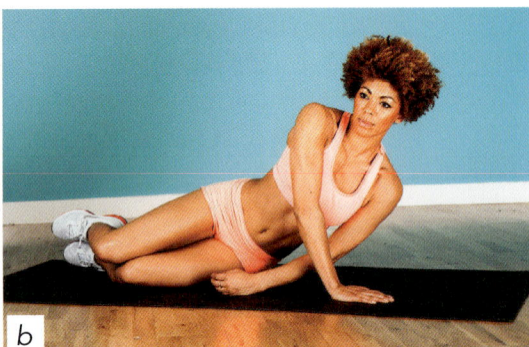

Figura 7.36 Abdominal lateral com apoio.

PANTURRILHA UNILATERAL

Foco do exercício
Panturrilhas e *core*

Equipamento
Step ou escada

Como fazer
Fique de pé em uma só perna sobre uma plataforma, segurando um cor-
rimão ou usando a parede para manter o equilíbrio. Coloque o pé direito
na frente para que o seu calcanhar paire sobre a borda (Figura 7.37a).
Apoie-se na ponta do pé e levante o calcanhar o mais alto que conseguir por meio de uma forte contração nos músculos da panturrilha (Figura
7.37b). Em seguida, abaixe-se suavemente e abaixe seu calcanhar até o
step, trabalhando dentro do seu limite de movimento. Ao longo do exercício, assegure-se de que o joelho da perna de apoio não está travado, mas
sim um pouco solto.

> Se seu equilíbrio permitir, você pode
> tentar fazer o exercício sem segurar no
> apoio, pois isso irá introduzir benefício
> extra para os músculos do *core*.

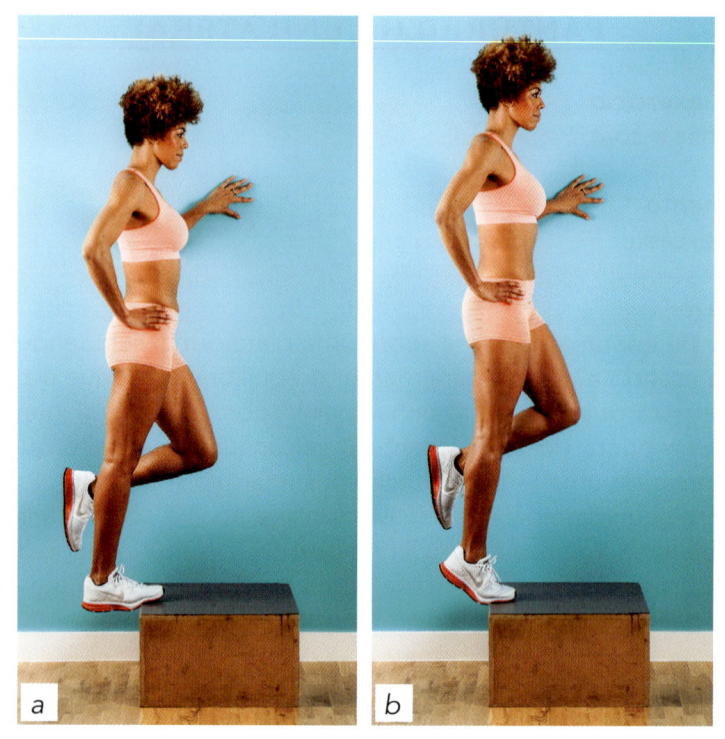

Figura 7.37 Panturrilha unilateral.

AGACHAMENTO LATERAL

Foco do exercício
Quadríceps, posteriores da coxa, glúteos e *core*

Como fazer
Comece por ficar de pé com seus pés juntos e seu peso balanceado igual-mente. Agora dê um passo largo para o lado esquerdo com sua perna esquerda, colocando seu pé de forma que ele aponte levemente para fora, na direção em que você estiver pisando. Em um movimento suave e con-tínuo, dobre seu joelho esquerdo, mantendo sua perna direita estendida e, simultaneamente, flexione o quadril para levar as suas mãos em direção ao chão (Figura 7.38). Em seguida, use seu pé esquerdo para empurrar de volta para a posição inicial. Complete as repetições esperadas antes de trocar de lado; não faça de modo alternado.

> Foque no seu alinhamento. A articulação no quadril não é um arredondamento da sua coluna; então, mantenha o seu *core* ativado o tempo todo e suas escápulas para trás e para baixo, longe das suas orelhas.

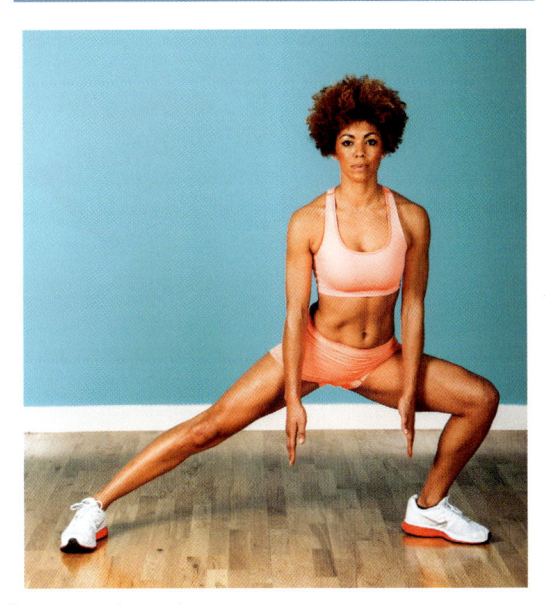

Figura 7.38 Agachamento lateral.

PRANCHA COM ELEVAÇÃO DE PERNA E BRAÇO

Foco do exercício
Core, deltoides, glúteos e tríceps

Como fazer
Assuma uma posição de prancha, com as mãos diretamente sob seus ombros e a parte inferior das costas em um lugar confortável (Figura 7.39a). Não permita que seus quadris cedam em direção ao chão e que seu glúteo fique para cima. Agora, foque no seu centro, contraia o abdome e mantenha sua cintura acima da sua região pélvica para corrigir a posição dos seus quadris. Sem mover qualquer outra coisa, lentamente levante uma perna. Segure a postura com firmeza e, em seguida, levante o braço oposto para o lado (Figura 7.39b). O objetivo é desafiar seus músculos do *core* a manter seu corpo na posição, sem torcer ou deixar os quadris descerem.

> Este é um exercício difícil; então, por um tempo, você pode precisar começar com o levantamento de apenas uma das pernas. Vá para o levantamento completo quando você se sentir mais forte.

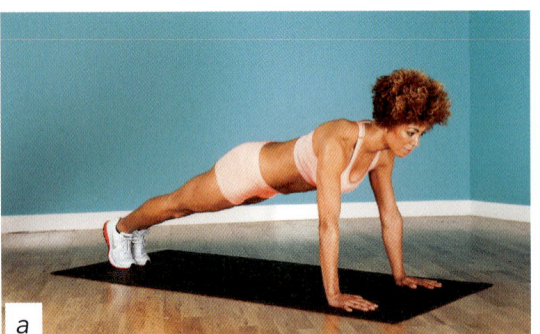 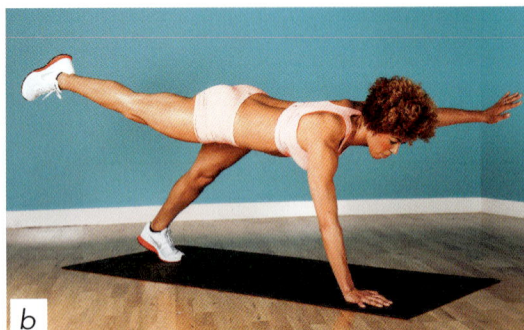

Figura 7.39 Prancha com elevação de perna e braço.

ABDOMINAL COM BRAÇOS ESTENDIDOS

Foco do exercício
Abdominais

Como fazer
Deite-se de costas, com os joelhos flexionados, de forma que seus pés fiquem plantados no chão, e deixe suas mãos sobre suas coxas (Figura 7.40a). Contraia seus músculos abdominais superiores com força para levantar os ombros do chão, levando as mãos para a frente. Ao mesmo tempo, contraia fortemente os músculos abdominais inferiores para levantar os pés do chão (Figura 7.40b). Retorne à posição inicial, abaixando-se e lutando contra a gravidade. Para um benefício adicional, tente segurar a posição levantada por alguns segundos antes de descer novamente.

> Se você começar a sentir tensão nos músculos do pescoço, coloque uma mão atrás de sua cabeça para apoio e use a outra mão conforme se levanta.

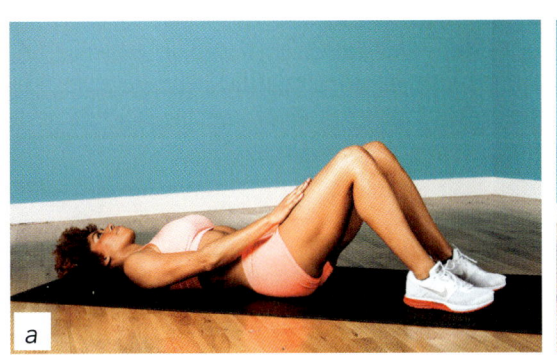 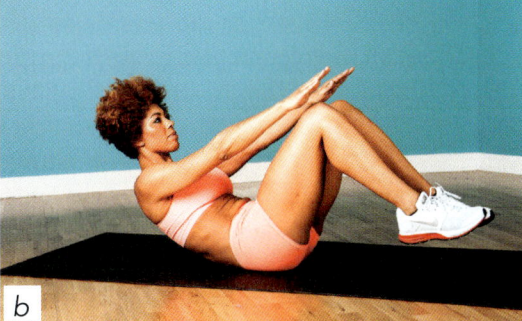

Figura 7.40 Abdominal com braços estendidos.

FORMATOS DE PROGRAMAS DE TREINAMENTO DE FORÇA

Qualquer que seja a sua escolha para exercício de força, é aconselhável variar seus treinos para evitar o efeito platô, no qual seu corpo se acostuma com sua rotina e assim responde mal, retardando o seu progresso.

Antes de introduzir formatos de treinos específicos, vamos tirar um instante para desmistificar um tópico atual no mundo do *fitness* — treinamento funcional. Embora muito já tenha sido dito e escrito sobre isso, infelizmente nem tudo é útil. Um exercício funcional pode ser descrito como um que melhora uma força específica que vai influenciar o seu desempenho esportivo ou as suas tarefas do dia a dia. Para ilustrar isso, pegue como exemplos um atleta de salto que precisa desenvolver potência muscular em sua perna de impulsão e uma mulher que precisa conseguir subir um lance de escadas segurando um bebê. O primeiro pode praticar agachamentos rápidos em uma só perna, enquanto a mãe novata se beneficiaria de um exercício no qual ela segura um peso em seus braços e faz *steps* em uma plataforma. O oposto disso é um exercício que é puramente projetado para alcançar benefícios estéticos, como o tradicional abdominal, um movimento que usamos apenas duas vezes por dia, quando levantamos de manhã e quando nos deitamos de noite. A diferença vital é que os exercícios funcionais treinam o movimento, enquanto os estéticos (*bodybuilding*) focam nos músculos. Uma abordagem sensata seria incluir uma mistura de exercícios, promovendo melhorias em ambos os domínios.

Os seguintes quatro formatos podem ser aplicados às máquinas de musculação e rotinas de pesos livres.

Pirâmides

Esse formato para academia trabalha com variação de peso e com o número de repetições em cada série de exercícios. Ele pode ser ajustado tanto como uma sequência ascendente (carga indo de repetições leves para pesadas, de cima para baixo), descendente (carga indo de repetições pesadas para leves, de baixo para cima) ou pirâmide completa (combina ambos, indo de leves para pesadas, depois voltando, com as repetições aumentando e depois diminuindo). Um descanso de 2 minutos entre cada série é o comum. Pirâmides são úteis para melhorar tanto a força quanto a resistência conforme você trabalha uma variação de repetições, trabalhando todos os tipos de fibras musculares. Esteja ciente de que isso não é fácil, já que cada série deve ser realizada ao extremo. A intensidade é alta. Além disso, se você usar essa abordagem para cada exercício ou rotina, você vai precisar de muito tempo.

Continua

Continuação

Técnica da pré-exaustão

A teoria aqui é baseada no fato de que, frequentemente, quando se trabalha os grupos musculares maiores, são os menores que estão apenas dando assistência que se fadigam primeiro, então você não chega ao ponto de fadiga muscular momentânea que é o necessário para estimular as respostas adaptativas que levam a músculos mais fortes. O ideal é executar um conjunto de exercícios de isolamento (usando apenas um grupo de músculos) antes de realizar um exercício composto (exigindo que vários músculos trabalhem em conjunto).

Treino negativo

Quando um peso é levantado, seja diretamente (como no caso de um halter ou uma barra) ou indiretamente (como em uma máquina de peso fixo), ele deve ser baixado com alguma resistência para garantir que a gravidade não o mande para baixo de uma vez. Isso é chamado de fase negativa do exercício. Treino negativo é o que executa esta segunda parte do exercício, com um parceiro ajudando a levantar o peso. A beleza dessa abordagem é que ela permite que você trabalhe com cargas que são maiores do que o seu levantamento máximo, levando a melhorias consideráveis na sua força e a um ganho psicológico de lidar com pesos maiores, que, por sua vez, podem promover maiores volumes de treinamento no futuro. Há, porém, uma possível desvantagem dessa técnica, já que pesquisas sugerem que está ligada com a dor muscular mais intensa no dia seguinte ao seu treino.

Drop sets

Esta é, na verdade, uma versão modificada da pirâmide descendente. A diferença é que muito pouco (ou nenhum) descanso é feito entre as séries. A rota mais fácil de conseguir isso é em máquinas de peso fixo, já que você pode facilmente tirar um pino e colocar um peso mais leve. O objetivo usual é fazer três séries adicionais depois de uma série inicial intensa. Já que essas devem ser feitas até a fadiga, isso não é para os fracos de coração. A primeira série você vai executar com uma carga pesada, então antes você deve se aquecer completamente. A vantagem deste método é que você pode conseguir um trabalho completo nos músculos desejados em um pequeno espaço de tempo. Um ciclo completo de séries descendentes é suficiente.

Continua

Continuação

Treinamento em circuito

Treinamento em circuito é mais comumente aplicado a sessões de treinamento que melhoram a resistência. Permite um elevado volume de exercício em tempo mínimo. Esse formato versátil pode ser utilizado com todos os métodos de força anteriormente descritos.

Alternando exercícios entre as partes superior e inferior do corpo, um grupo muscular tem a oportunidade de descansar enquanto outro está treinando; portanto, descansos específicos não são necessários. O sistema cardiovascular também se beneficia, já que é acionado para fazer a constante transposição de sangue de uma área do corpo para outra. Essa mudança de irrigação sanguínea, como é conhecida, é provocada pela demanda dos músculos por oxigênio quando eles estão trabalhando. Isso leva a um maior gasto calórico total no treino.

RESUMO

- Músculos têm dois tipos de fibras: de contração rápida e de contração lenta.
- Treinos de força ajudam nos esforços de perda de peso.
- Para ganhos de força, você precisa levantar pesos para apenas cerca de cinco repetições.
- Mais comumente, entretanto, a meta é de doze repetições, que produz melhorias na força e também de resistência muscular localizada.
- Em ambos os casos, contudo, é crucial trabalhar com cargas que são pesadas o suficiente para resultar em fadiga no último par de repetições de cada série.
- Conforme fica mais forte, você deve aumentar a carga (peso) ou seus resultados visíveis irão parar.
- Idealmente, a sua rotina deve incorporar tanto os exercícios funcionais que treinam movimentos quanto os exercícios estéticos para os músculos.

8

Aumente a potência muscular

O que vem à sua cabeça quando você pensa em ser potente? Quais esportes, atletas e tipos físicos você visualiza? A maioria das pessoas associa potência muscular com o esporte competitivo e atletas profissionais, mas a verdade é que todos nós precisamos de potência para o dia a dia. É vital para muitas demandas e movimentos funcionais, como esporte, brincadeiras e atividades da vida diária (cortar a grama ou subir um lance de escadas), e também durante emergências, como se prevenir de uma queda ou desviar de um obstáculo. Consequentemente, aumentar a potência muscular aumentará a sua eficiência e a sua capacidade de fazer todas as tarefas, bem como melhorar o desempenho esportivo. Em um mundo primitivo, no qual o perigo espreita em cada esquina, nossa habilidade de nos movermos rapidamente determina nossa sobrevivência. Na verdade, o ser humano foi feito para se mover com velocidade, originalmente para evitar um bando de mastodontes ou para correr atrás do jantar! Necessidades primárias à parte, o treinamento de potência muscular tem a capacidade incrível de melhorar o seu físico e ajudá-la a perder peso enquanto gasta muito menos tempo de exercício do que você faria com um treino típico cardiorrespiratório.

DESENVOLVIMENTO DA POTÊNCIA MUSCULAR

Falando de modo simples, potência é a força expressa em alta velocidade. Por exemplo, um agachamento convencional com um peso adicional é um treino simples de força, enquanto um agachamento feito em velocidade concêntrica (quando você sobe no movimento, por exemplo, um agachamento com salto) é um treino de potência muscular. A maioria dos movimentos feitos em velocidade, como um *sprint*, são movimentos de potência muscular. Desenvolver o poder muscular para melhorar esses movimentos é diferente de desenvolver força e resistência muscular.

Para levar isso adiante, é preciso entender que a força é independente do tempo. Ou seja, é simplesmente a força máxima que um músculo (ou um grupo de músculos) pode exercer. Potência muscular, entretanto, é uma expressão de quão rápido uma força pode ser gerada, por exemplo, quando acelerando, pulando ou arremessando. Aqui estão alguns benefícios de incluir exercícios de potência muscular em seu plano de treinamento:

- *Eficiência de tempo* – um treino desses (*sprints* ou saltos) não pode ser sustentado de forma eficaz durante um longo período de tempo. É improvável que você consiga realizar qualquer outro exercício por mais de 30 segundos antes que sua energia comece a declinar. Para a maioria das pessoas, 10 segundos são o bastante para começar. Em consequência, apenas sessões curtas e repetições são necessárias para atingir um estado de fadiga e obter ganhos de desempenho.
- *Tônus e definição muscular* – uma maior porcentagem de suas fibras musculares é recrutada quando você trabalha rapidamente e de forma explosiva. Mais ativações de fibras musculares levam a uma definição muscular mais completa. Visualize o corpo magro e tonificado de um atleta de salto em altura ou de vôlei de praia; eles são alguns dos atletas mais poderosos e mais esteticamente agradáveis, e fazem um monte de treinamento de potência muscular!
- *Queima de gordura* – exercícios de potência muscular têm uma grande demanda de energia; portanto, aumentam o seu metabolismo e metabolizam gordura mais rapidamente do que os treinos de alto volume realizados lentamente. Também suprimem o apetite, por causa da elevada temperatura corporal nas primeiras horas após o exercício, bem como desenvolvem mais massa muscular para gastar calorias e melhorar a sensibilidade à insulina (músculos altamente treinados aprendem não só a metabolizar a glicose efetivamente, mas também a absorver glicose, transportada pela insulina, depois dos treinos).
- *Antienvelhecimento e bem-estar* – esforços de potência muscular minimizam os efeitos do envelhecimento ao promover a liberação de testosterona, de hormônio de crescimento humano e de serotonina, que são benéficos para as mulheres e para os homens. As respostas endócrinas ajudam a promover o equilíbrio do sistema nervoso autônomo e beneficiam os processos de crescimento, recuperação e regeneração, todas as quais criam um ambiente para uma mudança positiva.
- *Melhora do desempenho nos esportes* – como já dito antes, a maioria dos esportes necessita de potência muscular em algum momento. Quanto

mais você trabalhar para aumentar a sua potência muscular absoluta e a sua resistência de potência muscular (vejas as seções a seguir), melhor será seu desempenho esportivo.

- *Melhora do desempenho nas atividades cotidianas* – quanto mais reativos os seus músculos se tornarem, mais rápido eles vão responder a estímulos e vão garantir que você possa fazer suas atividades diárias de forma mais eficiente e com o mínimo de estresse. Isso pode aplicar-se a tarefas tão simples como subir uma ladeira ou mover móveis.
- *Diversão e foco* – não há chance de ficar entediada durante um treino de potência muscular! Seu corpo e sua mente estarão cheios de vigor. A concentração continua elevada e os resultados ocorrem rápido. O progresso é facilmente medido por exercícios contra o tempo, salto em altura e arremessos em distância para garantir que você continua focada em resultados e objetivos.

DICA PARA PERDER PESO

Treinos de potência muscular podem ser ótimos para o gasto calórico, já que envolve o recrutamento de um grande número de fibras musculares. Quanto mais fibras musculares ficam ativas e, posteriormente, se adaptam e desenvolvem, mais rápida será a sua taxa metabólica.

POTÊNCIA MUSCULAR E PLIOMETRIA

Você deve ter ouvido a palavra pliometria dita por atletas, técnicos e conhecidos. Pliometria se refere a exercícios altamente efetivos na produção de potência muscular, e costumam ser usados por mulheres para melhorar o desempenho esportivo. São, essencialmente, uma série de exercícios explosivos que alongam seus músculos como se fossem elásticos e então os contraem rapidamente, permitindo que produzam movimentos rápidos e poderosos. Exercícios pliométricos reduzem de fato o tempo que um músculo humano leva para se contrair, o que significa que o músculo pode usar uma maior quantidade de energia e força.

A maioria dos esportes – atletismo (corrida, arremessos e saltos), ciclismo, basquete, futebol e natação – incluem movimentos de pliometria. Mesmo a natureza serena de uma aula de ioga pode envolver alguns movimentos de potência quando você sai de uma postura de cachorro olhando para baixo e pula direto para outra. Muitas aulas coletivas que são familiares para você apresentam componentes de potência muscular, incluindo *spinning*, circuitos e treinos com *kettlebell*, para mencionar apenas alguns.

Continua

Continuação

Então, por que não utilizar a elasticidade dos músculos e se beneficiar da pliometria em seu treino? Exercícios pliométricos típicos incluem saltos e corridas com saltos. Nossos favoritos são detalhados mais adiante neste capítulo.

MÉTODOS E EXERCÍCIOS DE POTÊNCIA MUSCULAR

Todos temos necessidades particulares quando se trata de malhação, e o mesmo é válido para selecionar o tipo certo de treinamento de potência muscular para você. Por exemplo, alguns atletas treinam para serem capazes de realizar uma ação explosiva máxima. Exemplos incluem halterofilistas, atletas de arremesso de peso, de salto em altura e de arremesso de dardo. Esses atletas precisam treinar potência muscular. Alguns atletas são obrigados a completar esses movimentos rápidos controlados várias vezes, mas continuamente, por um curto período de tempo. Isso se aplica a velocistas, que precisam treinar uma arrancada de período curto. Outros atletas terão de executar movimentos repetidos de força, tendo muito pouco tempo de recuperação entre os esforços. Eles precisam de resultado rápido e em curto prazo, com frequência em resposta a um estímulo externo. Isso é comum para boxeadores e jogadores de vôlei, tênis e basquete, e eles não precisam só de força pura, mas também de resistência de potência muscular, o que desenvolve o sistema anaeróbio de acúmulo de ácido lático descrito no Capítulo 6. Um ou todos eles podem se aplicar a você para suas próprias necessidades esportivas, atividades ou de estilo de vida, então queremos nos certificar de que você saiba treinar especificamente para o tipo de força de que precisa. Nós também queremos manter tudo divertido e variado e em consonância com quaisquer outros requisitos especiais que você possa ter.

SEGURANÇA E CONSIDERAÇÕES NO TREINAMENTO DE POTÊNCIA MUSCULAR

Em razão da natureza de alto impacto da maioria dos exercícios de potência muscular, você deve considerar alguns pré-requisitos e implantar algumas medidas de segurança:

Continua

Continuação

- Condicione seu corpo antes de tentar qualquer treino de potência muscular. Você precisa de uma boa estabilidade conjunta de força e músculos, bem como boa técnica e flexibilidade, para prevenir lesões e garantir que você conseguirá extrair o máximo do seu treino. Por exemplo, não há utilidade em fazer saltos de agachamento enquanto você não tiver estabelecido um bom padrão de movimento para o agachamento convencional, baseada na obtenção de uma amplitude completa com boa postura e com carga suficiente. Adicionar o salto aumenta a tensão nas suas juntas conforme o fator força aumenta, ampliando quaisquer desequilíbrios do movimento.
- Faça um leve exercício cardiorrespiratório para aquecimento e ativação muscular através de exercícios que reproduzem os movimentos que você está prestes a realizar antes de fazer quaisquer ações completas de potência muscular (veja o Capítulo 4 para exemplos e detalhes).
- Para um treino de potência muscular, certifique-se de que você está no estado de repouso, sem fadiga persistente de treinos ou exercícios anteriores. Faça os exercícios no começo do seu treino para melhores resultados e para evitar lesões e fadiga. Para treinamento de resistência de potência muscular, selecione um grande número de repetições com pouco descanso, mas faça exercícios que requerem menos impacto e risco do que aqueles selecionados para potência muscular.
- Progresso sensível, quando você começar o seu treino de potência muscular, opte para um tempo de exercício mais curto e de menor impacto, como ciclismo ou correr subindo um morro e descer andando para repetir o esforço. Aumente gradualmente com base na adaptação e no domínio de cada padrão de movimento.
- Idealmente, você deve fazer exercícios de potência muscular apenas quando sua motivação estiver no topo. Tentativas tímidas podem resultar em mau desempenho e lesão.
- Espere por um início tardio da dor muscular após os treinos de potência muscular, especialmente se você estiver tentando fazer algo novo ou aumentando seu nível de treinamento. Isso é em virtude da resposta que ocorre de estresse do corpo — níveis de hormônio, cansaço muscular e inflamação das articulações. Considere fazer uma boa alimentação pós-treino, usar suplementos e fazer tratamentos como massagem (veja os Capítulos 3 e 4). Contudo, você pode esperar uma rápida adaptação à rotina de treinos de potência muscular.
- Tire da área em que você estará se exercitando bolsas, equipamentos e outros objetos em que você não queira pisar durante o movimento.

Continua

Continuação

> • Idealmente, você deve trabalhar com um parceiro ou treinador que possa observar a sua técnica e indicar se você está pousando com segurança e executando o movimento corretamente.

Esta seção descreve os métodos de exercício que você pode usar para aumentar sua força bem como os exercícios mais efetivos para cada um. Esses métodos incluem o uso de exercícios com peso corporal, pliométricos, corridas e treinos com equipamentos. Delineamos os pontos necessários para ajudar você a entender o seu propósito. Para detalhes de treinos completos que incorporam esses exercícios, veja o Capítulo 11.

> ### DICA PARA PERDER PESO
> Se seu objetivo é a perda de peso, direcione-se para os exercícios de resistência de potência muscular, que gastam mais calorias comparados com os exercícios de potência muscular.

Exercícios pliométricos com peso corporal

Exercícios pliométricos com peso corporal são perfeitos para o condicionamento geral, como uma introdução ao treino de potência muscular e para esportes que demandam resistência de potência muscular (futebol, vôlei, basquete, boxe), especialmente quando feitos em um circuito. Esses exercícios economizam tempo e trabalham todo o seu corpo.

BURPEES

Foco do exercício
Potência muscular de todo o corpo

Como fazer
Fique de pé com seus pés juntos, então flexione seus joelhos, incline-se para a frente e coloque as mãos apoiadas no chão em frente aos seus pés (Figura 8.1a). Jogue os dois pés para trás para criar uma posição reta de prancha (Figura 8.1b) antes de saltar os pés de volta na direção de suas mãos (Figura 8.1c), fazendo um impulso de agachamento. Finalmente pule para a frente na posição agachada, estendendo as pernas e colocando os braços para trás (Figura 8.1d). Aterrisse e faça novamente.

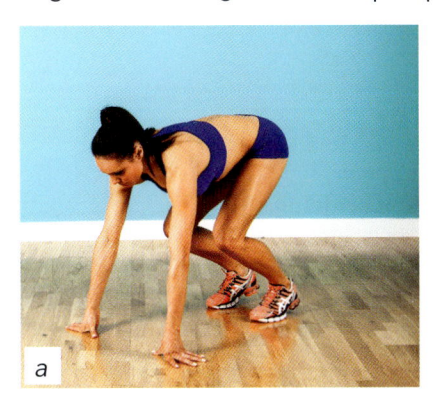

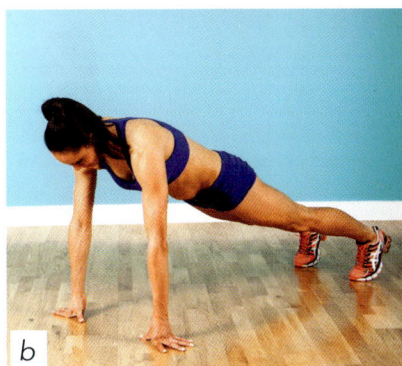

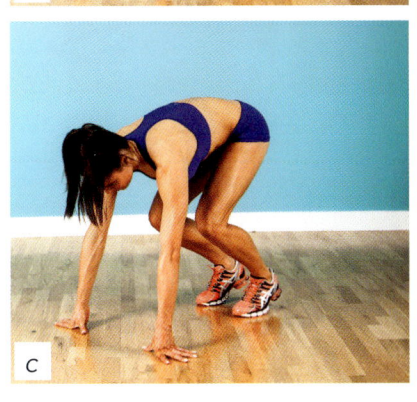

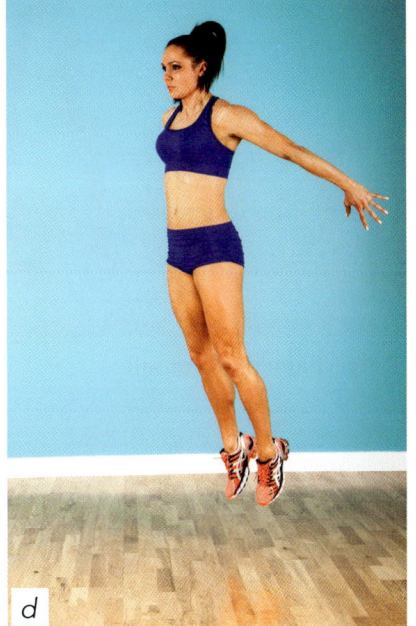

> Procure atingir a maior altura possível no salto e mantenha as fases do movimento de forma contínua.

Figura 8.1 *Burpees.*

AGACHAMENTO COM SALTO

Foco do exercício
Exercício de potência muscular para adutores, quadríceps e glúteos

Como fazer
Comece em uma posição de agachamento bem aberto, com os dedos dos pés e joelhos virados para fora (Figura 8.2a). Flexione os joelhos e pule para cima (Figura 8.2b), juntando seus pés conforme faz isso. Aterrisse com os pés juntos (Figura 8.2c), e então vá imediatamente para a posição agachada para repetir o movimento.

> Tente chegar à altura máxima a cada salto e a uma boa profundidade em cada agachamento.

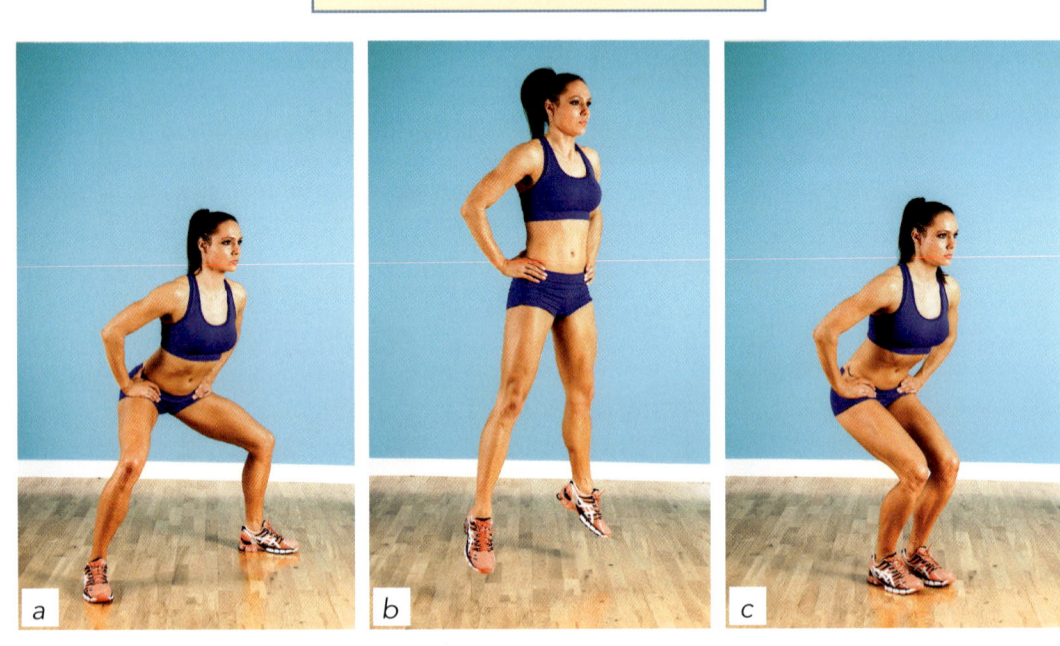

Figura 8.2 Agachamento com salto.

ESCALADOR DE MONTANHA

Foco do exercício
Joelho direcionado para a resistência de potência muscular

Como fazer
Comece em uma posição reta de prancha, com seus pés separados na largura dos ombros e seus quadris levemente levantados, de forma que seu corpo fique em formato de V. Em um movimento contínuo, leve seu joelho para a frente contra seu peito (Figura 8.3a). Leve-o imediatamente para trás mais uma vez e leve o outro joelho para a frente, como se você estivesse correndo (Figura 8.3b). Continue esse padrão de alternar os movimentos das pernas. Procure criar uma posição nova em linha reta com a perna de trás para aumentar ao máximo a distância entre os joelhos. Mantenha seus quadris tão baixos quanto o seu corpo permitir.

> Para permitir mais espaço na condução dos joelhos para a frente, coloque as mãos em um bloco levantado ou em um *step*.

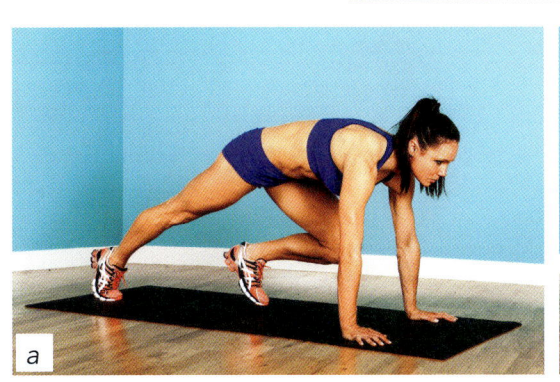 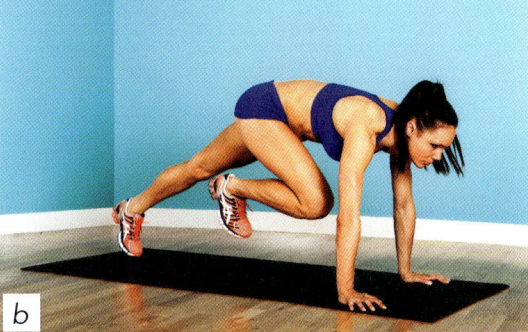

Figura 8.3 Escalador de montanha.

SALTO SIMPLES COM AMBAS AS PERNAS UTILIZANDO AS PANTURRILHAS

Foco do exercício
Potência muscular da perna e reação ao solo

Como fazer
Fique de pé, com seus pés juntos e as mãos sobre os quadris, relaxe os joelhos e jogue seu peso para a ponta dos pés (Figura 8.4a). Faça um pequeno salto com ambas as pernas, com os pés em uma posição de dorsiflexão na fase ascendente (Figura 8.4b). Ative o salto com os músculos das suas panturrilhas toda vez que você aterrissa. Para fazer isso, relaxe os joelhos, mas não os flexione em um agachamento. Tente chegar ao máximo de altura e tempo mínimo de contato com o solo. Para maior ativação muscular dos pés, considere fazer o exercício descalço.

> Para minimizar o impacto e o estresse sobre as articulações, execute o exercício em um tapete macio ou na grama.

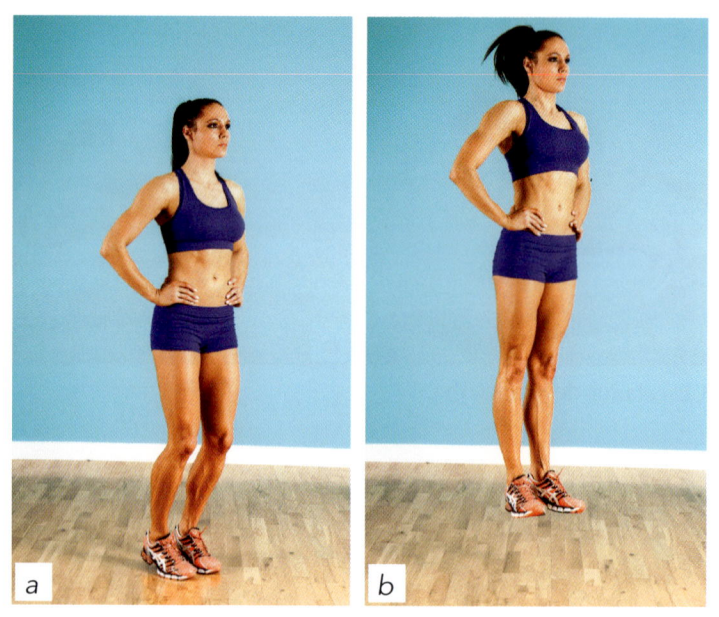

Figura 8.4 Salto simples com ambas as pernas utilizando as panturrilhas.

AFUNDO COM SALTOS ALTERNADOS

Foco do exercício
Potência muscular para quadríceps, glúteos e posteriores da coxa

Como fazer
Comece em um meio agachamento (leve posição de investida), com ambos os pés virados para a frente (Figura 8.5a). Flexione ambos os joelhos e vá para o chão trocando os pés no ar (Figura 8.5b) e aterrisse com a perna oposta virada para a frente (Figura 8.5c). Imediatamente, repita o movimento, trocando as pernas a cada repetição. Procure ir mais alto a cada salto e tente cair no mesmo ponto do qual você saiu, em vez de ir para a frente, para garantir que ambas as pernas estão trabalhando para aplicar a mesma força. Você pode usar os braços para ajudar no movimento e cair com firmeza e segurança. Para ajudar o seu equilíbrio durante todo o exercício, certifique-se de que seus pés estão separados pela largura dos quadris, em vez de em uma linha reta um com o outro.

> Para minimizar o impacto e proteger as suas articulações, você pode fazer o exercício com a perna da frente em um *step* ou em uma caixa.

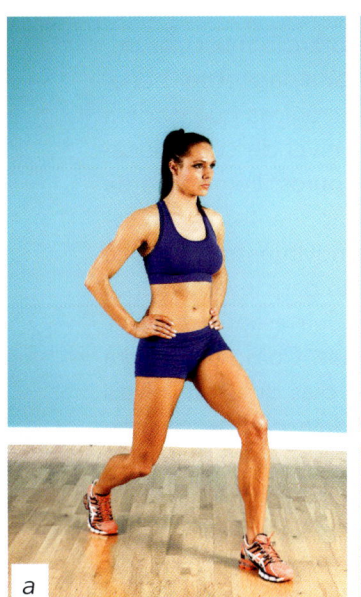 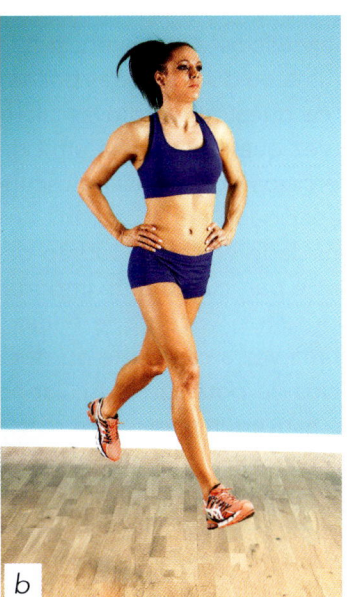 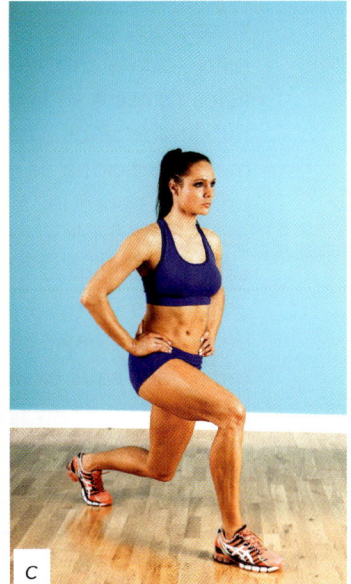

Figura 8.5 Afundo com saltos alternados.

PROTOCOLO DE TREINAMENTO DE POTÊNCIA MUSCULAR

Em virtude da natureza intensa e desafiadora do treinamento de potência muscular, você deve incorporá-lo em seu programa de treinamento de forma adequada para maximizar os benefícios, conseguir resultados ótimos e evitar treinar excesso de treino. A frequência do seu treinamento de potência muscular depende do tipo de treino que você fará, seu nível de condicionamento, métodos de treino e objetivos esportivos ou de atividades, conforme vemos a seguir.

Atletas competitivos

Faça um treino de potência absoluta uma ou duas vezes por semana na fase de seis a oito semanas que precedem uma temporada de competições. Durante a temporada em si, sua intensidade do exercício vai aumentar naturalmente como resultado de competir de forma que você pode diminuir a frequência do treino de potência muscular específico para apenas uma vez por semana. Durante sua fase de condicionamento geral (intertemporada), incorpore uma vez por semana treinos de resistência de potência muscular às sugestões de treinamentos em circuitos mencionadas anteriormente.

Iniciantes

Você pode incorporar exercícios de resistência de potência muscular durante todo o ano, com uma ou duas sessões por semana para obter benefícios físicos e se livrar de questões cardiovasculares crônicas que podem ter durado anos. Uma vez que você tenha um bom nível de condicionamento, adicione os exercícios de potência muscular puros. Lembre-se de primeiro aprender a capacidade em suas partes componentes e, em seguida, construir a intensidade em cada padrão de movimento que você estiver familiarizada. Isso é particularmente importante para levantamento de peso e corridas com saltos. Você pode então incluir esses exercícios de potência muscular uma vez a cada sete ou dez dias. Como uma regra geral, faça seus exercícios de potência muscular nos dias que seus níveis de energia e motivação estiverem altos. Você nunca deve colocar seu corpo em um treino intenso se você tiver quaisquer sintomas de fadiga, dor, sistema imunológico comprometido ou outro mal-estar.

Exercícios de saltos pliométricos

Estes exercícios melhoram a potência muscular. Eles são tipicamente realizados por mulheres com um elevado nível de condicionamento, como velocistas, saltadoras e arremessadoras, ou por esportistas, cujos esportes incorporam esses movimentos. Contudo, se você é uma atleta competitiva ou uma iniciante do exercício em geral, esses exercícios podem levar o seu treino para outro nível, acrescentando dinamismo e energia para seu programa. Se você quer se parecer com uma atleta tonificada e afinada, então também deve treinar como uma.

Esses exercícios têm um nível alto de impacto e vão requerer algum treino técnico para os padrões de movimentos. Sugerimos que você comece a quebrar os movimentos em seus componentes. Depois, faça a sequência em um esforço de no máximo 60% para permitir que seus músculos, articulações e sistema neurológico se adaptem as primeiras sessões.

Você vai precisar de uma superfície reta (uma pista de atletismo sintética é ideal) e um espaço de 30 m a 50 m para trabalhar.

SALTOS ALTERNADOS

Foco do exercício
Potência muscular da perna e força e estabilidade de aterrissagem

Como fazer
De um ponto de partida, mova o seu peso para sua perna da frente para se preparar para o movimento (Figura 8.6a), e empurrar a perna de trás dirigindo seu joelho da frente para a frente, de modo que essa perna fique paralela ao chão conforme você avança (Figura 8.6b). Aterrisse com a perna oposta, e então imediatamente mande a outra perna para a frente para produzir uma continua sucessão de saltos, alternando de uma perna para outra. Procure ter um contato mínimo com o solo (ação-reação) e tente cobrir a maior distância horizontal possível a cada salto. Mantenha seus quadris para cima e para a frente. Todas as juntas (tornozelos, joelhos e quadris) devem permanecer firmes, já que qualquer vacilo conforme você aterrissa irá minimizar o efeito do ciclo de alongamento-contração, ou o efeito de elasticidade, e reduzirá a potência e a eficácia.

> Para se manter ereta, imagine que você tem um fio preso no topo de sua cabeça e que você está sendo puxada na vertical conforme se move.

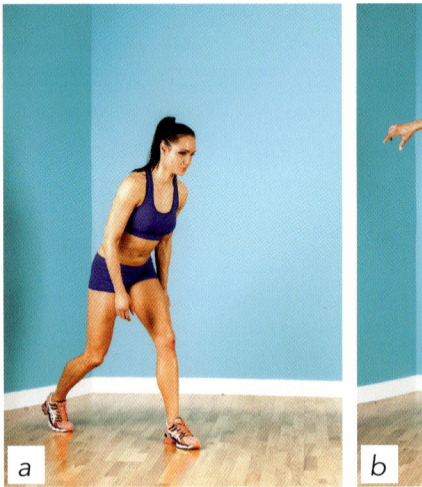 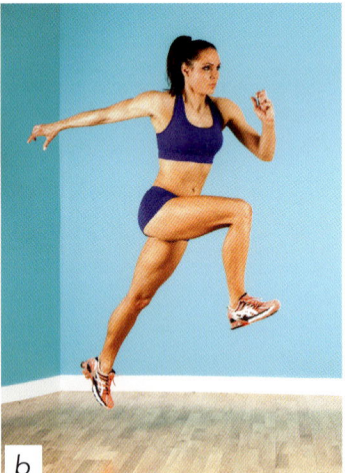

Figura 8.6 Saltos alternados.

SALTO HORIZONTAL

Foco do exercício
Potência muscular dos quadríceps

Como fazer
Fique de pé, com seus pés separados na largura dos quadris, flexione os tornozelos, joelhos e quadris, e jogue ambos os braços para trás (Figura 8.7a). Mova-se rapidamente para cima e para a frente a partir das pernas e quadris, e mova seu braços acima da cabeça em um movimento contínuo (Figura 8.7b). Caia com seus joelhos e braços para trás, de volta à posição inicial, e repita.

> Os mais avançados podem executar essas saltos continuamente, ao passo que os que são novos para esse exercício podem fazer uma pausa para se levantar e se aprumar entre os saltos. O segredo para um bom salto é uma sequência suave de preparo e extensão dos tornozelos para os joelhos, os quadris e os braços.

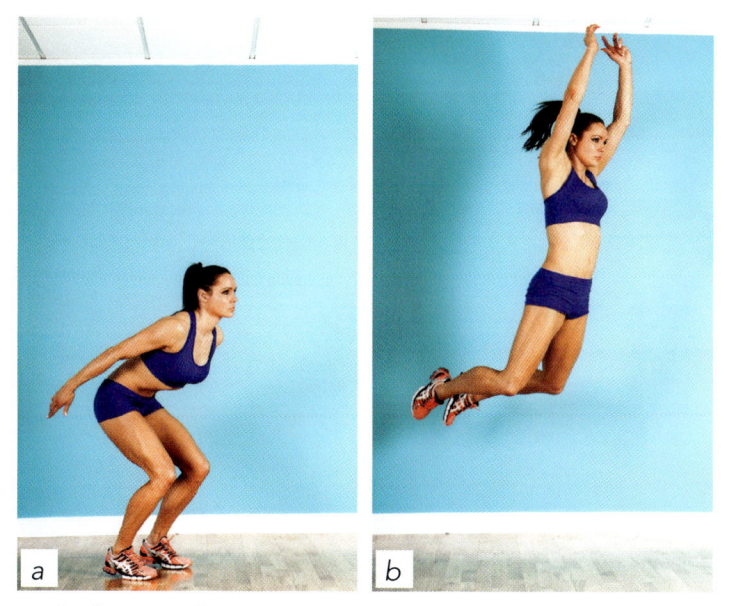

Figura 8.7 Salto horizontal.

Exercícios pliométricos sobre caixas

Esses são exercícios pliométricos tradicionais, cujo propósito é, frequentemente, desenvolver potência muscular. Dessa forma, são muitas vezes realizados por velocistas, lançadores, saltadores e levantadores de peso. Realizar esses exercícios exige coordenação e prática.

O nível de impacto associado com cada exercício depende se você está saltando sobre uma caixa (impacto reduzido) ou para fora de uma caixa (maior impacto). Portanto, selecione exercícios cuidadosamente para o seu nível de treinamento, com caixas, *steps* ou plataformas de tamanhos variáveis em uma superfície lisa.

SALTO PLIOMÉTRICO

Foco do exercício
Potência reativa da parte inferior do corpo

Equipamento
Caixa ou *step* na altura do joelho, aproximadamente

Como fazer
Fique de pé na frente da caixa, flexione seus tornozelos, joelhos e quadris e traga os braços por trás de seu corpo (Figura 8.8a). Pule para o alto trazendo os braços na frente do seu corpo para ajudar o movimento (Figura 8.8b) e caia sobre os pés retos (Figura 8.8c). Desça com cuidado e repita.

Novatos podem usar uma caixa menor, enquanto os mais avançados podem aumentar continuamente a altura da caixa. Evolua para salto com uma perna só: primeiro, tente pular com os dois pés e cair em um só. Em seguida, tente saltar e pousar com um pé só. Aconselhamos a reduzir a altura da caixa quando você tentar saltos com uma perna só.

> Procure estender completamente o seu corpo no salto antes de flexionar as pernas para pousar na caixa. Isso permitirá uma melhor altura do salto, impedindo-a de cair para trás.

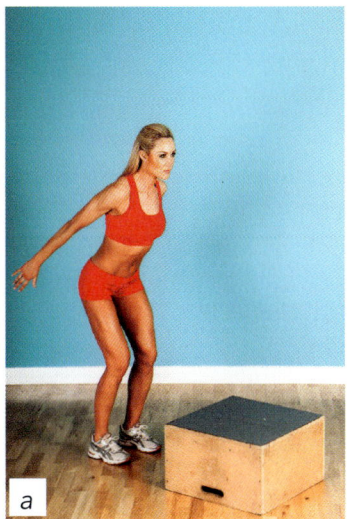 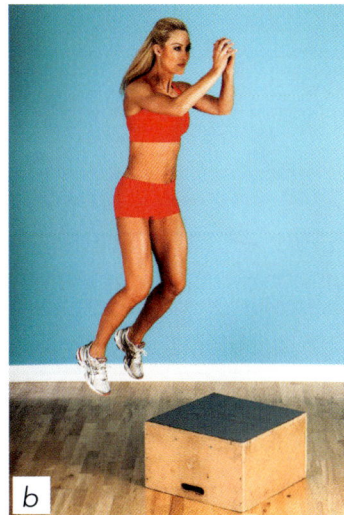 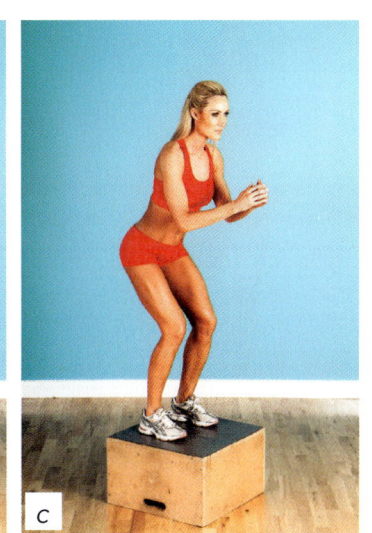

Figura 8.8 Salto pliométrico.

SALTO PROFUNDO – VERTICAL

Foco do exercício
Potência muscular da parte inferior do corpo

Equipamento
Caixa ou *step* na altura do joelho

Como fazer
Fique na borda frontal da caixa com espaço livre no chão à sua frente e levante uma perna tirando-a da caixa e colocando-a levemente à sua frente (Figura 8.9a). Incline-se para a frente e pise para fora da caixa, pousando em ambos os pés com os joelhos ligeiramente flexionados e concentrando o peso nas pontas dos pés (Figura 8.9b). Imediatamente, pule para cima o mais rápido possível, tentando chegar à altura máxima (Figura 8.9c). Volte para a caixa e repita. Aumente a altura da sua marca para medir o progresso (veja a dica a seguir).

> Coloque uma bandeira de salto vertical ou um marcador equivalente acima da cabeça e tenha como objetivo alcançá-lo e tocá-lo a cada salto.

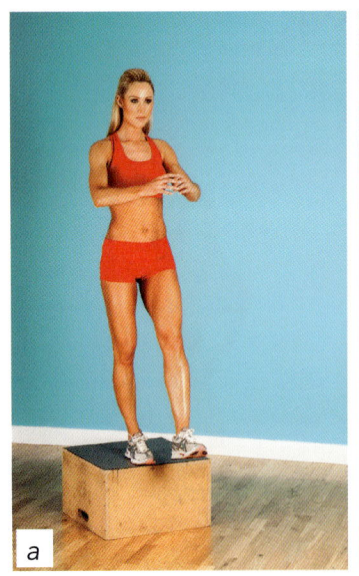 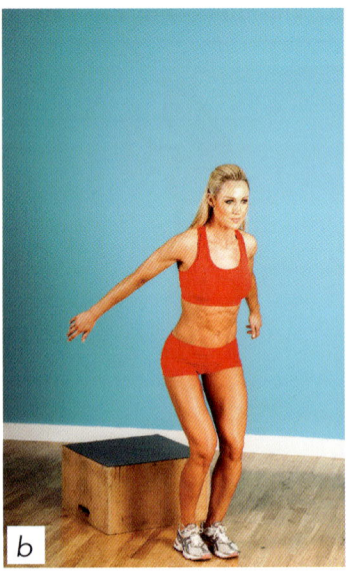 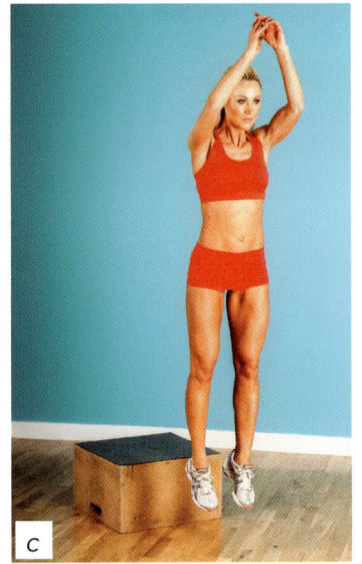

Figura 8.9 Salto profundo – vertical.

Exercícios de potência muscular com *medicine ball*

Exercícios de potência muscular com *medicine ball* são perfeitos para um condicionamento geral do corpo e como introdução para os treinos de potência muscular. Eles também são adequados para esportes e atividades que exigem toda resistência de potência muscular (futebol, vôlei, basquete e boxe).

Para cada exercício, selecione uma *medicine ball* de peso adequado. Você pode descobrir que precisa mudar os pesos para se adequar a diferentes exercícios. Você também precisa trabalhar em uma área livre, com acesso a um parceiro ou a uma parede. Quando feitos como um circuito, esses exercícios são ótimos para gastar calorias.

LANÇAMENTO ACIMA DA CABEÇA SENTADO

Foco do exercício
Potência muscular da parte superior do corpo

Equipamento
Medicine ball de 2 a 5 quilogramas; parede ou parceiro

Como fazer
Sente-se no chão, com suas pernas estendidas na sua frente, posicionadas à distância de uma parede ou um parceiro. Levante a bola acima e atrás da sua cabeça com seus braços flexionados (Figura 8.10a). Vigorosamente jogue a bola na parede (ou em seu parceiro) um pouco acima da altura da cabeça, estendendo os cotovelos (veja Figura 8.10b). Conforme a bola volta para você, pegue-a com ambas as mãos. Permita que a bola recue para trás e imediatamente jogue-a de volta. Repita o movimento para a frente e para trás. Comece devagar, e aumente gradualmente a velocidade ao longo das repetições. Evolua para um arremesso com uma só mão usando uma bola mais leve para adicionar estabilidade nos ombros e na precisão.

> Para um lançamento eficiente, estenda a ponta dos dedos e dê um toque rápido ao soltar a bola. Mantenha seus músculos do *core* firmes e seu peito para cima conforme pega e recua a bola, para evitar qualquer absorção da força.

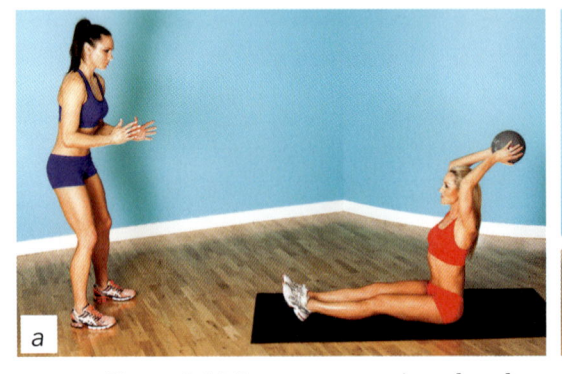 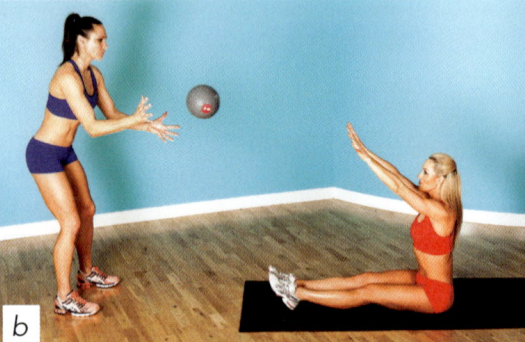

Figura 8.10 Lançamento acima da cabeça sentado.

LANÇAMENTO NO CHÃO

Foco do exercício
Potência muscular da parte superior do corpo

Equipamento
Medicine ball de 2 a 5 quilogramas

Como fazer
Fique de pé, com seus pés separados por uma distância levemente maior do que os seus ombros, e levante a bola diretamente acima da sua cabeça (Figura 8.11a). Com um movimento contínuo, jogue a bola para baixo e para o chão na frente de seus pés, primeiro flexionando e depois estendendo seus cotovelos e, finalmente, usando seus dedos (Figura 8.11b). Conforme a bola rebate para cima, pegue-a e repita o processo. Certifique-se de que você mova a cabeça para trás conforme a bola rebate para que ela não lhe acerte no queixo! Quanto mais perto a bola chega dos seus pés, mais acuradamente ela irá rebater, de forma que você não precisa se mover para recuperá-la.

> Você pode manter as pernas estendidas para ativação isolada do tríceps ou flexionar seus joelhos conforme faz arremesso, para uma contribuição de todo o corpo.

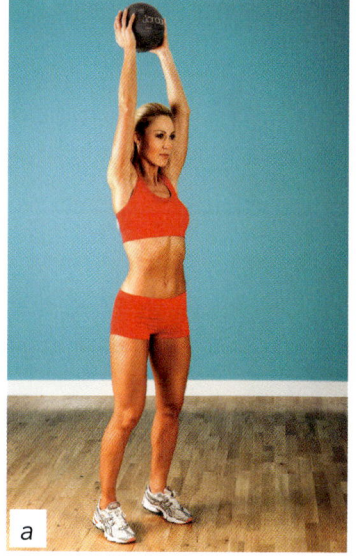 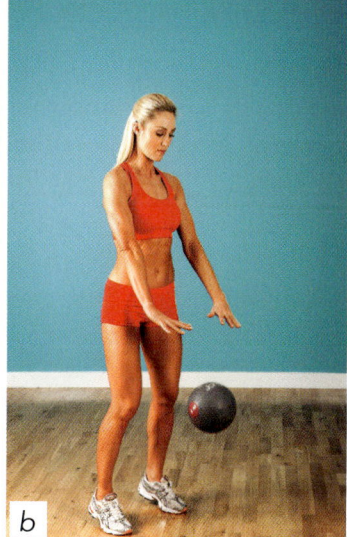

Figura 8.11 Lançamento no chão.

LANÇAMENTO LATERAL SENTADO

Foco do exercício
Potência muscular dos músculos do *core*

Equipamento
Medicine ball de 2 a 5 quilogramas; parede ou parceiro

Como fazer
Sente-se no chão perpendicularmente a uma parede (ou a um parceiro) e a uma distância de arremesso (aproximadamente 2 m), com as pernas estendidas à sua frente e os joelhos levemente flexionados. Segure a bola com ambas as mãos e rotacione o seu tronco para longe da parede ou de seu parceiro de forma que ele fique logo atrás do seu quadril (Figura 8.12a). Arremesse a bola contra a parede ou para seu parceiro ao rotacionar o seu tronco para outra direção e estenda seus braços transversalmente pelo seu corpo para soltar a bola da altura dos seus ombros (Figura 8.12b). Receba a bola que volta pelo lado, permitindo que seu corpo recue, e repita o arremesso. Mude de direção e repita no outro lado. Comece lentamente e aumente aos poucos a velocidade dos movimentos. Avance ao aumentar a distância entre a pegada e o ponto de arremesso, e levante levemente seus calcanhares do solo para a duração do exercício.

> Mantenha os músculos do *core* firmes e o peito para cima durante todo o movimento.

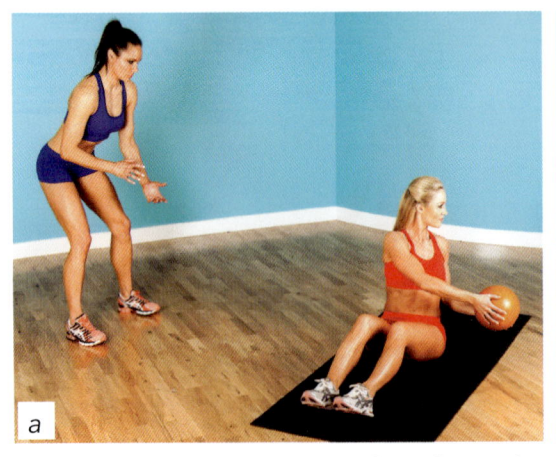 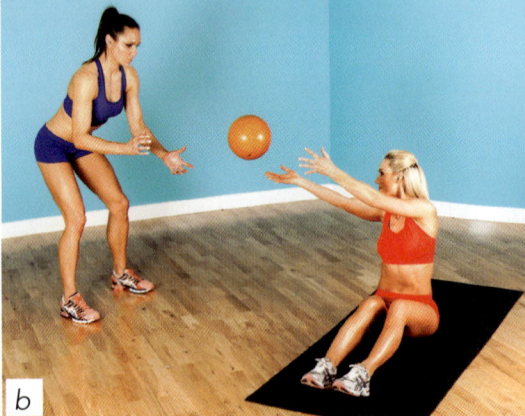

Figura 8.12 Lançamento lateral sentado.

LANÇAMENTO PARA TRÁS

Foco do exercício
Potência muscular de todo o corpo

Equipamento
Medicine ball de 2 a 5 quilogramas

Como fazer
Fique de pé em um espaço aberto com cerca de 10 m a 20 m atrás de você, dependendo da sua capacidade de arremesso. (Se você tiver um espaço limitado atrás de você, então trabalhe com uma bola mais pesada, que é mais difícil de mandar mais longe.) Com seus pés mais abertos que a distância dos ombros, segure a bola acima da sua cabeça com as mãos (Figura 8.13a). Balance a bola para baixo entre as pernas, flexionando seus joelhos e mantendo as costas retas (Figura 8.13b). Estenda seus joelhos e braços para arremessar a bola para cima e para trás da sua cabeça e, então, a solte (Figura 8.13c), procurando chegar a uma distância máxima. É natural que você vá para trás conforme solta a bola, então fique pronta para dar um passo para trás para evitar tropeçar. Pegue a bola e repita.

> Confira se a trajetória da bola faz um arco. Se bola atingir o solo rápido demais (por exemplo, antes de encostar na parede), é provável que você esteja lançando-a antes do ponto ideal de extensão.

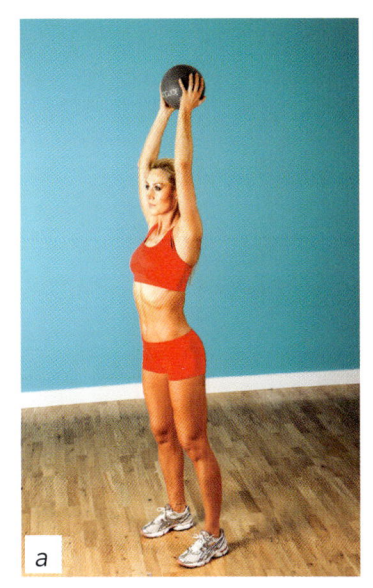
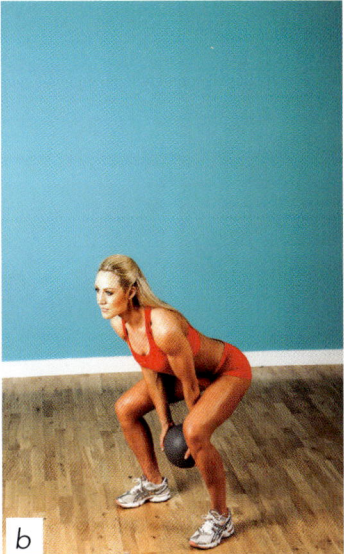
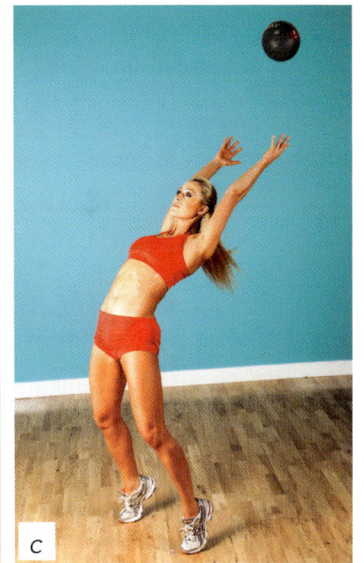

Figura 8.13 Lançamento para trás.

LANÇAMENTO VERTICAL SENTADO

Foco do exercício
Potência muscular dos deltoides

Equipamento
Medicine ball de 2 a 5 quilogramas

Como fazer
Sente-se no chão com suas pernas estendidas e segure a bola na altura do peito. Vire seus cotovelos para fora e posicione a bola com suas mãos viradas para cima (Figura 8.14a). Estenda seus cotovelos e dedos para arremessar a bola diretamente sobre sua cabeça (Figura 8.14b). Pegue-a de volta e repita o movimento. Evolua o exercício aumentando o peso da bola.

> Mantenha os músculos do *core* firmes e o peito para cima para isolar seus ombros durante o exercício.

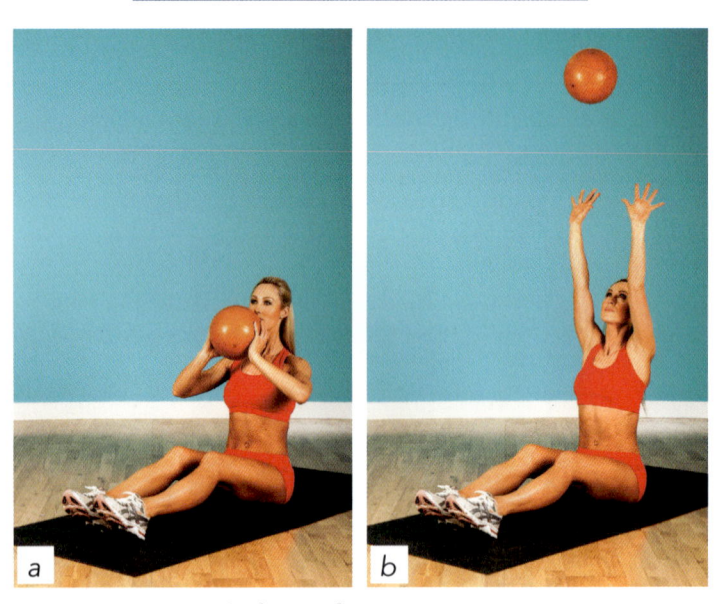

Figura 8.14 Lançamento vertical sentado.

Exercícios de Levantamento Olímpico

Estes exercícios são os que melhor compreendem uma ativação total dos músculos e desenvolvem a potência muscular máxima. Eles não se limitam ao programa de um levantador de peso, sendo utilizados por atletas de numerosos esportes e disciplinas, indo de corredores de maratona, passando por atletas de pista, de campo e jogadores de esportes coletivos. Um levantamento olímpico pode fazer o trabalho de diversas máquinas, alcançando eficiência de treino e economia de tempo. Se você quiser aproveitar bem a maior parte do seu tempo na academia, então aprender esses movimentos pode ser a solução para economia de tempo para o seu condicionamento físico.

Para aprender a técnica correta antes de colocar peso adicional, comece a desmembrar os exercícios em suas partes componentes, conforme mencionamos antes neste capítulo. Em seguida, faça a sequência com cerca de 50% a 60% do esforço máximo para permitir que seus músculos, articulações e sistema neurológico se adaptem e desenvolva o processo de aprendizagem motora correta em relação às primeiras sessões. Repetições e séries variarão dependendo se você estiver trabalhando potência muscular absoluta ou resistência de potência muscular, e você também deve ajustar o peso de acordo.

POWER CLEAN

Foco do exercício
Potência muscular geral

Equipamento
Plataforma de levantamento de peso (ou uma superfície lisa que seja adequada para levantamento), barra para levantamento (de preferência uma barra olímpica), anilhas de peso (varie o peso de acordo com a força e o objetivo), e luvas especiais (opcional)

Como fazer
Fique de pé com seus pés separados na largura dos quadris ou um pouco mais com a ponta dos seus pés posicionadas sob a barra. Agache-se e segure a barra com uma pegada ligeiramente maior do que a largura dos ombros. Mantenha suas costas retas, o peito para cima e seus braços estendidos (Figura 8.15a).

Para executar o movimento, puxe a barra para cima a partir do chão ao estender seus quadris e joelhos. Conforme a barra atinge a altura dos joelhos, vigorosamente levante os ombros, mantendo a barra perto de suas coxas. Quando a barra passar do meio das suas coxas, permita que ela toque seu corpo (Figura 8.15b). Continue puxando para cima, estendendo seu corpo e se movendo sobre seus dedos dos pés. Em seguida, flexione os ombros e puxe a barra para cima com os braços, flexionando também os cotovelos (Figura 8.15c). Rapidamente, puxe seu corpo sob a barra enquanto roda os cotovelos em torno dela. Apoie em seus ombros conforme flexiona os joelhos a 90 graus (Figura 8.15d). Levante-se imediatamente para completar a repetição (Figura 8.15e). Para abaixar a barra, flexione seus joelhos e deite-a sobre suas coxas, e, então, abaixe-a no solo enquanto mantém suas costas retas. Se o peso for pesado, você pode optar por largar a barra conforme você a abaixa.

> Faça o movimento suave e continuamente, levantando firmemente do chão e, em seguida, acelerando para o ponto mais alto do movimento. Evite sacudir a barra quando ela sai do chão, já que isso vai desorganizar o padrão do movimento e pode causar lesões.

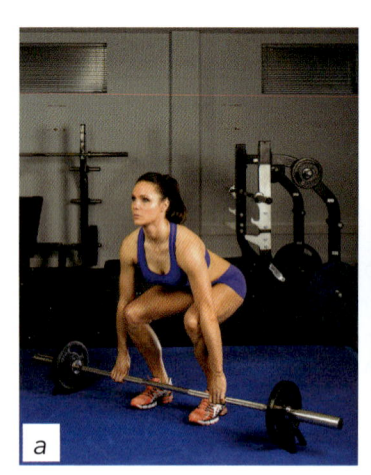
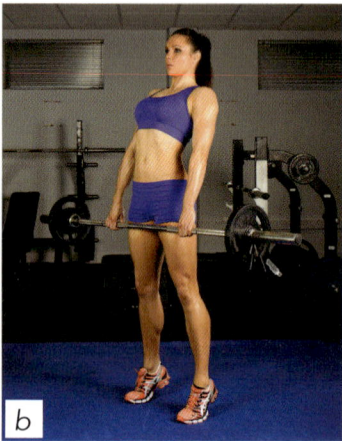

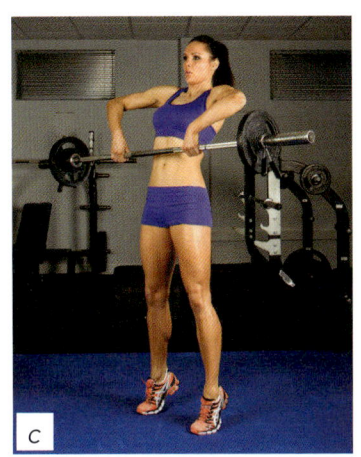
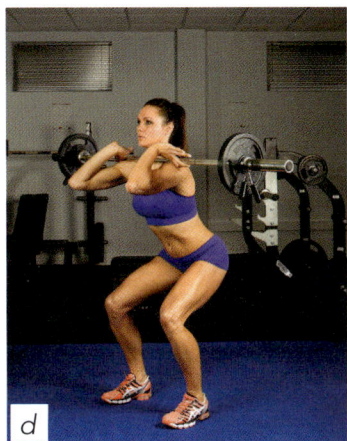
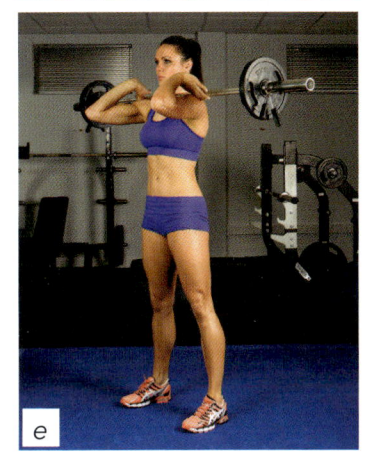

Figura 8.15 *Power clean*.

ARREMESSO

Foco do exercício
Potência muscular de todo o corpo

Equipamento
Plataforma de levantamento de peso (ou uma superfície lisa que seja adequada para levantamento), barra para levantamento (de preferência uma barra olímpica), anilhas (varie o peso de acordo com a força e objetivo), e o luvas apropriadas (opcional)

Como fazer
Faça o movimento do primeiro tempo de arremesso descrito anteriormente (veja as Figuras 8.15a a 8.15e). Execute o arremesso a partir da posição final do exercício anterior. Com a pressão nos seus calcanhares, abaixe seu corpo, flexionando ligeiramente os joelhos e os tornozelos (Figura 8.16a). Vá para cima de modo explosivo com suas pernas, pressionando e dividindo seus pés, com um para a frente e outro para trás o mais rápido possível enquanto estende com vigor seus braços sobre a cabeça (Figura 8.16b). Nessa posição dividida, sua canela da frente deve ficar na vertical em relação ao chão e o pé da frente, plano com seu joelho de trás flexionado. A posição da barra deve estar diretamente sobre suas orelhas, mantida no comprimento do braço com as costas retas. Empurre com as pernas e posicione seus pés lado a lado para completar o movimento (Figura 8.16c). Para abaixar a barra, desça-a até seus ombros, flexione seus joelhos e, em seguida, abaixe a barra no chão ou deixe-a cair, como no movimento de retorno do exercício anterior.

> A maioria das mulheres consegue pegar mais peso do que consegue arremessar, razão pela qual você pode precisar de um peso mais leve do que o que você usa no primeiro tempo de arremesso. Além disso, estabilidade do ombro é a chave para um arremesso bem-sucedido, então condicione bem os seus ombros antes de tentar esse exercício.

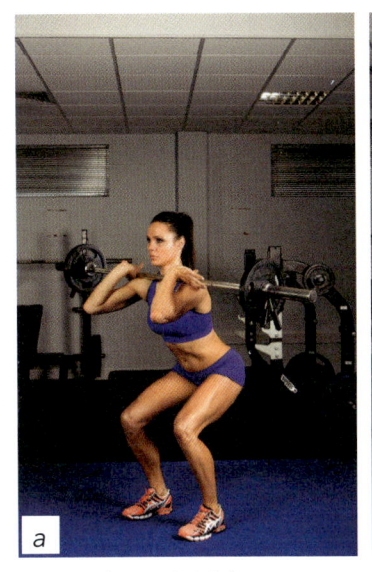 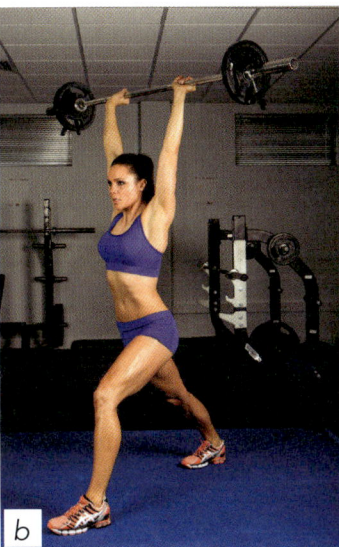 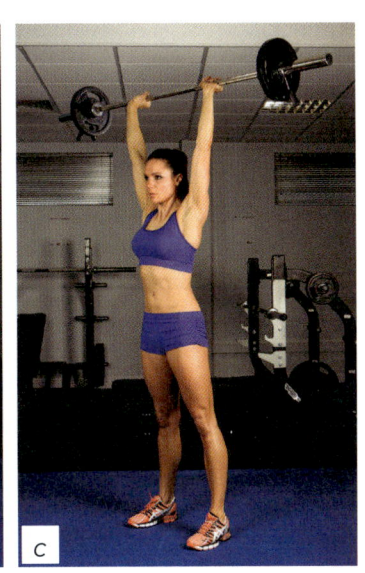

Figura 8.16 Arremesso.

ARRANCO

Foco do exercício
Potência muscular de todo o corpo

Equipamento
Plataforma de levantamento de peso (ou uma superfície lisa que seja adequada para levantamento), barra para levantamento (de preferência uma barra olímpica), anilhas (varie o peso de acordo com a força e objetivo), e luvas apropriadas (opcional)

Como fazer
Fique de pé, com seus pés separados por uma distância um pouco maior que os seus quadris, com as pontas dos pés posicionadas sob a barra. Agache-se e pegue a barra por cima. Estenda suas costas, mantendo seu peito para cima e braços retos (Figura 8.17a).

Para executar o movimento, puxe a barra para cima ao estender seus quadris e joelhos. Conforme a barra chega à altura dos seus joelhos, mantenha suas costas estendidas, mantendo o mesmo ângulo em relação ao chão da sua posição inicial. Quando a barra passar seus joelhos, eleve seus ombros vigorosamente, embora mantendo a barra o mais próximo das pernas quanto possível e, quando passar pela parte superior de suas coxas, permita que ela toque você. Continue a puxar a barra para cima, estendendo seu corpo (Figura 8.17b).

Em seguida, encolha os ombros e puxe a barra para cima com os braços, com os cotovelos para fora e por cima da barra pelo maior tempo possível (Figura 8.17c). Conforme a barra chega ao seu ponto mais alto, puxe seu corpo agressivamente por baixo da barra para cair em uma posição de agachamento e levantá-la com os braços estendidos (Figura 8.17d). Assim que você pegar a barra com os braços travados em uma posição de agachamento, levante-se, mantendo a barra sobre sua cabeça, para completar o movimento (Figura 8.17e). Para voltar à barra, flexione os joelhos ligeiramente e abaixe-a para descansá-la em suas coxas. Então, mova-a para o chão, mantendo as costas retas. Se o peso for pesado, e for seguro, você pode largar a barra. Isso pode reduzir o estresse e a fadiga envolvidos na volta do exercício quando são feitos vários turnos.

> Complete o exercício como um movimento contínuo completo, elevando-se firmemente do chão de forma constante e, em seguida, acelerando para a posição de topo.

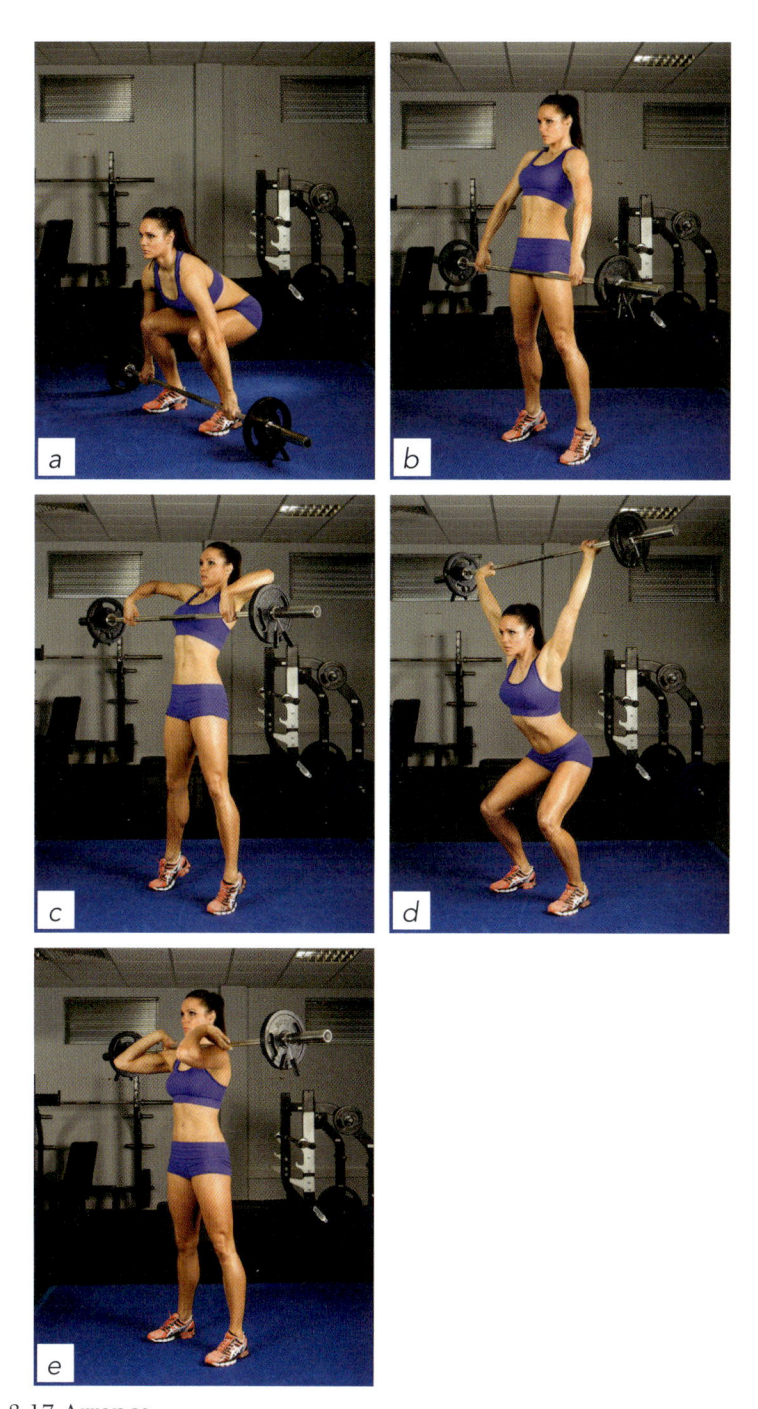

Figura 8.17 Arranco.

EXERCÍCIOS EM UMA PLATAFORMA VIBRATÓRIA

Fazer exercícios padrão de força em uma plataforma vibratória, pode simultaneamente melhorar a sua potência muscular. Isso é por causa do reflexo de vibração tônica criado por uma pré-ativação. Isso resulta em uma percentagem de recrutamento de fibras musculares e melhor coordenação muscular em comparação a exercícios sem vibração. Além disso, com vibração, seus músculos são estimulados a se contrair a uma velocidade acelerada como resultado de uma resposta reflexa em seus músculos. Então embora você não esteja pulando ou saltando na máquina, como faria no treino de potência convencional, seus músculos ainda enfrentam o ciclo de alongamento-contração, e adaptações de força acontecem. Isso faz do treinamento em vibração uma ótima escolha se você quer melhorar a potência muscular, mas reduzir o impacto sobre as articulações, como quando você está se recuperando de alguma lesão ou seu objetivo é manter um poder de potência muscular durante uma temporada de competições sem o risco de se machucar. Centenas de exercícios de força convencionais podem ser executados em uma plataforma vibratória e isso inclui agachamentos, *lunges*, flexões, entre outros. Você pode executar estes exercícios de forma estática ou dinâmica.

Exercícios de corrida com carga

Corridas de velocidade são um exemplo clássico da potência muscular em ação. Você pode realizar seus *sprints* em uma máquina ergométrica (esteira, remos, bicicleta ou elíptico), em uma pista, na grama em subidas ou em uma piscina. O princípio por trás de um *sprint* é fazer cada padrão de movimento ao máximo e repetir por uma distância pequena (potência muscular de tempo curto). Um *core* musculoso, boa força total do corpo e boa técnica irão melhorar o seu desempenho e eficiência na corrida. Para exemplos de treinos de resistência de potência muscular para corridas, veja o Capítulo 6. Corrida de velocidade tipicamente envolve o peso do corpo sozinho, mas você pode fazer corridas com pesos adicionais para aumentar ainda mais o seu poder de força e potência muscular. Lembre-se: força é igual massa vezes aceleração! Você pode fazer corridas com pesos ao puxar tanto um carrinho (ou uma pessoa), de forma que o peso fique atrás de você, ou empurrar um carrinho (ou uma pessoa), de forma que o peso fique à sua frente.

CORRIDA PUXANDO UM CARRINHO

Foco do exercício
Potência muscular e velocidade de todo o corpo

Equipamento
Carrinho pequeno de mão (ou simplesmente amarre uma corda ou correia diretamente através de um disco com furo, no qual a barra de peso tipicamente é inserida, ou em torno da cintura de um parceiro) e uma superfície lisa.

Como fazer
Amarre seus braços ou sua cintura no carrinho ou no parceiro, e fique em uma posição de arrancada para uma corrida. Assuma uma posição inclinada para a frente, e então acelere rapidamente, dê passos usando os seus dois pés em movimentos velozes e curtos conforme direciona seu joelho e aumenta sua velocidade. Se estiver usando um parceiro, ele vai precisar se inclinar para trás e aplicar uma força na direção oposta à que você o estiver puxando. Para avançar, você pode aumentar o peso, a resistência do seu parceiro ou a distância.

> Durante a corrida de 30 m, seu corpo deve permanecer em uma posição levemente inclinada para a frente, para evitar que o peso do carrinho a puxe para trás. Mantenha seus tornozelos, joelhos e quadris firmes, e mexa seus braços para gerar mais energia e impulso.

CORRIDA EMPURRANDO UM CARRINHO

Foco do exercício
Potência muscular e velocidade da parte inferior do corpo

Equipamento
Um carrinho (sem breque de mão) ou um parceiro. De preferência, tenha um parceiro para guiar o carrinho ou para atuar como um trenó em movimento, empurrando para trás para aplicar resistência conforme você o empurra.

Como fazer
Fique de pé diante do carrinho ou do parceiro. Segure as alças do carrinho ou coloque suas mãos nas costas do seu parceiro. Mantenha seus braços

retos. Para iniciar o movimento, incline rapidamente o peso do seu corpo para o carrinho ou para o parceiro, deixando seu corpo cair e levantando os calcanhares do chão. Direcione seus joelhos para a frente, entrando em contato com o chão com passos rápidos e curtos e mantendo o seu peso contra o seu carrinho/parceiro. Para avançar, aumente o peso do seu carrinho ou peça ao seu parceiro para aplicar uma resistência maior.

> Embora você esteja se inclinando para a frente, não permita que seus quadris vão muito para trás, ou você vai reduzir a força a ser transferida pelo seu corpo para o seu carrinho.

SUGESTÕES DE EXERCÍCIOS EXTRAS PARA TREINAMENTO DE POTÊNCIA MUSCULAR

Além dos exercícios de treinamento de potência muscular anteriores, você também pode querer explorar e experimentar os seguintes modos de treino.

Exercícios na máquina crossover
A máquina *crossover* é uma ótima maneira de incorporar exercícios de força em seu treino na academia. Os exercícios são realizados num pequeno espaço e o sentido do movimento é determinado pela máquina, então é um ambiente seguro e controlado. Exercícios de força baseados em cabos incluem rotações de tronco com extensão dos membros inferiores, virada com soco, joelhadas (usando cabos nos tornozelos) e rotações laterais. Para cada exercício, acelere o cabo do começo ao fim.

Exercícios de kettlebell
O formato do *kettlebell* e suas alças customizáveis faz que seja ideal para os movimentos de aceleração com uma ação de balanço. Você pode adicionar uma dimensão de arrancada a qualquer exercício de treinamento de circuito, incorporando os seguintes exercícios com o *kettlebell*: levantamento de *kettlebell* agachado, levantamento com um braço só e ponte com *kettlebell*.

Continua

Continuação

Exercícios de boxe

Estes exercícios são rápidos, poderosos e fantásticos para todo o condicionamento e tem um elevado gasto energético. Eles também ajudam especificamente desenvolver a força e a potência muscular na parte superior do corpo, que é muitas vezes inexistente em mulheres. Exercícios incluem o básico *jab*, cruzado e gancho. Faça esses em um determinado período de tempo ou por um número de repetições e experimente com combinações de exercícios.

RESUMO

- Potência muscular é definida como uma força feita em alta velocidade. Tanto esporte quanto atividades cotidianas contam com a geração de força e potência muscular para o desempenho e para a eficiência ideal, então esse tipo de treino tem inúmeros benefícios.
- Movimentos de potência muscular contam com o recrutamento de um grande número de fibras musculares e o uso predominante de suas fibras de contração rápida.
- Os muitos benefícios para melhorar sua potência muscular incluem o aumento do condicionamento físico em um curto tempo de treino; melhora na tonificação e definição muscular; aumenta do metabolismo e da metabolização da gordura; melhora na liberação de testosterona, hormônio do crescimento humano e serotonina para adaptação, reparo e regeneração; diversão, variedade e melhora no desempenho esportivo.
- Os dois tipos principais de potência muscular incluem força explosiva pura (a capacidade para produzir uma única ação explosiva máxima) e resistência de potência muscular (a capacidade para produzir movimentos repetidos de potência muscular com mínima perda de força).
- Antes de tentar o treino de potência muscular, condicione seu corpo para o impacto e a intensidade que são necessários com um condicionamento geral de força e estabilidade nas articulações. Além disso, desmembre quaisquer movimentos de potência muscular complexos em suas partes componentes antes de executá-los a toda a velocidade e intensidade.
- Treinos de potência muscular recomendados incluem pliométricos, saltos, saltos pliométricos em caixa, exercícios com *medicine ball*, levantamento de peso e corridas com carrinhos.

- O praticante com nível intermediário de treinamento pode incluir um treino de resistência de potência muscular uma ou duas vezes a cada sete a dez dias, e de potência muscular absoluta uma vez por semana. Um atleta competitivo deve gradualmente adaptar o treinamento de potência de acordo com a sua fase de treinamento atual e sua agenda de competição.

9

Fique ágil

Da forma mais simples, agilidade descreve a capacidade de mudar a direção do movimento do corpo, incorporando elementos tanto de aceleração quanto de desaceleração. Nos níveis mais altos de desempenho esportivo, a agilidade é uma manifestação da força da relação mente-corpo, resultando no corpo se movimentando em total harmonia e nos limites de sua própria concepção estrutural. Treinos de agilidade são majoritariamente focados mais em velocidade do que em condicionamento. Eles ensinam as capacidades motoras com o objetivo de desenvolver a capacidade de acomodar o trabalho neural intenso, mesmo quando perto da fadiga. Em situações de competição, esportistas de elite podem precisar executar padrões de movimentos precisos em apenas alguns segundos. Entretanto, isso não é exclusividade dos esportes. O treinamento da agilidade colocará novas exigências sobre o seu corpo, ajudando você não só a melhorar o seu condicionamento físico, mas também desenvolver capacidades que você pode transferir para o trabalho, descanso ou lazer. Se em seu tempo livre você participa de atividades como artes marciais, tênis, basquete, e futebol, pode esperar que o seu jogo vai melhorar.

Já que o treinamento da agilidade geralmente se baseia em sessões curtas de esforço de alta intensidade, ele pode ser uma rota verdadeiramente eficaz tanto para a perda de peso quanto para melhorar a forma física geral. O treinamento pode ser bem variado e, portanto, muito mais divertido do que simplesmente correr em linha reta ou repetidamente levantar algo para cima e para baixo na academia. Um subproduto adicional é a diminuição do risco de lesão quando você condiciona seu corpo para mudanças de direção e estímulos. Então, vale a pena acrescentar à sua rotina.

COMPONENTES DE AGILIDADE

Agilidade é um componente de desempenho crucial na maioria dos esportes e é uma expressão das forças combinadas de velocidade, potência e capacidade física. Engloba muitas demandas, desde o movimento lateral do jogador de tênis até a capacidade do saltador em altura de transferir a força horizontal para vertical conforme se aproxima da barra para o salto, e da coordenação mão-pé do lutador de *tae kwon do* até as táticas do esgrimista. Independentemente do esporte, a prática irá melhorar essa mercadoria muitas vezes subestimada. Antes de entrar na mecânica dos treinos, vamos dar uma olhada no que nós realmente queremos dizer quando falamos sobre agilidade ao dividi-la com suas partes constituintes:

- *Equilíbrio* – a capacidade de manter o equilíbrio estático e dinâmico tanto dos membros quanto do corpo como um todo.
- *Coordenação* – a capacidade de fazer uma gama de movimentos, de simples a complexos, com precisão de tempo, sequência e continuidade.
- *Reação* – a capacidade de recrutar respostas neuromusculares com o atraso mínimo em relação ao estímulo visual, auditivo ou cinestésico.
- *Noção espacial* – o grau de controle do corpo sobre o espaço.
- *Ritmo* – a capacidade de sincronizar o movimento com o tempo.
- *Sentido cinestésico* – a consciência da tensão nos músculos durante o movimento que ajuda a ajustar e melhorar a execução.
- *Movimento* – a capacidade de escolher padrões apropriados de movimento para acomodar demandas reais e notadas.

Exercícios multidirecionais requerem que esses componentes trabalhem em harmonia, em vez de isolados, já que estão muito próximos e conectados. Além disso, embora tenhamos dito que treinos de agilidade trabalham mais velocidade do que condicionamento, um treino básico de força (particularmente em suas pernas) é um pré-requisito para fazer os exercícios com eficiência. É por isso que atletas de elite dedicam um período de sua pré-temporada apenas para exercícios de condicionamento.

Melhorar a sua agilidade é um processo evolutivo que começa com o desenvolvimento de habilidades de locomoção, que se inicia nas brincadeiras de crianças quando elas tentam evitar serem pegas por outras crianças no pega-pega do recreio. Inicialmente, o movimento é ineficiente, o movimento dos braços é estranho, o equilíbrio é questionável e a coordenação inexiste. Aprender os movimentos motores básicos é o primeiro estágio, portanto, com variação em exercícios sendo a melhor maneira de aprender uma boa base de padrões de movimento gerais. Se você nunca tentou antes o treinamento da agilidade, você pode querer começar com o seguinte:

- Fazer movimentos estacionários com os braços, como bombear os braços, enquanto os pés ficam fixos.
- Praticar o movimento de correr com uma perna, mantendo a outra em contato com o chão.
- Pular no mesmo lugar em um ritmo estabelecido é também uma grande forma de começar, então tente isso com músicas variadas no seu *MP3* para variar o tempo.
- Faça exercícios de equilíbrio simples, como ficar em uma perna só ou pequenos saltos.
- Pratique mudança de direção, começando com padrões curvos, como correr em torno de cones em ambiente fechado, ou ao redor de árvores no parque fazendo o padrão de um número oito. Em seguida, passe para mudanças bruscas de direção que exigem um padrão de parar e acelerar. O conceito-chave para entender aqui é desacelerar usando vários passos curtos em vez de um longo passo, causando compressão de forças em seus joelhos.
- Existe um monte de protocolos por aí para medir agilidade. Um dos mais comuns é a simples corrida de obstáculos, na qual você cronometra a velocidade com que completa cada um dos vinte obstáculos de um circuito (um pé de cada vez). Um tempo menor de 3,4 segundos por obstáculo é considerado excelente. Uma boa ideia é se testar a cada 12 semanas para monitorar seu progresso.

MÉTODOS DE TREINAMENTO DE AGILIDADE

Uma vez que a aplicação primária para o treinamento da agilidade está na preparação para muitos esportes, atletas geralmente analisam as demandas básicas de esportes específicos e então criam desafios que espelham essas demandas. Os objetivos do treinamento de agilidade são melhorar o controle do corpo, aumentar a capacidade de superar a inércia, melhorar trabalho de pés e dominar mudança direcional. Esses fatores podem ser melhorados simultaneamente por exercícios multidirecionais envolvendo paradas e acelerações, geralmente feitas em velocidade. Uma máxima importante a observar dita que você deve estar confortável com os exercícios antes de trabalhar à fadiga, então incorpore exercícios de agilidade no seu aquecimento e volta à calma para ficar familiarizada com eles antes de tentar um treino intenso de agilidade. Tente alguns dos grandes exercícios descritos no Capítulo 4, que trata especificamente de movimentos para aquecimento e volta à calma.

MUDANÇA DE VELOCIDADE

Foco do exercício
Reação

Como fazer
Comece com uma corrida leve, e então alterne a velocidade para correr mais rápido, e depois para um *sprint*. Mude de velocidade com suavidade, e depois reduza novamente.

> Adicione um elemento aleatório, como reagir a uma determinada palavra em uma música que você esteja ouvindo. Por exemplo, acelere por 30 segundos se ouvir a palavra "corra" ou faça um *sprint* de 10 segundos se ouvir a palavra "rápido". O ideal é escolher algumas palavras que você possa garantir que vão aparecer com bastante regularidade.

BAMBOLÊ

Foco do exercício
Coordenação e ritmo

Equipamento
Bambolê

Como fazer
Fique dentro do bambolê com um pé na frente do outro. Levante o bambolê um pouco acima da linha da cintura, segurando-o contra suas costas. Empurre o bambolê ao redor da sua cintura e mova o seu peso para a frente e para trás. Trabalhe em ambos os sentidos, embora você possa descobrir que tem um lado mais forte; assim você garante que o seu lado mais fraco seja testado também.

> Tente evitar fazer movimentos circulares com os quadris. Pense mais em termos de balanço ou de bombeamento.

SUPERBAMBOLÊ (*POWER HOPPING*)

Foco do exercício
Equilíbrio e senso cinestésico

Como fazer
Comece em um ponto específico e então salte para a frente, para trás, para os lados e em diagonais. Sempre mantenha o seu corpo virado para a mesma direção. Tente se concentrar em saltar em oposição aos movimentos de arranco, pousando na ponta dos pés e dobrando seus joelhos. Aprender a desacelerar e acelerar leva a padrões de movimento mais eficientes e ao controle da produção de força.

> A curvatura do joelho antes do próximo salto é conhecida como um contramovimento (por exemplo, fazer o movimento inverso para se preparar para um exercício de esforço), que ajuda a aumentar a elasticidade natural da fáscia muscular.

ADICIONANDO TREINAMENTO DE AGILIDADE NO SEU TREINO

Você pode facilmente ajustar os exercícios de treinamento de força que aprendeu no Capítulo 7 para melhorar o seu sentido cinestésico e consciência espacial:

- Fazendo exercícios em apenas uma perna para o equilíbrio.
- Sente-se em uma bola de ginástica BOSU durante os exercícios para a parte superior do corpo para melhorar o equilíbrio e senso cinestésico.
- Coloque um pé em uma *core board* (um tipo de *step* elástico) para agachamentos ou inclinações para melhorar a coordenação e o equilíbrio.
- Faça flexões com uma das mãos apoiada em uma *medicine ball*, para melhorar o equilíbrio.
- Prefira pesos livres em vez de máquinas fixas, e halteres em vez de barras, para colocar uma maior demanda neuromuscular em seu corpo, a fim de melhorar a percepção espacial.
- Inclua muitos exercícios de rotação (por exemplo, rotação de tronco).
- Pense lateralmente: agachamentos e inclinações devem ser realizados para o lado e em diagonal em vez de estáticos, de frente para trás.

ESCADA DE CHÃO

Foco do exercício
Noção espacial

Equipamento
Escada leve

Como fazer
O objetivo primário dos exercícios na escada é melhorar a velocidade, então é preciso trabalhar em uma intensidade alta. Consequentemente, você deve permitir um curto descanso entre as séries para que você possa fazer a próxima série com o esforço máximo uma vez mais. Você pode empregar exercícios de escada como componentes de uma sessão de treino ou como um exercício por si só. No último caso, pelo menos uma sessão de 30 minutos, começando com um aquecimento seguido de 5 minutos em cada um dos exercícios e depois uma volta à calma.

Como mencionado nos procedimentos de testes, uma escada de chão para treinamento funcional é uma ferramenta muito útil, mas não sinta que você tem de investir em um suporte caro. Você pode facilmente fazer um em casa, se tiver um pouco de espaço e um rolo de fita. Estabeleça duas linhas paralelas cerca de 30 cm de distância e, em seguida, adicione os vinte degraus, distanciados por cerca de 35 cm. Exercícios de escada incluem o seguinte:

Corrida leve
Leve seus cotovelos para trás para ajudar a aumentar a velocidade e se concentre em colocar seus pés de volta no chão o mais rápido possível, imaginando suas pernas como pistões. Caia nas pontas dos pés e mantenha seu peito e sua cabeça levantados.

Corrida rápida
Depois de correr pela escada, continue por mais 10 m em velocidade máxima, gradualmente alongando seus passos. Observe as mesmas dicas de técnica do exercício anterior.

Passos para as laterais
Mantenha seus quadris baixos, fique nas pontas dos pés, não levante os pés, e foque em movimentos laterais. Lembre-se de ir para as duas direções.

Passos laterais
Ande todo o comprimento da escada e depois ande aleatoriamente por ela, deslocando sua posição: comece com os dois pés em um lado da escada, mova os dois pés dentro dela, e, em seguida, novamente coloque os dois pés no outro lado. Volte para a posição de início, mas mova-se um degrau acima da escada. Continue indo de um lado para o outro até percorrer toda a escada.

Pulo dentro-fora
Com seus pés juntos, percorra o comprimento da escada, pulando no espaço entre degraus e então para fora de novo.

Pulo com pés alternados dentro-fora
Percorra o comprimento da escada, pulando com um pé no espaço entre os degraus e então para fora, no mesmo lado, lembrando de trabalhar ambas as pernas. Em sua perna esquerda, você vai trabalhar até o lado esquerdo da escada e vice-versa com a perna direita. Concentre-se em cair suavemente dobrando o joelho conforme você toca o chão, usando os músculos da coxa para absorver o impacto.

Saltos
Comece do lado da escada com seus pés juntos e diante da escada a um ângulo de 45 graus, os joelhos flexionados e os braços puxados para trás. Depois, explode para cima, balançando os braços para ajudar a ganhar impulso, e pulando por sobre a escada. Vire a parte inferior do seu corpo conforme você atravessa para o outro lado e coloca os pés no chão novamente, virando ligeiramente em direção à escada.

CORRIDA COM OBSTÁCULOS

Foco do exercício
Reação

Como fazer
Você pode fazer esses exercícios em qualquer espaço aberto, usando marcadores como cones, copos de plástico, pedras ou mesmo árvores. Faça-os na velocidade de *sprint*, tendo um período rápido de recuperação entre as séries, de cerca de 10 a 15 segundos. Faça 10 repetições de cada exercício para se familiarizar com o movimento e então execute-o com precisão, eficiência e controle conforme fica fadigada. Os exercícios de corrida com obstáculos incluem o seguinte:

Corridas lineares

Corra para a frente para tocar o marcador e, em seguida, para trás, para o seu ponto de partida. São *sprints*, de modo que é preciso manter a distância de cerca de 10 m.

Corridas laterais

Cubra a distância entre dois marcadores colocados a 20 m de distância, executando lateralmente, alternadamente cruzando o pé de trás mais à frente e depois atrás novamente.

Corrida com curvas

Corra ao longo de uma linha de marcadores, situado a 5 m de distância uns dos outros, correndo entre eles com movimentos suaves. Tente não perder velocidade conforme você encontrar cada obstáculo.

Zigue-zague

Coloque marcadores em duas linhas separadas por uma distância de 5 m e obstáculos em intervalos de 5 m em um padrão de zigue-zague. Corra de um para o outro, mudando de direção o mais rapidamente possível. Lembre-se de encurtar o seu comprimento do passo, a fim de desacelerar e depois acelerar para longe do ponto original.

Quadrado

Coloque marcadores em uma formação de mais ou menos 10 m quadrados e então corra ao redor deles. Mantenha a mesma forma em todo o circuito para que você execute para a frente, para o lado, para trás e depois para o outro lado.

PULAR CORDA

Foco do exercício

Coordenação e ritmo

Equipamento

Compre uma corda de qualidade (em vez da versão infantil), que durará por várias sessões e ajudará você a conseguir um condicionamento balanceado. A corda deve ser longa o suficiente para alcançar suas axilas quando você está no meio do salto.

Como fazer

Verifique se você tem espaço suficiente para que não acerte nada (ou ninguém) com a corda. Caia com suavidade a cada salto. Faça contato com a ponta dos seus pés primeiro, e então abaixe a extensão do seu pé até os calcanhares. Isso é o inverso da ação do pé utilizada em corrida. Exercícios de pular corda incluem o seguinte:

Pulo básico

Segure uma alça em cada mão e deixe o resto da corda no chão atrás de seus calcanhares. Mantenha as mãos na altura do quadril e utilize os pulsos, não os ombros, para girar a corda por sobre sua cabeça até de volta aos seus pés. Conforme a corda se aproxima, manter os pés juntos e salte apenas alguns centímetros do chão. Caia na ponta dos pés o mais suavemente possível. Repita o processo lentamente a princípio, e, em seguida, tente encontrar um ritmo constante. Se você tiver dificuldade para sincronizar seus saltos, faça a corda bater no chão um pouco na sua frente antes de saltar. O barulho da corda vai ajudá-la a pular no tempo certo.

Cruzando os braços

Comece com o salto básico. Quando a corda estiver diretamente acima de sua cabeça, cruze seus braços na altura da cintura. Conforme a corda se aproxima do chão, salte sobre ela. Quando estiver acima da sua cabeça de novo, descruze seus braços de forma que voltem para a posição inicial. Mantenha seus pulsos firmes em todos os momentos e as suas mãos para baixo e próximas. O exercício funciona melhor se você cruzar e descruzar os braços a cada salto (por exemplo, alternar saltos cruzados com básicos).

Pulo lateral

Salte de um lado para outro conforme a corda passa sob seus pés, cobrindo cerca de 15 cm para cada lado. Mantenha os joelhos e os tornozelos com pouco impacto para evitar lesões.

Rotação

Conforme você pula para cima, gire na altura da cintura, movimente suas pernas e pés a um ângulo de 45 graus para o lado, mantendo o tronco para a frente. Concentre-se em manter os pés juntos durante todo o movimento. No próximo balanço, pule e gire mais uma vez, dessa vez mova as pernas e os pés para uma posição semelhante no outro lado. Para facilitar, você pode querer diminuir o ritmo e saltar um pouco mais alto. Para evitar lesões no joelho, certifique-se de que todo o comprimento da perna (e não apenas a parte inferior) gire com você.

Pular e correr

Coloque a corda no chão atrás de seus calcanhares e levante seu pé direito alguns centímetros do chão, apoiando seu peso no pé esquerdo. Comece no salto básico, mas pule no pé esquerdo oito vezes, e daí mude para o pé direito. Quando estiver confortável, reduza o número de saltos para quatro, dois e, finalmente, um.

Polichinelo

Comece com seu salto básico e, em seguida, salte um pouco mais alto, caindo com seus pés separados na largura dos quadris. No salto seguinte, devolva seus pés para o centro. Evite cair com os pés muito separados, já que podem acabar se enroscando na corda.

REAÇÃO AO ARREMESSO DE BOLA

Foco do exercício

Reação e seleção de movimento

Equipamento

Bola de reação (bola de forma irregular que tenha uma superfície saliente para produzir um salto aleatório, mesmo quando jogada em superfícies planas)

Como fazer

Fique de pé a alguns metros de uma parede, arremesse a bola contra ela e então tente pegá-la conforme ela rebate. Não se preocupe se errar; recuperá-la e voltar para sua marca inicial o mais rapidamente possível é parte do exercício. Para um desafio adicional, jogue a bola em uma superfície irregular, como um tronco de árvore.

Fazer sua própria bola de reação é bastante fácil e barato. Compre uma bola de borracha daquelas para crianças. Usando a extremidade aguçada de um descascador de batata, cuidadosamente, cave um par de blocos de modo que a superfície não fique esférica. A bola deve pular em ângulos imprevisíveis. Mas é ainda mais simples usar uma bola de rúgbi, que também forçará você a reagir a movimentos aleatórios.

> Melhorar sua velocidade de reação permite-lhe responder primeiro a uma oportunidade para atacar e também para reconhecer uma manobra do oponente, para que você possa se defender antes que seja tarde demais. Ao treinar, então, trabalhe sempre na velocidade máxima.

RESUMO

- Agilidade é a capacidade de mudar de direção do movimento do corpo enquanto incorpora elementos tanto da aceleração quanto da desaceleração.
- Incorpora equilíbrio, coordenação, reação, noção espacial, ritmo, sentido cinestésico e seleção de movimento.
- É um componente físico vital para a maioria dos atletas.
- Para o iniciante, treinos de agilidade podem aliviar o tédio de exercícios regulares e reduzir o risco de lesões.
- É necessário um nível básico de força. Uma vez que a maioria dos exercícios se concentra em velocidade, eles são geralmente realizados a uma alta intensidade.

10

Personalize seu programa

De vez em quando, circunstâncias individuais e demandas da vida fazem da prática de exercícios algo particularmente difícil. Este capítulo tem como objetivo investigar alguns desses desafios e de alertar de antemão, e, portanto, preparar você para lidar com eles. Uma série de questões genuínas se aplica especificamente às mulheres, mas organização e planejamento irão garantir que isso não tire você do caminho do seu programa de treinos. Acreditamos firmemente que o condicionamento é para a vida. Aqui estão alguns conselhos vitais para superar alguns dos desafios que você pode enfrentar em sua jornada de condicionamento físico.

TREINANDO DURANTE A MENSTRUAÇÃO

A retenção de água é comum durante a menstruação, e pode levar você a se sentir inchada. Seus níveis de energia podem ficar baixos, e uma sensação geral de desconforto pode empurrar exercícios para baixo na sua lista de prioridades. Às vezes, porém, chegar à linha de partida pode ser o suficiente. Se você tentar, vai achar que o zumbido imediato e liberação de endorfina do exercício lhe energizam. Você vai ser capaz de completar o seu treino, sentindo-se melhor por ter conseguido. Além disso, o aumento do fluxo sanguíneo durante o exercício leva a um aumento no fluxo linfático, que por sua vez reduz a retenção de água. É sábio moderar a intensidade do seu treino um pouco se você estiver se sentindo particularmente letárgica. Certifique-se de ingerir bastante líquido. Se você realmente estiver mal, transforme isso em um dia de exercício calmo ou talvez um dia na piscina. A água vai reduzir o estresse na parte inferior de suas costas, que deve estar sofrendo. Alternativamente, tente aulas de ioga, já que algumas posturas costumam aliviar cólicas. Os exercícios de respiração também podem reduzir a tensão, particularmente no pescoço e nos ombros, bem como ajudam a aliviar o sistema nervoso.

A alimentação nesse momento requer atenção especial, já que a perda de sangue pode contribuir para baixos níveis de ferro. Isso causa o sentimento de letargia, já que o ferro transporta oxigênio pelo seu corpo para abastecer as células musculares. Boas fontes desse nutriente vital são espinafre, feijão, uvas-passas, damascos, *tofu* e cereais fortificados. Peixe contém ácido linoleico, o que pode ajudar a acalmar as cólicas, e frutas frescas e vegetais também podem ser benéficos já que não têm muito sódio, ajudando assim a reduzir a retenção de água.

Pesquisas mostram que o contraceptivo oral pode ajudar a manter os níveis de hormônio e, assim, compensar as flutuações no momento em que reduz a capacidade de efetivamente treinar. Certamente é digno de consideração para atletas sérias, pois se isso for uma opção, irá se tornar o passo óbvio para o agendamento de corridas em torno de seu ciclo menstrual.

EVITANDO A TRÍADE DA MULHER ATLETA

A *tríade da mulher atleta* descreve a combinação de três aspectos relacionados que levam a uma situação não saudável, ou seja, distúrbios alimentares, amenorreia e osteoporose.

Distúrbios alimentares referem-se às muitas, e muitas vezes insalubres, rotinas que as pessoas, especialmente as mulheres, seguem em uma tentativa de controlar o peso. Elas podem ter metas irreais que costumam ser resultado de pressões vindas de amigos, família, sociedade ou técnicos esportivos. Esportistas de algumas disciplinas estão mais em risco, com dança, natação, ginástica e corrida, colocando especial ênfase na estética. Fatores adicionais comuns que contribuem para isso incluem problemas familiares, pouco conhecimento a respeito de nutrição e baixa autoestima. Uma combinação de alguns ou mesmo todos esses fatores podem levar a uma restrição extrema de calorias, bulimia e uso de medicamentos como laxantes e diuréticos. Infelizmente, distúrbios alimentares não só prejudicam a sua capacidade de treino, retardando assim o seu progresso em direção a seus objetivos, mas também ferem o seu estado de saúde, afetando os sistemas cardiovascular, endócrino e de termorregulação.

De um ponto de vista muito básico, a ingestão insuficiente de calorias obviamente leva a depósitos de energia reduzidos no corpo, particularmente glicogênio muscular. Assim, sua capacidade de exercício a altas intensidades, um conceito que já recomendamos várias vezes ao longo deste livro, estará severamente limitado. Você também vai ficar menos propensa a atingir os resultados que você treinar para alcançar. Infelizmente, ingestão insuficiente de calorias pode ser o precursor para o segundo componente da tríade da mulher atleta, amenorreia (cessação da menstruação). Isso acontece de dois modos. Primeiro, o estresse pode potencialmente impedir o hipotálamo de secretar o hormônio gonadotrofina, que estimula o início do ciclo menstrual. Segundo, com tão poucas fontes de combustível disponíveis, o corpo sacrifica a reprodução, a fim de utilizar a energia para que os órgãos vitais possam continuar a funcionar. Felizmente, o simples aumento da ingestão de alimentos levará a um retorno à menstruação normal.

O componente final dessa tríade é a osteoporose, que é causada por níveis reduzidos de estrógenos associados com amenorreia. A condição precisa de uma maior investigação por causa de sua prevalência entre a população feminina em todo o mundo. O crescimento ósseo começa no feto conforme sais de cálcio e magnésio são depositados e constroem um processo conhecido como ossificação. A remodelação continua pela vida conforme os osteoblastos depositam sais minerais para promover um novo crescimento ósseo, o tecido ósseo velho se decompõe e é absorvido pelos osteoblastos, liberando cálcio, potássio e compostos de fosfato para a corrente sanguínea. Na infância, a formação óssea supera a reabsorção, resultando no aumento do comprimento e largura dos ossos, mas o inverso é verdadeiro em anos posteriores. A massa óssea máxima é atingida ao redor dos 25 anos de idade.

O fluxo de cálcio dentro e fora do tecido ósseo é controlado pela calcitonina, que é formada nos rins em um processo no qual a vitamina D (absorvida por meio da luz do sol) é um ingrediente principal. A glândula paratireoide controla as secreções nos rins, de modo que, quanto mais os níveis de cálcio no sangue caírem abaixo de certo ponto, mais será automaticamente liberado. Este ato de equilíbrio é assistido pela presença de estrógeno. A queda nos níveis de estrógeno associada com a tríade da mulher atleta resulta em maior reabsorção óssea e, assim, ocorre a perda de densidade óssea. Como não existem sinais exteriores evidentes da saúde dos ossos, você pode não saber que a densidade dos seus ossos tenha diminuído até que você sofra uma fratura na sequência de um trauma relativamente menor. Os locais mais comuns para as fraturas são pulsos, quadris e vértebras.

O risco de osteoporose é aumentado por uma série de fatores:

- *Histórico familiar* – filhas de mães que sofreram a doença são suscetíveis de possuir uma densidade óssea inferior.
- *Etnia* – descendentes de africanos e latinos têm menos probabilidade de apresentar osteoporose do que europeias e asiáticas.
- *Idade* – a densidade mineral óssea geralmente diminui com o aumento dos anos por causa da redução na atividade dos osteoblastos.

- *Histórico médico* – pessoas que sofrem de artrite, hipertireoidismo, doença de Crohn, artrite e doença celíaca têm uma chance maior de osteoporose.
- *Consumo de álcool* – remove materiais vitais de cálcio na urina, o que retarda o crescimento de ossos novos.
- *Tabagismo*: fumar diminui os níveis de estrógeno no sangue, levando a uma redução da quantidade de cálcio absorvido pelos ossos.

Você pode implantar duas estratégias primárias para reduzir a chance de se tornar mais uma estatística de osteoporose. A primeira é controlar sua dieta. Os alimentos que contêm cálcio influenciam positivamente a densidade mineral óssea. Como estabelecido antes, a baixa ingestão de cálcio irá levar o corpo a reabsorver o tecido ósseo, a fim de manter os níveis de adequados cálcio no sangue. Uma dieta diária com pouca gordura e folhas verdes provê uma rota direta para a obtenção do cálcio de que precisamos. Além disso, o consumo de frutas e vegetais, especialmente aqueles que são mais alcalinos, reduzem a quantidade de cálcio perdida na urina e, portanto, também tem uma influência positiva sobre a densidade óssea. A segunda estratégia é fazer bastante exercício. Já que o osso se adapta às tensões mecânicas aplicadas a ele, então, colocar os ossos em atividade levará a mudanças positivas na sua estrutura. O exercício físico tem se mostrado bom para melhorar a densidade óssea em qualquer idade.

Dessas duas táticas, os exercícios carregam o maior potencial para afetar a massa óssea, uma vez que produzem força gravitacional tanto sobre os músculos quanto no esqueleto, efeitos comprovados para promover a saúde óssea. Mais especificamente, o treinamento de força (musculação) é um componente vital que deve ser parte de sua rotina de treinamento. A razão pela qual o treinamento de força funciona é porque o esqueleto responde adaptativamente a forças aplicadas a ele. Se o estresse vai além de certo limite, a atividade celular muda para estimular um aumento na resistência do osso. Isso ocorre por um fenômeno conhecido como *princípio piezoelétrico,* um termo que vem da tradução grega da palavra "espremer", o que nos ajuda a entender como se conecta com fazer exercícios de força. O tendão do músculo exerce um esforço mecânico no seu ponto de fixação ao osso, causando uma carga para ser liberada de dentro das fibras de colágeno. Essa voltagem atrai os osteoblastos de cargas opostas, dos quais já falamos anteriormente, que depositam minerais no lugar. O resultado, então, é um aumento localizado na densidade óssea.

É muito importante entender que o treinamento cardiorrespiratório não é tão eficaz quanto o treinamento de força para prevenir a osteoporose. Assim, se seu programa for voltado para melhorar a sua corrida, natação ou ciclismo, você realmente precisa adicionar sessões de força regulares. Além disso, o efeito do carregamento de minerais nos ossos é específico do local, por isso é vital seguir uma abordagem de todo o corpo ao treinamento de força.

EXERCITANDO-SE DURANTE A GRAVIDEZ

O exercício é importante tanto antes quanto após o parto, para ajudar a reduzir os sintomas da gravidez, controlar o ganho de peso e facilitar o parto. Também fortalece o assoalho pélvico e estica os músculos abdominais, além de realinhar a postura. Paula Radcliffe, que ganhou a maratona de Nova York apenas dez meses depois de seu primeiro filho ter nascido, correu 23 km por dia quando esperava o segundo filho. A verdade é que o treinamento é muito mais relacionado ao indivíduo do que à gravidez em específico, já que os sintomas podem variar de uma mulher para a outra.

Mudanças no treino durante a gravidez

Como muitos sabem, na gravidez há três fases de duração aproximadamente iguais, caracterizadas por alterações que ocorrem no corpo nesses períodos. Seu treinamento terá de ser adaptado para esses períodos, por isso vamos ter um momento para considerar isso.

Orientações gerais para o exercício durante a gravidez são as seguintes:

- Procure fazer duas a três sessões de exercícios por semana.
- Se você ainda não se exercita regularmente, trabalhe a uma baixa intensidade.
- Beba bastante água.
- Mantenha seus movimentos suaves, nunca intensos ou com saltos.
- Após vinte semanas, evite exercícios em que você se deita de costas, por causa do risco de ocorrer a síndrome hipotensora supina, na qual o peso do bebê repousa sobre as principais artérias e veias da mãe, podendo restringir o fluxo de sangue tanto para a mãe quanto para o bebê.
- Foque uma respiração constante e relaxada.
- Limite a amplitude dos seus movimentos.

Fadiga e náusea são sintomas comuns no primeiro trimestre, mas você provavelmente vai ser capaz de continuar confortavelmente o seu nível de exercício. Escute o que seu corpo tem a dizer e descanse se achar necessário, já que um aborto é mais comum particularmente no final dessa fase. Entretanto exercício não costuma ser uma causa.

No segundo trimestre, o volume de sangue, o peso corporal e os níveis do hormônio relaxina aumentam. Os primeiros sinais da barriga crescendo também podem ser vistos. Os enjoos matinais geralmente desaparecem, embora ocasionalmente continuem durante todo o período.

O terceiro trimestre pode trazer sintomas de falta de ar além de problemas de postura e equilíbrio, dependendo da quantidade de peso ganho e onde o bebê está sendo levado no abdome. Os níveis mais elevados de relaxina também podem desestabilizar as articulações.

Essas informações nos permitem apreciar como exercícios durante a gravidez devem ser modificados.

Aquecimento durante a gravidez

A carga extra sobre o sistema cardiovascular causada pelo aumento do volume de sangue vai aumentar a sua frequência cardíaca, então sempre comece com suavidade. Isso também irá reduzir os riscos associados com problemas de estabilidade nas juntas. A mudança do seu centro de gravidade pode causar alterações na velocidade de movimento e direção mais difíceis, então avance gradualmente. Já que sua temperatura corporal já estará elevada, essa parte de sua sessão de treino pode ser mais curta do que o normal.

Treinamento cardiorrespiratório durante a gravidez

Já que a gravidez pode reduzir a cinestesia e, portanto, a agilidade, evite exercícios de agilidade, particularmente no fim da gravidez. Enquanto você pode manter o seu treino cardiovascular no primeiro trimestre, reduza o impacto a partir do segundo trimestre em função das mudanças no assoalho pélvico e da diminuição da estabilidade articular. Já que sua frequência cardíaca já estará mais alta do que o habitual, você não terá que trabalhar duro para conseguir um efeito de treinamento. Sua carga de trabalho deve permanecer abaixo do limiar anaeróbio conforme o ácido lático se acumula, pois isso pode ser um problema para o bebê que está se desenvolvendo. Seu pulso não deve exceder 70% da máxima (calculada subtraindo sua idade de 220), e sessões de 20 minutos têm a duração ideal. Os níveis de energia podem ser um problema, então consuma regularmente pequenas porções de carboidratos complexos.

Treinamento de força durante a gravidez

Concentre-se na técnica perfeita durante exercícios de força (musculação), já que instabilidade nas articulações pode colocá-la em maior risco de lesões por causa do mau alinhamento ou dos padrões de movimento. Adicionalmente, evite exercícios isométricos estáticos, como a prancha, já que podem aumentar a pressão sanguínea. Exercícios em que você se deita de costas não são recomendados a partir de cerca de vinte semanas, como mencionado anteriormente. Depois que o bebê começa a aparecer na barriga, evite exercícios abdominais tradicionais, que colocam pressão sobre os músculos que já estão sendo estendidos e enfraquecidos. Eles também podem exacerbar a diástase, ou separação, do tecido fibroso que corre pelo meio do abdome.

Treinamento de flexibilidade durante a gravidez

O aumento do nível do hormônio relaxina significa que você precisa tomar cuidado ao realizar exercícios de alongamento. Se você forçar demais nas posturas, seus ligamentos podem afrouxar e permanecer soltos após o nascimento do bebê, levando a articulações instáveis. Curiosamente, este é mais um problema durante gravidezes seguidas. Uma série de exercícios de alongamento será mais difícil por causa do tamanho e da posição do bebê em desenvolvimento e, possivelmente, também por causa do aumento da gordura corporal. Portanto, experimente diferentes posições para encontrar opções confortáveis.

A gravidez é, na verdade, um grande momento para pensar a respeito de expandir seus horizontes e tentar algo diferente que você pode não ter considerado anteriormente, mas é mais adequado para você no momento. À medida que o peso do bebê aumenta, treinos na água se tornam mais atraentes. A flutuabilidade da água reduz o estresse no assoalho pélvico e nas articulações, especialmente ajudando a parte inferior das costas, faz que seja possível uma corrida de impacto reduzido. Um bônus extra é que a resistência da água contra seus membros se movendo produz um efeito tonificante nos seus músculos. Em relação às opções, terra firme, caminhada e ioga são boas escolhas. Este último aumenta a estabilidade articular e fornece técnicas de respiração que possivelmente poderiam ser úteis durante o trabalho de parto. A maioria dos centros de ioga fazem aulas específicas de gravidez.

Exercitando-se com segurança durante a gravidez

Vamos agora considerar alguns exercícios específicos com dicas para garantir que você se exercite com segurança e eficácia neste momento importante:

- Controle seus agachamentos de modo que os calcanhares sempre permaneçam em contato firme com o piso para proporcionar estabilidade. Além disso, concentre-se em espalhar uniformemente o peso em vez de favorecer uma perna, pois isso pode forçar a articulação sacroilíaca onde a coluna se conecta à pelve.

- Para reduzir o risco de problemas nas costas, apoie-se durante inclinações e rotações, e evite hiperextensão.
- Execute levantamentos de pernas com foco na centralização da pelve, já que mudar de um lado para outro pode causar problemas para a junta púbica na parte inferior da pelve.
- Restrinja exercícios abdominais para inclinações pélvicas e quadris.
- Músculos são vitais, então os contraia, puxando-os para a frente e para trás. Concentre-se em relaxar os músculos no abdome e nas coxas. Tente segurar as contrações por cerca de 8 segundos para melhorar a resistência e pulsar para melhorar o controle.
- Realize exercícios em pé e sentada com os joelhos dobrados, pois as pernas retas podem fazer os posteriores da coxa puxarem a pelve, causando estresse na coluna lombar.

CONSIDERAÇÕES ESPECÍFICAS SOBRE OS EXERCÍCIOS NO PRÉ-NATAL

Vários fatores podem afetar a sua motivação para manter uma rotina de exercícios durante a gravidez, por isso lembre-se que os benefícios de malhar podem ser mais do que puramente físicos:

- *Confiança* – algumas mulheres parecem estar radiantes durante a gravidez, enquanto outras podem ter dificuldades com a responsabilidade extra e os temores de um efeito negativo sobre seu estilo de vida. A liberação de endorfina durante os exercícios vai lhe dar esse impulso para sentir-se bem quando você mais precisa.
- *Roupas* – a roupa normal de treino não vai caber quando o peso começa a subir, assim, compre roupas largas para que você se sinta confortável quando se exercitar.
- *Tempo para si* – enjoos matinais, outros filhos e o trabalho, tudo isso pode ficar no caminho do seu treino, então planeje o seu tempo regularmente.

Exercício pós-parto

Quando seu bebê tiver nascido, provavelmente você vai estar ansiosa para voltar ao treino, mas você não pode simplesmente ir a todo vapor; precisará reconstruir o seu nível anterior de condicionamento físico de forma lenta e gradual. Vamos pegar um instante para explicar o porquê. Mesmo se acontecer de você ter energia para começar nos primeiros meses após o nascimento, provavelmente não deveria se envolver em exercícios até o exame de padrão de seis semanas, quando o corpo tiver voltado ao seu antigo estado em termos de muitas das mudanças biológicas que ocorrem durante a gravidez. Os níveis de relaxina geralmente já estão reduzidos consideravelmente neste ponto, então é melhor trabalhar em estabilidade fazendo exercícios com pesos livres em vez de máquinas. Esteja ciente, no entanto, de que levará meses para a relaxina deixar totalmente o seu sistema, por isso é ainda mais importante nesse momento se concentrar na técnica correta.

Após o nascimento do bebê, seu centro de gravidade vai voltar ao normal. Tire um tempo para refamiliarizar-se com a posição neutra da sua coluna, já que ela deve estar fixa quando você fizer exercícios de força para proteger a parte inferior da sua espinha. A perda de peso acontece naturalmente, geralmente entre 3 e 12 meses, mas treinos cardiorrespiratórios definitivamente vão apressar o processo. Baixo impacto ainda deve ser a escolha aqui, então favoreça a piscina ou tente caminhadas rápidas e de fraca intensidade aeróbia.

Sua parede abdominal pode se estender por até 20 cm de comprimento e uns incríveis 50 cm em largura, assim comece a trabalhar a área o mais rapidamente possível. Se você experimentou diástase abdominal, você precisará de tempo para reparar isso. Pode acontecer em dias, mas é mais provável que leve semanas, daí o limite de seis semanas mencionado anteriormente. Comece com contrações isométricas, ou estáticas, enquanto deitado de costas e também de quatro, como os métodos Klapp (veja a seção a seguir). Uma vez que você começa a notar o retorno de sua força e definição para os músculos abdominais e separação reduzida, você pode ir para exercícios sentada e similares. Na sequência de um parto cesariana, no entanto, evite exercícios até o *check-up* de 12 semanas.

MÉTODO KLAPP

Foco do exercício
Músculos abdominais e paravertebrais (costas)

Como fazer
Fique em uma posição de quatro, com as mãos separadas pela largura dos ombros e os joelhos na largura dos quadris. Coloque as mãos diretamente sob os ombros e os joelhos diretamente sob os quadris. Procure fazer 5 repetições (para cada lado), focando em movimentos suaves e controlados, e trabalhe para que a sua amplitude completa de movimento seja confortável em cada um dos seguintes exercícios:

1. Contraia o seu abdome firmemente, arredondando sua parte inferior das costas. Ao mesmo tempo, olhe para baixo (Figura 10.1a).
2. Depois, pressionar ativamente sua barriga contra o chão e levante a cabeça para olhar para o teto (Figura 10.1b).
3. Mantendo seus quadris em posição fixa e resistindo à tentação de sentar sobre os calcanhares, mova suas mãos para um lado (Figura 10.1c) e então de volta para a posição inicial. Repita do outro lado.
4. Vá com uma das mãos para um lado o mais longe que conseguir, indo por baixo do seu corpo (Figura 10.1d), então, traga-as de volta e continue o movimento para levantar sua mão em direção ao teto (Figura 10.1e). Fixe o olhar sobre a mão em movimento durante todo o exercício.
5. Jogue um joelho para trás em direção ao cotovelo em relação ao braço oposto (Figura 10.1f), em seguida, levante o braço e vá para a frente, simultaneamente levante e alongue a perna em movimento para trás, em uma posição de Superman (Figura 10.1g).
6. Volte tanto o braço como a perna para o chão, mantenha a parte superior do seu corpo fixa e seus músculos abdominais envolvidos, e mexa os quadris de um lado para o outro em um movimento de balanço (Figura 10.1h).

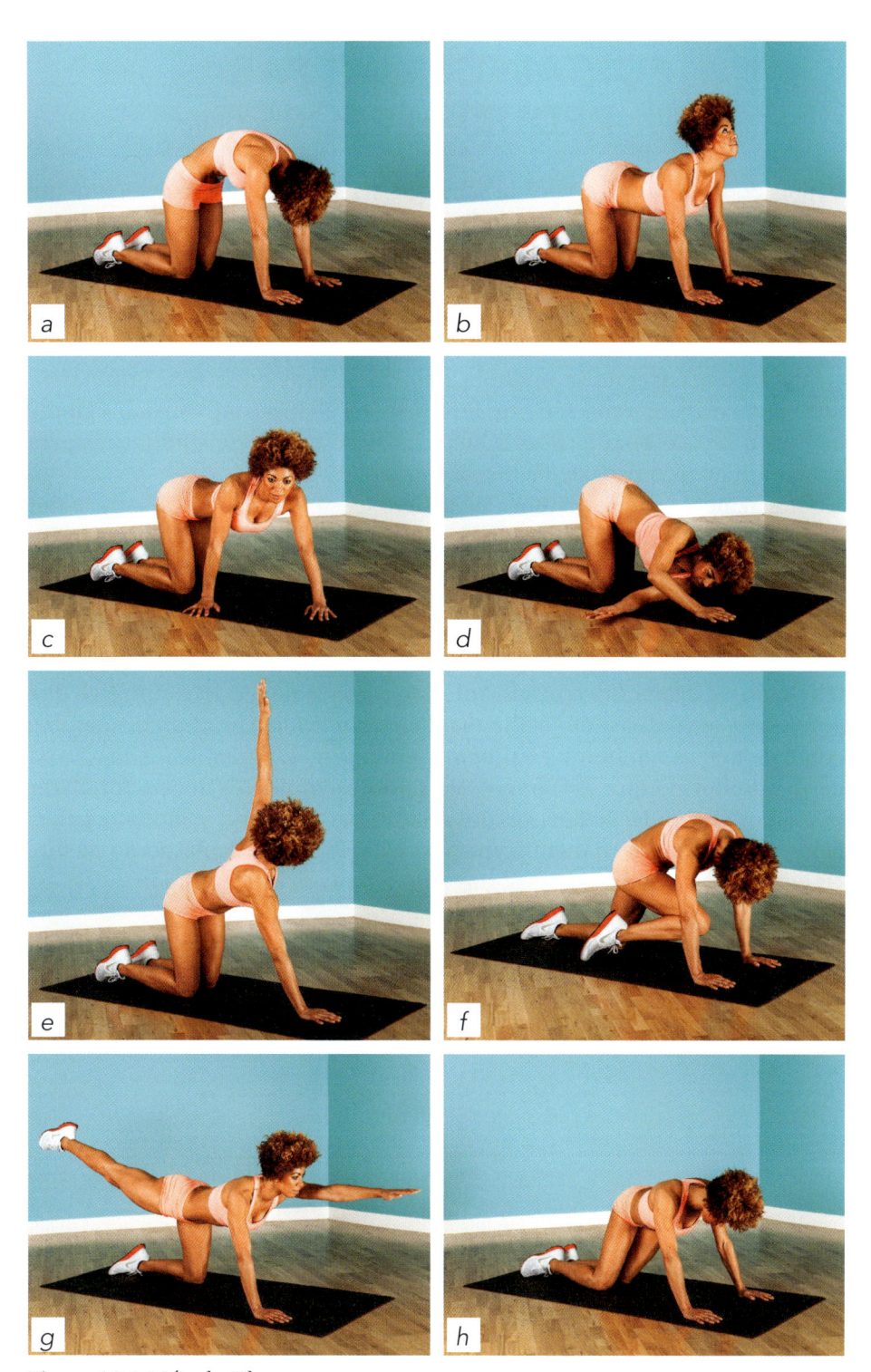

Figura 10.1 Método Klapp.

FORTALECENDO PARA REDUZIR LESÕES

Depois de ler tudo isso, você já sabe que seus níveis de condicionamento vão melhorar quando as alterações fisiológicas adaptativas seguem uma sessão de treinamento, um princípio conhecido como *supercompensação*. Por exemplo, seus músculos absorvem mais proteína, assim permitindo-lhes gerar uma força maior. Para se manter em direção aos seus objetivos, você precisa manter o aumento da carga de trabalho conforme sua capacidade cardiorrespiratória melhora e fortalece seus músculos. Entretanto, você pode arriscar uma série de lesões se você empurrar constantemente empurrar seu corpo até os seus limites, assim, equipe-se com táticas para ajudar a reduzir o risco de ficar sem treinar.

Infelizmente, uma diferença de gênero existe quando se trata de lesões de treinamento, especificamente em relação aos joelhos, como um resultado da diferença das estruturas dos esqueletos masculino e feminino. Os quadris das mulheres são proporcionalmente mais largos para fins de parto. Como resultado, o ângulo que a coxa faz com a canela seja maior nas mulheres. Isso é sugerido como a razão pela qual relativamente mais mulheres têm lesão no ligamento cruzado anterior, a banda de tecido conjuntivo que atravessa a articulação do joelho, dando estabilidade. Outra preocupação é o fato de que as mulheres geralmente têm um maior grau de inclinação da pelve anterior do que os homens. Portanto, as mulheres devem fortalecer os glúteos e estender os flexores dos quadris para ajudar a realinhar a pelve, bem como fortalecer o quadríceps para estabilizar a articulação do joelho. Os exercícios a seguir são propostas para lidar com esta questão:

- afundo posterior girando a parte superior do corpo (ver Figura 10.2a);
- afundo frontal com levantamento dos braços (ver Figura 10.2b);
- afundo lateral com os braços para baixo (ver Figura 10.2c).

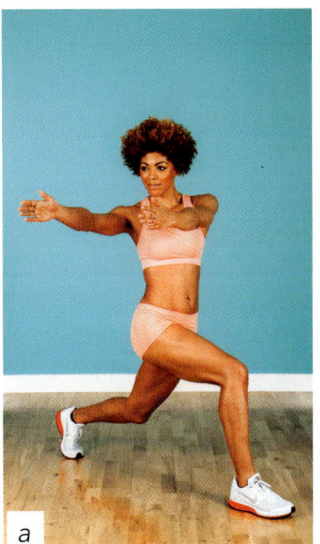 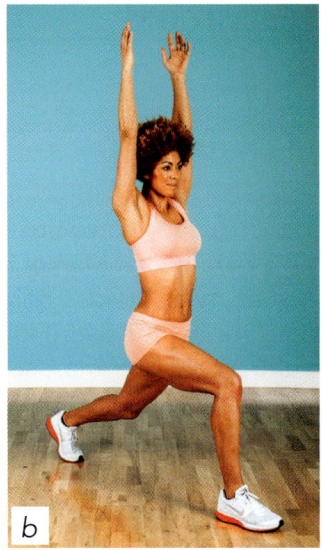 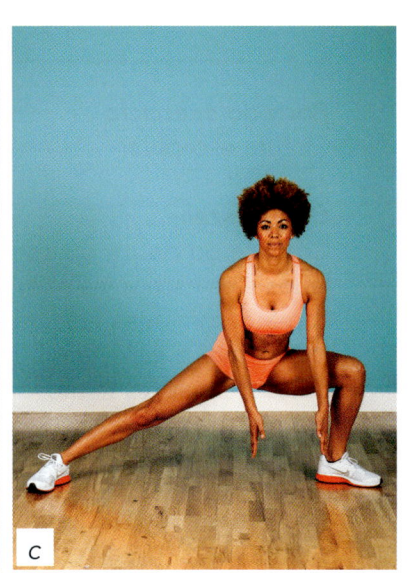

Figura 10.2 Faça o movimento com um componente adicionado para fortalecer os glúteos e alongar os flexores dos quadris.

Agora vamos considerar lesões específicas associadas às atividades de treino comuns.

Ciclismo

Se você sentir dor abaixo do joelho quando descer escadas, você pode estar sofrendo de tendinite patelar, inflamação causada geralmente por alongamentos repetidos do tendão pela excessiva movimentação da perna. Você pode encontrar alívio por meio do fortalecimento do músculo vasto medial: pratique a última parte do movimento em uma máquina de exercícios de extensão para pernas, levante o assento da sua bicicleta e trabalhe com uma baixa carga, mas com uma cadência mais elevada para manter a intensidade.

Natação

Dor em torno do ombro pode ser um sinal de impacto no manguito rotador causado pelo estresse regular sobre os pequenos tendões ao redor da escápula, que ajudam a estabilizar as juntas. Há pouco espaço para se mover nessa área, portanto, mesmo um pequeno grau de inflamação pode causar incômodo e, por conseguinte, a dor. Para reduzir o problema, alongue a área afetada colocando seu braço sobre o peito e puxando com a outra mão. Segure o alongamento por cerca de 15 a 30 segundos. Além disso, tente fortalecer a área com o exercício que se segue, utilizando um elástico resistente ou uma máquina de cabos na academia.

GARÇOM

Foco do exercício
Cintura escapular

Como fazer
Comece ou de pé ou sentada, com seus cotovelos encolhidos para seus lados e as escápulas para trás e para baixo. Mantenha seus cotovelos em contato com suas costelas e suas mãos viradas para cima, coloque suas mãos para o lado tanto quanto for confortável (Figura 10.3). Você pode não ser capaz de se mover muito a princípio, mas, com prática, aumentará o alcance. Uma vez que você consiga uma boa variedade de movimento, adicione uma carga em suas mãos para melhorar ainda mais a força nos músculos do manguito rotador.

> Mantenha os ombros para baixo e os músculos abdominais levemente contraídos.

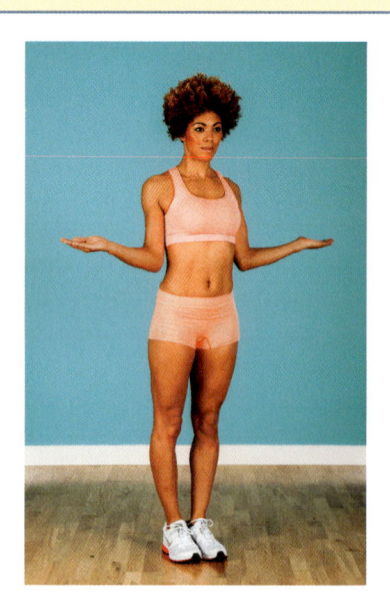

Figura 10.3 Garçom.

Corrida

Infelizmente para quem gosta, corrida oferece um maior risco de lesão do que o ciclismo e a natação. Corredores comumente apresentam fascite plantar e síndrome da banda iliotibial. A primeira condição refere-se a uma pressão sobre o tecido conjuntivo na planta do pé que é esticada em cada impacto do pé, causando uma dor maçante quando você está em repouso. Para enfrentar isso, reduza sua quilometragem e pule na piscina, onde você pode correr com um impacto reduzido nos pés. Síndrome da banda iliotibial é causada pela fricção entre a banda fibrosa que liga a parte inferior do lado externo da perna e a extremidade inferior do osso da coxa. Pode se apresentar como uma dor aguda na parte externa de seu joelho. Trabalhar a área com o rolo de espuma é uma grande forma de reduzir a sensação de aperto na área e, assim, trazer alívio (veja a sessão de volta à calma no Capítulo 4 para a descrição de exercícios com o rolo de espuma).

No pior dos casos, quando você achar que está sofrendo de uma lesão aguda (um incidente traumático) ou uma lesão crônica (uma pequena irritação que se acumula ao longo do tempo), lembre-se das dicas:

- *Descanso* – não existem prêmios para tentar morrer como um herói durante seus exercícios, então ouça o seu corpo e tire um dia de folga, se você precisar.
- *Gelo* – use por cerca de 15 minutos a cada hora para ajudar a reduzir inflamações.
- *Compressão* – uma cinta elástica pode ajudar a restringir o inchaço, evitando a perda de função.
- *Elevação* – descanse o membro afetado em uma posição elevada, pois isso ajudará o seu sistema circulatório, já que isso gradualmente elimina o excesso de líquidos.

RESUMO

- Quando menstruada, reduza a intensidade do seu treino e modifique sua dieta levemente para assegurar que você terá a adequada fonte de suprimentos de ferro e baixar a sua absorção de sódio.
- Evite tentar irrealisticamente baixos níveis de gordura corporal, pois isso pode ser o catalisador para uma séria ameaça para a sua saúde, conhecida como a tríade da mulher atleta — distúrbios alimentares, amenorreia e osteoporose.

- Para evitar o risco de osteoporose, inclua sessões de treinamento de força (musculação) para o corpo inteiro em sua rotina, já que o treinamento de peso aumenta a densidade óssea só na área exercitada.
- Gravidez não é um sinal vermelho. Geralmente, é possível se exercitar normalmente nos primeiros três meses. Modificando o programa irá permitir que você continue durante toda a gravidez, possivelmente até o parto. Resista à tentação de voltar correndo após o parto.
- Não ignore pequenas dores, já que podem se tornar grandes lesões. Resolva-as com alongamentos específicos e exercícios de fortalecimento. Se você acabar em dor, lembre-se das dicas descanso, gelo, compressão e elevação.

11

Exemplos de exercícios e programas

É hora de colocar toda a teoria e todos os princípios de treinamento recém-descobertos em prática e mergulhar em uma seleção de treinos para encontrar aqueles que vão de encontro Às suas metas para seu condicionamento físico e forma corporal. Se você precisa melhorar o desempenho esportivo, então explore os exercícios específicos de condicionamento para aumentar força, resistência de velocidade, capacidade aeróbia ou agilidade. Se você quiser promover forma e esculpir seu corpo, sentir-se bem como um todo, então se esbalde nos nossos treinos intervalados e circuitos de condicionamento total do corpo para metabolizar gordura e desenvolvimento de massa muscular magra.

Este capítulo provê uma seleção de amostras de treinos com dicas, progressos e um protocolo para cada método. Também estabelecemos um guia de programa semanal como exemplo para ajudá-la a colocar tudo nos eixos. Mas antes de começar, não se esqueça de se aquecer corretamente com uma seleção de exercícios do Capítulo 4 e, então, o revisite após o treino para a sua volta à calma.

PROGRAMAS AERÓBIOS

Melhore o condicionamento físico e a capacidade de resistência muscular com estes exercícios de treinamento aeróbio. Há um número para se tentar e tudo vai trazer benefícios em termos de desempenho esportivo, condicionamento geral e perda de peso, então tente misturá-los e combiná--los em vez de repetir um formato, o que pode levar ao tédio. Particularmente, experimente com diferentes modos de exercícios aeróbios e ao ar livre contra ambientes fechados.

PROGRAMA DE TREINAMENTO CONTÍNUO

Esse treino, como mostrado na Tabela 11.1, melhora sua capacidade de remover ácido láctico e de se acostumar a longas distâncias. Use uma esteira ou corra ao ar livre.

O trabalho aqui consiste em correr em uma esteira ou ao ar livre e continuar do começo ao fim sem descanso. A duração pode ser de 30 a 60 minutos para um passo moderado e 60 a 90 minutos em um passo suave.

Tome cuidado com esse tipo de treino, já que pode levar a uma lesão por excesso. A melhor maneira de seguir esta rota é misturar diferentes exercícios cardiorrespiratórios para evitar o excesso do mesmo movimento repetitivo. Você pode facilmente aplicar este método para bicicleta ou piscina.

Tabela 11.1 Treinamento contínuo

Exercício	Ritmo	Tempo
Esteira ou corrida ao ar livre	Moderado ou leve	30–60 min (moderado) ou 60–90 min (leve)

TREINAMENTO *FARTLEK*

Este método (Tabela 11.2) adiciona variedade para seus treinos e desafios para os diferentes sistemas de energia e fibras musculares. Mais uma vez, você pode facilmente transferi-lo para piscina e bicicleta. Use uma esteira ou corra ao ar livre. Máquinas de exercícios cardiorrespiratórios geralmente incorporam uma opção *fartlek*, referido como o programa aleatório ou *random* em máquinas ergométricas. Se a sua não tiver, selecione o controle manual e mude a velocidade, inclinação e resistência em intervalos irregulares.

Esse exercício consiste em treinamento ao ar livre ou em uma esteira por 30 minutos, variando de trote para *sprint* durante 30 minutos, incluindo cinco corridas rápidas de cerca de 60 segundos cada e cinco *sprints* de 30 segundos cada, em intervalos aleatórios e em qualquer ordem. A inclinação deve variar de forma pontual, então basta ir para o ambiente para corrida ao ar livre ou alterar a inclinação após cada período mais rápido na esteira. Para se recuperar, corra em um passo lento; novamente, varie as vezes antes de sua próxima explosão de velocidade, em vez de descansar em momentos estabelecidos.

Tabela 11.2 Treinamento *fartlek*

Exercício	Duração	Ritmo	Tempo	Inclinação
Corrida	30 min	Variando de trote para *sprint*	Trabalhe com um trote lento, adicione 5 × 60 segundos de passo rápido e 5 × 30 segundos de *sprints* em intervalos aleatórios e em qualquer ordem.	Variando em forma pontual, não fixa. Basta ir com o ambiente ou tente alterar a inclinação na esteira após cada seção mais rápida.

PROGRAMA DE TREINAMENTO INTERVALADO

Esta rotina (Tabela 11.3) permite que você trabalhe em altas intensidades, já que os esforços são seguidos por um período de repouso. É ideal para garantir que você continue a progredir em sua forma física, já que você pode simplesmente ajustar a relação trabalho-descanso para ou trabalhar mais tempo ou descansar por uma duração mais curta. Use uma esteira, campo aberto, piscina ou remo. A maioria das máquinas de exercícios cardiorrespiratórios inclui uma opção de intervalos, mas se a sua não tiver, selecione o controle manual e mude a velocidade ou a resistência em momentos apropriados.

Nesse programa, você vai trabalhar em um ritmo rápido por 3 minutos, seguido por um ritmo lento por 30 segundos para a recuperação. Repita os intervalos até completar 45 minutos. Você pode correr, pedalar, nadar ou remar.

Tabela 11.3 Programa de treinamento intervalado

Exercício	Duração	Tempo de esforço	Ritmo	Tempo de descanso	Ritmo
Correr, pedalar, nadar ou remar	45 min	3 min	Rápido	30 segundos	Lento

PROGRAMA DE *CROSS-TRAINING*

Com este programa (Tabela 11.4) você fica acostumado a alternar entre diferentes modos de exercícios cardiorrespiratórios, como o seria o caso do triatlo. Uma vez que os diferentes exercícios cardiorrespiratórios oferecem desafios ligeiramente diferentes, esse método pode levar a um melhor equilíbrio no desenvolvimento muscular e melhores ganhos totais de condicionamento. Use um remo, esteira e bicicleta.

Este exercício consiste na utilização de uma máquina de remo durante 10 minutos, correr em uma esteira por 20 minutos e pedalar em uma bicicleta ergométrica por 30 minutos, tudo em um ritmo moderado. Esse é um treino sem intervalos para descanso entre as mudanças de exercícios. Para obter o máximo deste formato, altere a ordem dos equipamentos utilizados de sessão para sessão.

Tabela 11.4 Programa de *cross-training*

Exercício	Tempo	Ritmo
Remo	10 min	Moderado
Esteira	20 min	Moderado
Bicicleta	30 min	Moderado

PROGRAMA DE DIVISÕES INVERSAS

Este programa (Tabela 11.5) desenvolve a sua capacidade de acomodar velocidades mais altas no fim da sessão, mimetizando um cenário de corrida. Use uma esteira ou uma pista de corrida.

O treino consiste em 3 séries de corrida, as quais você corre 1.600 m em um ritmo lento, 800 m em ritmo moderado e 400 m em ritmo rápido. Descanse de 3 a 5 minutos entre as séries. A seção de 400 m será dura, mas os resultados serão melhores se você pode manter a boa forma correndo. Veja o Capítulo 5 para dicas de técnicas de corrida.

Tabela 11.5 Programa de divisões inversas

Exercício	Distância	Ritmo	Séries
Corrida	1.600 m	Lento	3
	800 m	Moderado	3
	400 m	Rápido	3

PROGRAMA *TURNAROUND*

Este treino (Tabela 11.6) melhora sua velocidade de recuperação. Você pode adaptá-lo ao jeito como você se sente no dia e pode facilmente transferi-lo para piscina e bicicleta. Você precisará de uma esteira, espaço ao ar livre, piscina ou bicicleta.

O treino consiste em correr 800 m por 5 a 8 séries. Coloque 5 minutos no seu cronômetro e, uma vez que você completar a distância, descanse até que o tempo acabe. Isso quer dizer que se você correr mais rápido, poderá descansar mais. Para alcançar um ganho ótimo nesse formato, varie o jeito que você o usa. Em alguns treinos, foque em uma corrida rápida ou em um descanso intenso; outras vezes, opte por uma corrida mais leve e um descanso mais curto.

Tabela 11.6 Programa *turnaround*

Exercício	Tempo	Distância	Descanso	Repetições
Corrida	5 min	800 m	Ao completar a distância, descanse até completar os 5 min. Se você correr mais rápido, você pode descansar mais rápido.	5–8

PROGRAMAS ANAERÓBIOS

Os seguintes exercícios anaeróbios usam o método de treinamento intervalado com uma seleção de diferentes modalidades de exercício. Você pode escolher entre essas sessões focadas em trabalho de velocidade curta e as que favorecem a resistência de velocidade, dependendo de suas necessidades desportivas ou de condicionamento físico.

TIROS DE 60 METROS

Este exercício (Tabela 11.7) desenvolve velocidade e recuperação rápida. Ele é adequado para atletas, pessoas que praticam esportes recreativamente e aqueles que querem um treino curto e eficaz que queima gordura. Use uma pista sintética ou uma área plana com grama.

Marque 60 metros em uma pista ou numa área de grama. Corra de uma marca para a outra, diminuindo apenas quando você cruzar sua linha de chegada. Vire-se imediatamente e ande de volta para sua linha de chegada, preparando-se para correr de volta na outra direção após cerca de 10 a 20 segundos. Direcione-se com os dois braços e pernas para chegar até a velocidade mais rápida possível a partir de sua marca de partida. Trabalhe para um bom alcance e velocidade das pernas.

Tabela 11.7 Tiros de 60 metros

Exercício	Distância	Séries	Repetições	Descanso
Sprint	60 m	3–4	4–6	10–20 segundos

CORRIDA EM ESTEIRA INCLINADA

Este treino (Tabela 11.8) é o desafio de corrida inclinada definitivo para levar você ao seu limite, bem como para conseguir recuperações mais rápidas em sua velocidade e força. Serve para atletas de esportes competitivos em equipe e velocistas e para aqueles que querem ficar mais fortes e mais em forma nas pernas enquanto queimam calorias. Use uma esteira.

Fique em cima da esteira, colocando seus pés nas bordas exteriores da máquina, de modo que você não toque o cinto de esteira. Use os controles para trazer a esteira até a sua velocidade e gradiente de partida. Segure-se nos apoios para as mãos, suba na esteira se movendo e comece a primeira corrida. Após 30 segundos (observe o cronômetro do console e o mantenha funcionando durante todo o tempo), segure os apoios para as mãos novamente e saia do cinto para as bordas exteriores da esteira para descansar entre os esforços. Repita. É uma boa ideia praticar pisar em uma esteira em movimento antes de começar a sessão para aprender a fazer isso rapidamente, sem segurar o apoio por muito tempo. Procure aumentar a velocidade da esteira a cada dois ou três *sprints*, e aumentar o número de *sprints* que você faz conforme ficar mais em forma.

Tabela 11.8 Corrida em esteira inclinada

Exercício	Tempo	Velocidade	Inclinação	Séries	Repetições	Intervalo
Corrida na esteira	30 segundos	13–17 km/h	4%–6%	1	10–20	30 segundos

TREINO DE CORRIDA NA BICICLETA

Este treino (Tabela 11.9) exercita a parte inferior do seu corpo e melhora sua tolerância ao ácido láctico. É adequado para ciclistas, tanto de pistas quanto de estrada, que precisam ser eficientes em se livrar do ácido láctico e para todos que queiram desenvolver pernas fortes e poderosas. Use uma bicicleta ergométrica.

Faça uma série de *sprints* como indicado na Tabela 11.9. Comece já em movimento ou parada, mas use seu esforço inicial para ganhar velocidade rapidamente. Procure uma velocidade entre 100 a 140 rpm para cada *sprint*, utilizando a resistência necessária para manter essas rpm. Após a conclusão de cada esforço, reduza a resistência da bicicleta para parar de pedalar bem devagar, ou simplesmente pare e aperte o botão *pause* na máquina. Se a sua bicicleta é lenta para reiniciar, mantenha uma recuperação ativa durante esse tempo. Repita a série de *sprints,* movendo-se continuamente pelas suas séries. Mantenha-se no selim para esta sessão para isolar o uso de suas pernas, evitando qualquer balanço que o corpo possa ter quando você sair do selim.

Tabela 11.9 Treino de corrida na bicicleta

Exercício	Tempo	Velocidade	Séries	Descanso
Sprint de pedalada 1	60 segundos	100–140 rpm	3–5	45 segundos
Sprint de pedalada 2	45 segundos	100–140 rpm	3–5	30 segundos
Sprint de pedalada 3	30 segundos	100–140 rpm	3–5	15 segundos
Sprint de pedalada 4	15 segundos	100–140 rpm	3–5	60 segundos

TREINO EM PIRÂMIDE PARA CORRIDA

Este treino (Tabela 11.10) é sobre resistência de velocidade. Serve para atletas que correm distâncias entre 100 m e 400 m e para mulheres que desejam uma sessão de corrida desafiadora e prescritiva que irá moldar e tonificar as pernas à perfeição. Use uma pista sintética ou de grama para marcar as distâncias no campo.

Corra pelas distâncias designadas na Tabela 11.10, em uma velocidade perto da máxima para completar a pirâmide de esforços. Caminhe lentamente entre *sprints* para uma recuperação ativa. Esse movimento ajuda a eliminar o ácido láctico dos seus músculos, auxiliando a acelerar a sua recuperação. Procure melhorar e manter sua velocidade entre os *sprints*, enquanto reduz seu intervalo de descanso a cada três ou quatro sessões concluídas. Mantenha uma boa técnica de *sprint* durante a última parte de cada corrida e sessão.

Cronometre e anote cada um dos seus *sprints* de forma que você possa monitorar a sua evolução em velocidade ao longo das semanas. Você está tentando terminar o último *sprint* pelo menos um segundo mais lentamente que o primeiro. O maior tempo de recuperação vai permitir uma maior remoção de ácido láctico enquanto melhora a manutenção da velocidade, mas trabalhe para manter e melhorar a velocidade e deixar os tempos de recuperação mais curtos conforme progride.

Tabela 11.10 Treino em pirâmide para corrida

Exercício	Distância	Velocidade	Séries	Descanso
Sprint 1	200 m	80%–90% máx	1	3–5 min
Sprint 2	250 m	80%–90% máx	1	3–5 min
Sprint 3	300 m	80%–90% máx	1	3–5 min
Sprint 4	250 m	80%–90% máx	1	3–5 min
Sprint 5	200 m	80%–90% máx	1	3–5 min

SPINNING

Este treino de condicionamento geral (Tabela 11.11) fornece diversão e versatilidade enquanto gera força e velocidade para as pernas e melhora a tolerância ao ácido lático. Também é adequado para aqueles novos no treino intervalado, uma vez que lhe permite tentar os intervalos em seu próprio nível. Use uma bicicleta de estilo de rotação, de preferência, ou qualquer bicicleta ergométrica estacionária.

Solte seu cronômetro e comece a pedalar a um ritmo tranquilo. Pedale por 20 ou 30 minutos, realizando esforços periódicos durante 10 a 60 segundos, como *sprints*, subidas sentada, subidas fora do assento e suspensão (eleve os quadris um pouco acima do assento). Faça de 10 a 20 esforços durante a sessão, incorporando uma mistura de diferentes esforços descritos. Por exemplo, você pode incorporar *sprints* de 5 × 20 segundos, suspensões estáveis de 5 × 30 segundos e subidas de 5 × 60 segundos dentro de seu treino. Pedale tranquilamente entre os esforços, ajuste a resistência e varie o tempo dos intervalos. Execute um número maior de esforços conforme você ficar mais condicionada e mais forte. Determine a sua velocidade de esforço, tempo e tipo, e divirta-se!

Tabela 11.11 *Spinning*

Exercício	Tempo total	Tempo do intervalo	Tipo de intervalo	Descanso
Spinning	20–30 min	10–60 segundos	*Sprints*, subida sentada, subida em pé, suspensões	10–120 segundos

TREINO NA ESCADA

Esse treino (Tabela 11.12) é perfeito para desenvolver agilidade geral e velocidade de pé, enquanto faz um ótimo treino. É adequado para atletas de esportes coletivos, atletas de pista e aqueles que querem trabalhar e moldar um bumbum empinado! Use um conjunto de 30 a 50 degraus. Procure escadarias de ginásios ou de prédios.

Fique no pé da escada e corra até o topo, subindo um, dois ou três degraus por vez. Auxilie o movimento com os braços e estenda pelo seu pé, tornozelo, joelhos e quadris a cada passo. Dar passos de um só degrau desenvolve a velocidade da sua perna, enquanto dar passos duplos e triplos desenvolve a potência da perna e a força, então escolha o que é desejável para você. Ao chegar ao topo das escadas, vire imediatamente e corra lentamente para baixo para uma recuperação ativa. Repita o procedimento para todos as repetições.

Tabela 11.12 Treino na escada

Exercício	Degraus	Repetições	Séries	Descanso
Subir escadas	30–50	10	1 ou 2	30 segundos entre as repetições; 2 min entre as séries

TREINO DE NATAÇÃO

Este programa (Tabela 11.13) é para o trabalho de natação em velocidade. É adequado para nadadores que querem melhorar os seus tempos, mas também é ótimo para quem deseja um treino anaeróbio sem peso. Isso pode ser do seu interesse, se você está se recuperando de uma lesão relacionada com o impacto. Use uma piscina de 25 m ou uma de 50 m.

Nade o seu estilo escolhido por um intervalo de distância estabelecido a 95% da sua velocidade máxima. Descanse e repita. Procure nadar o mesmo estilo por toda a sessão. Você pode repetir a sessão com outros estilos em um dia alternativo exigindo uma sessão de *sprint* de natação. Comece com o menor número de repetições aconselhados e aumente uma ou duas repetições a cada vez, ou como seu condicionamento ditar.

Em vez de comprometer a sua velocidade para completar mais repetições durante o exercício, mantenha a sua velocidade e não faça mais repetições quando você não puder mais sustentar a sua velocidade. Você vai descobrir que, com o treinamento regular, pode manter sua velocidade por mais repetições, em vez de cair em um protocolo de treinamento submáximo e consequente adaptação.

Tabela 11.13 Treino de natação

Exercício	Distância	Repetições	Séries	Descanso
Natação	25–50 m	5–10	1	5–7 min

PROGRAMAS DE FORÇA

A seguir oferecemos exercícios de força que incluem rotinas que funcionam tanto para todo o corpo como para partes específicas do corpo. Eles utilizam um *mix* de diferentes equipamentos, bem como seu peso corporal. Escolha aqueles que atendam às suas necessidades e avance conforme você se adaptar. Em outras palavras, quando o treino começar a parecer fácil e você parar de experimentar a dor muscular no dia seguinte, é hora de ir um pouco além!

PROGRAMAS DE CONDICIONAMENTO FÍSICO EM ACADEMIA

Este treino, como mostrado na Tabela 11.14, fornece desenvolvimento de força em todos os principais grupos musculares. Ele usa uma academia totalmente equipada que tem máquinas tradicionais, com uma gaiola de agachamento e uma máquina abdominal. Usa um circuito de ação periférica do coração, que se refere à forma como o coração alterna entre o bombeamento de sangue para as partes superior e inferior do corpo em exercícios consecutivos. Isso resulta em um maior gasto de calorias, então mantenha a ordem dos exercícios listados.

O circuito é de 2 ou 3 séries de 8 a 12 repetições para cada exercício, com 60 segundos de descanso entre cada série. Já que exercícios consecutivos têm por alvo diferentes grupos musculares, não há necessidade de descanso entre as séries. Basta dar algumas respirações profundas conforme você se move para a próxima máquina. Para que você garanta resultados usando a carga de peso correta, você primeiro precisa descobrir sua uma repetição máxima (1 RM) para cada exercício. Depois de um aquecimento minucioso, use uma sessão para avaliar e registrar o peso mais alto que você pode levantar apenas uma vez de forma perfeita. Faça isso por meio de tentativa e erro para todos os exercícios no treino.

Tabela 11.14 Programas de condicionamento físico em academia

Exercício	Página	Séries	Repetições	Peso	Descanso
Supino na máquina	156	2–3	8–12	70%–85% 1 RM	60 segundos
Leg press	154	2–3	8–12	70%–85% 1 RM	60 segundos
Remada baixa	157	2–3	8–12	70%–85% 1 RM	60 segundos
Agachamento	155	2–3	8–12	70%–85% 1 RM	60 segundos
Desenvolvimento na máquina	158	2–3	8–12	70%–85% 1 RM	60 segundos
Leg press	154	2–3	8–12	70%–85% 1 RM	60 segundos
Bíceps *pulley*	159	2–3	8–12	70%–85% 1 RM	60 segundos
Agachamento	155	2–3	8–12	70%–85% 1 RM	60 segundos
Tríceps *pulley*	160	2–3	8–12	70%–85% 1 RM	60 segundos
Leg press	154	2–3	8–12	70%–85% 1 RM	60 segundos
Aparelho abdominal	161	2–3	8–12	70%–85% 1 RM	60 segundos
Agachamento	155	2–3	8–12	70%–85% 1 RM	60 segundos

TREINO DE CONDICIONAMENTO FÍSICO GERAL

Este treino, como mostrado na Tabela 11.15, melhora a força nos músculos posturais, levando ao potencial para maior desenvolvimento de força nos braços e pernas. Você vai precisar de halteres, uma *medicine ball* e um *kettlebell*.

Trata-se de um circuito com um grande número de repetições em um determinado período de tempo. Execute o máximo de repetições em cada exercício, da forma correta, no tempo disponível, e em seguida, passe para a próxima. Procure fazer 3 séries de circuitos com 2 ou 3 minutos de descanso a cada sessão. Na primeira, descanse por 15 segundos após cada exercício. Na segunda, descanse por 30 segundos; na terceira, descanse por 45 segundos entre cada exercício.

Tabela 11.15 Treino de condicionamento físico geral

Exercício	Página	Tempo	Repetições	Equipamento	Descanso
Agachamento lateral	163	45 segundos	Máximo possível	Halteres	15, 30, 45 segundos
Afundo com halter	164	45 segundos	Máximo possível	Halteres	15, 30, 45 segundos
Flexão com pesos	167	45 segundos	Máximo possível	Halteres	15, 30, 45 segundos
Agachamento com rotação de tronco	172	45 segundos	Máximo possível	*Medicine ball*	15, 30, 45 segundos
Alongamento lateral ajoelhado	179	45 segundos	Máximo possível	*Medicine ball*	15, 30, 45 segundos
Kettlebell swing	180	45 segundos	Máximo possível	*Kettlebell*	15, 30, 45 segundos
Levantada turca	186	45 segundos	Máximo possível	*Kettlebell*	15, 30, 45 segundos
Rotação de tronco	188	45 segundos	Máximo possível	*Kettlebell*	15, 30, 45 segundos
Elevação unilateral do quadril	191	45 segundos	Máximo possível	–	15, 30, 45 segundos
Prancha com elevação de perna e braço	198	45 segundos	Máximo possível	–	15, 30, 45 segundos

PROGRAMA PARA TREINAR A PARTE SUPERIOR DO CORPO

Este treino, como mostrado na Tabela 11.16, tonifica os braços e os ombros para estética e também melhora a força, que pode ser traduzido para o melhor desempenho numa ampla gama de atividades desportivas. Você precisará de halteres, uma *medicine ball* e um *kettlebell*. Um treino de explosão é de curta duração, mas de alta intensidade, por isso, se você estiver com pouco tempo, tente encaixar essa sessão durante a sua hora de almoço ou antes do trabalho. Se você gosta de correr, este é um treino ideal para equilibrar o condicionamento da parte inferior do corpo que você vai ganhar em suas sessões de treino cardiorrespiratório.

É um circuito de uma série de 15 repetições a cada exercício. Descanse por cerca de 30 a 60 segundos entre cada exercício para conseguir um intenso estilo de entrada-e-saída de exercícios. Como dito antes, esse exercício é de curta duração, mas de alta intensidade, então escolha um peso pesado o suficiente para garantir que você chegue à fadiga no final de cada série. Você tem apenas uma chance de alcançar sobrecarga (o pré-requisito para fazer melhorias).

Tabela 11.16 Programa para treinar a parte superior do corpo

Exercício	Página	Séries	Repetições	Equipamento	Descanso
Crucifixo frontal	165	1	15	Halteres	30–60 segundos
Treino de braços	169	1	15	Halteres	30–60 segundos
Remada curvada	166	1	15	Halteres	30–60 segundos
Flexão com bola	176	1	15	*Medicine ball*	30–60 segundos
Arremesso deitado	178	1	15	*Medicine ball*	30–60 segundos
Abdominal com pernas elevadas	175	1	15	*Medicine ball*	30–60 segundos
Remada unilateral	185	1	15	*Kettlebell*	30–60 segundos
Desenvolvimento unilateral com *kettlebell*	187	1	15	*Kettlebell*	30–60 segundos
Rotação de tronco	188	1	15	*Kettlebell*	30–60 segundos

Continua

Continuação

Exercício	Página	Séries	Repetições	Equipamento	Descanso
Mergulho pela frente	190	1	15	–	30–60 segundos
Abdominal lateral com apoio	194	1	15	–	30–60 segundos

PROGRAMA PARA TREINAR A PARTE INFERIOR DO CORPO

Este treino, como mostrado na Tabela 11.17, é sobre fortalecer e esculpir quadris e coxas. Se você quer glúteos fortes para dar uma força extra para que você possa saltar ou simplesmente ter uma boa aparência em seu guarda-roupa de verão, este exercício irá levá-la mais perto de seus objetivos. Além do evidente apelo de um bumbum firme e pernas bem torneadas, praticamente todos os esportes confiam em uma base sólida e na capacidade de gerar força a partir dos grandes músculos na parte inferior do corpo para iniciar um serviço, uma estocada ou um soco, então esse é um treino incrivelmente valioso. Você vai precisar de halteres, uma *medicine ball* e um *kettlebell*. Como é um treino explosivo, tem que ser de curta duração, mas de alta intensidade, então use-o se tiver pouco tempo disponível. Mesmo com as pressões familiares, você ainda pode fazer um grande treino que vai levá-la para mais perto de seus objetivos.

Tabela 11.17 Programa para treinar a parte inferior do corpo

Exercício	Página	Séries	Repetições	Equipamento	Descanso
Afundo com halter	164	1	15	Halteres	30–60 segundos
Agachar e lançar	171	1	15	*Medicine ball*	30–60 segundos
Passe com agachamento	173	1	15	*Medicine ball*	30–60 segundos
Afundo	177	1	15	*Medicine ball*	30–60 segundos
Postura da meia-lua com *kettlebell*	182	1	15	*Kettlebell*	30–60 segundos
Afundo com rotação rotação de tronco	183	1	15	*Kettlebell*	30–60 segundos
Levantamento terra com salto	184	1	15	*Kettlebell*	30–60 segundos

Continua

Continuação

Exercício	Página	Séries	Repetições	Equipamento	Descanso
Afundo com apoio	192	1	15	*Step*	30–60 segundos
Panturrilha unilateral	195	1	15	*Step*	30–60 segundos
Agachamento lateral	197	1	15	–	30–60 segundos

Este treino é um circuito de uma série com 15 repetições para cada exercício, com apenas cerca de 30 a 60 segundos de descanso entre cada exercício, para conseguir um intenso estilo de entrada-e-saída de exercícios. Como mencionado anteriormente, um exercício explosivo é de curta duração, mas de alta intensidade. Escolha um peso pesado o suficiente para garantir que você atinja a fadiga no final de cada conjunto, já que você vai ter apenas uma chance de alcançar sobrecarga (o pré-requisito para fazer melhorias).

TREINO DE POTÊNCIA

Os treinos a seguir usam diferentes métodos de treinos de potência. Se você for novata neste tipo de treinamento, vai precisar de mais descanso. Também recomendamos longos períodos de recuperação quando estiver trabalhando por potência pura ou tentando exercícios mais técnicos, como levantamento de peso.

TREINO PLIOMÉTRICO COM PESO CORPORAL

Este treino, como mostrado Tabela 11.18, é de condicionamento total do corpo para qualquer atleta querendo um treino geral de condicionamento de força e para aqueles que procuram por um treino curto que tenha utilização de gordura eficiente.

No circuito, você fará uma série de exercícios em sucessão para completar uma série antes de repeti-la nas próximas sessões. Procure cair na ponta dos pés, e trabalhe da forma mais explosiva possível.

Tabela 11.18 Treino pliométrico com peso corporal

Exercício	Página	Séries	Repetições	Descanso
Burpees	209	3–5	10–20	30 segundos
Agachamento com salto	210	3–5	10–20	30 segundos
Escalador de montanha	211	3–5	10–20	30 segundos
Salto simples com ambas as pernas utilizando as panturrilhas	212	3–5	10–20	30 segundos
Afundo com saltos alternados	213	3–5	10–20	30 segundos

TREINO DE SALTOS

Este treino, como mostrado na Tabela 11.19, é um treino pliométrico para parte inferior do corpo para aqueles que têm uma boa base de força e já tem condicionamento para esse tipo de treino.

Faça cada exercício desse programa para uma distância estabelecida e complete todas as repetições antes de ir para um novo exercício. Descanse por 2 ou 3 minutos entre as repetições do mesmo exercício (como indicado na Tabela 11.19) e por 5 minutos entre exercícios diferentes. Lembre-se de usar seus braços para ajudar durante todo o processo do exercício. Aumente a distância que você percorre (de 30 m a 50 m), conforme a força e a técnica melhoram.

Tabela 11.19 Treino de saltos

Exercício	Página	Repetições	Distância	Descanso
Saltos alternados	216	3–5	30–50 m	2–3 min
Salto horizontal	217	3–5	30–50 m	2–3 min

TREINO DE SALTOS SOBRE A CAIXA

Este treino, como mostrado na Tabela 11.20, desenvolve potência muscular na parte inferior do corpo. É adequado para atletas que precisam correr, arremessar ou pular em qualquer ponto do seu treinamento ou evento, e para aquelas que querem pernas mais em forma. Você precisará de uma caixa ou de um *step*.

Faça cada exercício nesse treino por uma distância estabelecida e complete todas as séries de cada exercício antes de ir para a próxima. Descanse por 2 ou 3 minutos entre as séries do mesmo exercício e por 5 minutos entre diferentes exercícios. Procure ter pouco contato com o solo e com a caixa para encorajar a reatividade em seus músculos, e trabalhe para conseguir uma maior altura a cada salto. Para avançar, você pode aumentar a altura da sua caixa. Por segurança, assegure-se que a caixa ou o *step* esteja bem firme e a área ao seu redor esteja livre.

Tabela 11.20 Treino de saltos sobre a caixa

Exercício	Página	Repetições	Séries	Descanso
Salto pliométrico	219	10–20	3–5	2–3 min
Salto profundo – vertical	220	10–20	3–5	2–3 min

TREINO DE RESISTÊNCIA DE POTÊNCIA MUSCULAR COM *MEDICINE BALL*

Este treino, como mostrado na Tabela 11.21, é de resistência de potência muscular para todo o corpo. Ele é adequado para qualquer pessoa que queira um treino curto e eficaz que vai acelerar o gasto energético.

Execute este circuito de exercícios em sucessão antes de repetir as séries. Mova-se continuamente de um exercício para o outro, sem descansar. Imagine que a *medicine ball* está queimando para encorajar você a ter o menor contato possível com ela e maximizar a distância do seu arremesso. Descanse entre as séries por cerca de 2 a 3 minutos. Selecione uma *medicine ball* que tenha entre 2 e 5 quilogramas, de acordo com sua força, e avance sucessivamente no peso. Você pode usar uma parede ou um parceiro.

Tabela 11.21 Treino de resistência e potência muscular com *medicine ball*

Exercício	Página	Repetições	Séries	Descanso
Lançamento acima da cabeça sentado	222	3–5	10–20	–
Lançamento no chão	223	3–5	10–20	–
Lançamento lateral sentado	224	3–5	10–20	–
Lançamento para trás	225	3–5	10–20	–
Lançamento vertical sentado	226	3–5	10–20	–

TREINO DE LEVANTAMENTO OLÍMPICO

Este treino, como mostrado na Tabela 11.22, pode ser para potência pura (PP) ou resistência de potência (RP), dependendo das repetições e do tempo de descanso. Um pré-requisito para esse treino é aprender a técnica correta ao dividi-lo em suas partes componentes. Use uma barra olímpica (20 quilogramas), além de pesos, ou uma barra mais leve.

O treino envolve executar vários conjuntos de um ou mais levantamentos de peso como detalhado na Tabela 11.22. O tempo de descanso entre cada exercício difere de PP para RP, como indicado, mas a recuperação entre ambas as séries é de 5 minutos. Você não precisa fazer todos os levantamentos em uma só sessão. Você pode simplesmente executar um dos levantamentos e seguir com um treino de condicionamento geral da seção de força deste capítulo. Selecione um peso leve o bastante para permitir que você consiga fazer todos os levantamentos com boa técnica, mas pesado o bastante para ser um desafio de forma que você consiga fazer exatamente o número especificado e não mais. Isso pode exigir alguns testes e um pouco de tentativa e erro, para começar. Procure aumentar o peso que você consegue levantar a cada duas ou três sessões. Sempre faça esses levantamentos no início de uma sessão de treinamento para evitar qualquer fadiga neural e muscular, o que pode comprometer a sua técnica e segurança.

Tabela 11.22 Treino de levantamento olímpico

Exercício	Página	Repetições	Séries	Descanso
Power clean	227	3–5	1–3 (FP) 5–15 (FR)	1–3 min (PP) 3–5 min (PE)
Arremesso	230	3–5	1–3 (FP) 5–15 (FR)	1–3 min (PP) 3–5 min (PE)
Arranco	232	3–5	1–3 (FP) 5–15 (FR)	1–3 min (PP) 3–5 min (PE)

TREINO DE CORRIDA COM CARGA

Este treino, como mostrado na Tabela 11.23, é para a produção de potência de curto prazo e é adequado para atletas que precisam fazer piques curtos e rápidos e mover alguma carga com velocidade. Dois tipos diferentes de exercícios com carga são oferecidos aqui. Alterne os tipos a cada semana ou faça cada um em dias diferentes da semana. Não faça mais do que dois treinos de corrida com carga na semana, e tenha uma recuperação adequada entre eles. Você pode usar um carrinho, discos de peso com uma corda amarrada ou um parceiro para ser sua resistência.

O treino consiste em empurrar ou puxar uma carga por uma distância predeterminada por um número de repetições, e então repetir. Selecione um peso que lhe permita completar a sessão sem faltar nada. Mantenha uma posição inclinada para a frente durante todo o exercício, evitando flexão nos quadris, para a transferência máxima de potência.

Tabela 11.23 Treino de corrida com carga

Exercício	Página	Séries	Repetições	Distância	Descanso
Corrida puxando um carrinho/ corrida empurrando um carrinho	235	3–5	3	30–50 m	2–3 min entre repetições; 5–10 min entre séries.

TREINO DE AGILIDADE

Estes exercícios são divertidos e eficazes, e são adequados para esportistas, bem como iniciantes que querem adicionar alguma variedade e ao mesmo tempo melhorar a forma física. Faça-os sozinhos ou em combinação com outros exercícios desta seção e observe sua coordenação, reações e condicionamento subirem.

TREINO DE MUDANÇA DE VELOCIDADE

Este treino (Tabela 11.24) desenvolve a capacidade de acelerar a resposta a um estímulo externo. Use uma esteira, um terreno ao ar livre, bicicleta ou piscina.

O trabalho aqui consiste de corrida, ciclismo, natação ou remo de 30 a 60 minutos. Quando passar a marca (por exemplo, um marco físico como árvores ou um poste) ou ouvir uma deixa (palavras específicas na música que você estiver escutando), arranque por 10 segundos, e em seguida volte ao seu ritmo confortável contínuo. Tente ter a resposta mais rápida possível para seu gatilho, procurando chegar à velocidade máxima o mais rápido possível. Esforce-se para aceleração e desaceleração suaves.

Tabela 11.24 Treino de mudança de velocidade

Exercício	Tempo	Repetições	Descanso
Corrida, ciclismo, natação ou remo	30–60 min	Variável	Já que o trabalho vai depender de uma resposta variável, o período de descanso também vai variar.

TREINO DE BAMBOLÊ

Este treino (Tabela 11.25) melhora a coordenação e a capacidade de se mover com ritmo. Use um bambolê com peso se possível.

O trabalho consiste em girar o bambolê por 20 a 30 minutos utilizando diferentes ritmos de música para trabalhar em velocidades variadas. Descanse conforme necessário, geralmente quando você soltar o aro. Pegue--o e recomece imediatamente. Note que a utilização de um bambolê com peso irá ajudá-lo a desenvolver a força dos músculos do core.

Tabela 11.25 Treino de bambolê

Exercício	Página	Tempo	Ritmo
Bambolê	242	20–30 min	Use música que varia o ritmo para que você possa trabalhar a diferentes velocidades.

TREINO DE SUPERBAMBOLÊ (*POWER HOPPING*)

Este treino (Tabela 11.26) melhora o equilíbrio dinâmico, permitindo-lhe controlar o movimento multidirecional, melhorando, assim, o seu desempenho esportivo e reduzindo o risco de lesões.

Consiste em saltar por 12 repetições e então trocar de perna. Já que uma perna vai descansar enquanto a outra está trabalhando, não há tempo de descanso atribuído. A progressão pode ser feita com um colete pesado. Não fique preso em uma rotina, varie os desafios direcionais, indo para o sentido horário ou então pelos pontos de uma bússola, voltando ao centro entre cada salto.

Tabela 11.26 Treino de superbambolê (*power hopping*)

Exercício	Página	Repetições	Séries	Descanso
Superbambolê (*power hopping*)	243	12 em cada perna	5	Nenhum, já que uma perna descansa enquanto a outra trabalha

TREINO DE ESCADA DE CHÃO

Para este treino (Tabela 11.27), use uma escada de chão (ou uma versão caseira). O foco difere de acordo com o exercício:

- Corrida leve – melhora a velocidade dos pés e coordenação.
- Corrida rápida – ajuda a aumentar a velocidade das pernas.
- Passos para as laterais – desenvolve a consciência cinestésica e melhora a força nos joelhos e tornozelos, ajudando, assim, a reduzir o risco de lesões.
- Passos laterais – melhora a velocidade de transição lateral.
- Pulo dentro-fora – fortalece as pernas, melhora o equilíbrio e reduz o risco de lesões pelo impacto.
- Pulo com pés alternados dentro-fora – desenvolve explosão para o movimento lateral.
- Saltos – ensina você a cair corretamente, de forma que reduz o risco de lesões pelo impacto.

Trabalhe na extensão da escada e faça uma série de 10 repetições. Para se recuperar, caminhe ao redor da escada para começar sempre do mesmo ponto a cada nova repetição ou exercício. Use a imaginação para conseguir extrair o máximo desses exercícios (por exemplo, imagine uma pena quando você cai e pense em uma mola que está sendo liberada quando você pula). Nos passos para as laterais e nos passos laterais, lembre-se de ir para lados diferentes a cada repetição.

Tabela 11.27 Treino de escada de chão

Exercício	Página	Repetições	Descanso
Corrida leve	244	10	Caminhada ao redor da escada
Corrida rápida	244	10	Caminhada ao redor da escada
Passos para as laterais	244	10	Caminhada ao redor da escada
Passos laterais	245	10	Caminhada ao redor da escada
Pulo dentro-fora	245	10	Caminhada ao redor da escada
Pulo com pés alternados dentro-fora	245	10	Caminhada ao redor da escada
Saltos	245	10	Caminhada ao redor da escada

TREINO DE CORRIDA COM OBSTÁCULOS

Este treino (Tabela 11.28) desenvolve a capacidade de mudar de direção sem perder velocidade. Use cones ou marcadores caseiros.

Faça 10 repetições de cada exercício por 10 m ou 20 m, descansando por 30 segundos entre as séries. Tenha precisão, não passe muito os marcadores e procure fazer transições suaves.

Tabela 11.28 Treino de corrida com obstáculos

Exercício	Página	Distância	Repetições	Descanso
Corridas lineares	246	10–20 m	10	30 segundos
Corridas laterais	246	10–20 m	10	30 segundos
Corrida com curvas	246	10–20 m	10	30 segundos
Zigue-zague	246	10–20 m	10	30 segundos
Quadrado	246	10–20 m	10	30 segundos

TREINO PARA REAÇÃO AO ARREMESSO DE BOLA

Este treino (Tabela 11.29) aguça os seus reflexos. Use uma bola de reação ou uma bola de rúgbi.

Bata uma bola de reação de várias maneiras diferentes por 10 minutos. Este é um exercício contínuo, então procure manter um ritmo elevado durante todo o tempo. Se a bola fugir, recupere-a o mais rápido possível.

Tabela 11.29 Treino para reação ao arremesso de bola

Exercício	Página	Duração	Descanso
Arremesso de bola contra uma superfície plana (por exemplo, uma parede)	248	10 min	2 min
Arremesso de bola contra uma superfície acidentada (por exemplo, uma árvore)	248	10 min	2 min
Arremesso de bola com um parceiro (distanciados 5–10 m)	248	10 min	2 min

TREINO DE PULAR CORDA

Este treino (Tabela 11.30) melhora a coordenação. Você vai precisar de uma corda.

Consiste em 5 séries de vários exercícios de salto diferentes. Execute cada exercício por um minuto, com repouso durante 10 segundos entre eles. Tente não pensar muito sobre o salto; foque nos seus pés, e seu corpo vai naturalmente começar a sincronizar com um ritmo.

Tabela 11.30 Treino de pular corda

Exercício	Página	Duração	Séries	Descanso
Pulo básico	247	1 min	5	10 segundos
Cruzando os braços	247	1 min	5	10 segundos
Pulo lateral	247	1 min	5	10 segundos
Rotação	247	1 min	5	10 segundos
Pular e correr	248	1 min	5	10 segundos
Polichinelo	248	1 min	5	10 segundos

EXEMPLOS DE PROGRAMAS

Agora que você está armada com uma grande seleção de treinos, você pode criar um programa de treinamento para incluir os exercícios mais adequados para você e programá-los em dias adequados para alcançar os melhores resultados. Metas de treinamento diferentes exigirão uma mistura diferente de exercícios em qualquer semana, por isso temos estabelecido um guia de programação para as metas de (a) melhorar a resistência, (b) melhorar força e potência muscular, (c) melhorar capacidades desportivas e (d) condicionamento geral e perda de peso. Os programas de amostra fornecidos nos Quadros 11.1 a 11.4 utilizam uma seleção de nossos exercícios.

Quadro 11.1 Exemplo de programa de resistência

Segunda	Terça	Quarta	Quinta	Sexta	Sábado	Domingo
Treino aeróbio: treino *fartlek*	Treino de força: condicionamento dos músculos do *core*	Treino aeróbio: treino intervalado	Descanso	Treino aeróbio: treino contínuo (moderado)	Treino de arrancada: circuito com *medicine ball*	Descanso ou treino aeróbio Contínuo leve + Alongamento

Quadro 11.2 Exemplo de programa de força e potência

Segunda	Terça	Quarta	Quinta	Sexta	Sábado	Domingo
Treino de força: condicionamento na academia	Treino aeróbio: sessão de *sprint* na bicicleta	Treino de força: de treino potência muscular para a parte superior do corpo + Circuito de condicionamento dos músculos do *core*	Descanso	Treino de potência: sessão de treino em caixa + Sessão de resistência de potência muscular com *medicine ball*	Treino de potência: levantamento de peso + Treino anaeróbio: escadas	Descanso + Alongamento

Quadro 11.3 Exemplo de programa de praticantes de esportes coletivos

Segunda	Terça	Quarta	Quinta	Sexta	Sábado	Domingo
Treino anaeróbio: tiros de 60 m	Treino de agilidade: escadas + Pular corda	Treino de força: exercícios de explosão (velocidade) para as pernas	Descanso	Treino de agilidade: treino de mudança de direção	Treino anaeróbio: escadas + Treino de agilidade: reação ao arremesso de bola	Descanso + Alongamento

Quadro 11.4 Exemplo de programa para condicionamento geral e perda de peso

Segunda	Terça	Quarta	Quinta	Sexta	Sábado	Domingo
Treino anaeróbio: treino contínuo moderado + Treino de força: circuito de saltos pliométricos	Treino de força: treino de potência para a parte superior do corpo + Treino anaeróbio: *spinning*	Treino de força: Circuito de condicionamento dos músculos do *core*	Descanso	Treino anaeróbio: tiros de 60 m	Treino de força: exercícios de explosão (velocidade) para as pernas + Treino aeróbio: *cross-training*	Descanso + Alongamento

Adapte esses programas de acordo com o seu nível de treinamento e escolha o seu preferido ou modalidade de exercício requerida sempre que necessário. Lembre-se de ter pelo menos um dia por semana para o descanso, o que é essencial para a adaptação e a progressão. Esperamos que você goste de nossos treinos e experimente as melhorias no seu condicionamento, desempenho e a forma do corpo que você deseja.

12

Diário de treino

Você provavelmente já ouviu o ditado de que a diferença entre ordinário e extraordinário é apenas um "extra". Esportistas de elite muitas vezes falam de detalhes relativamente pequenos que são o fator decisivo entre desempenhos bons e excelentes. Na verdade, você deve se lembrar de uma campanha publicitária de uma bebida energética que focava em imagens de eventos sendo vencidos por centímetros (ou, como eles salientaram, o comprimento de uma das garrafas de sua bebida!). Já que encontramos um monte de informações contidas neste livro para mergulhar no arsenal de atletas profissionais para emprestar princípios de seu treinamento para o esporte, por que parar no puramente físico? Competir em um nível decente em qualquer esporte também requer uma boa abordagem mental. Isso é espelhado em programas de treinamento. Uma ferramenta comumente usada para garantir uma mentalidade positiva, particularmente quando o treinamento se torna difícil, é um diário de treino.

Muitas vezes simples e fácil de usar, um diário de treino é poderoso o suficiente para dar a você esse pequeno "extra", não importa se medido em termos de melhorar suas marcas pessoais, prover mais força ao seu serviço ou menos quilogramas na sua balança.

BENEFÍCIOS DE UM DIÁRIO DE TREINAMENTO

Então, qual o propósito e quais são os benefícios de manter um diário de treinamento? Vamos dar uma olhada.

Encoraja uma sobrecarga progressiva

Como dito nos primeiros capítulos, se o componente de condicionamento for a capacidade cardiorrespiratória, a capacidade de força, a resistência muscular localizada ou a flexibilidade em torno das articulações, você só pode progredir por meio de esforço e fadiga. Em outras palavras, você precisa sobrecarregar seus sistemas, a fim de trazer as respostas adaptativas a nível celular que resultam em uma mudança positiva. Entretanto, ao longo do tempo, essas mudanças vão ajudar você a ficar mais em forma e mais forte para que possa acomodar um maior volume de treinamento antes de a fadiga bater em você; portanto, é necessário continuar aumentando a dificuldade se quiser ter progresso. Este princípio de treinamento da sobrecarga progressiva deve ser rigorosamente respeitado, caso contrário, sua jornada rumo a seus objetivos pode parar, algo que os treinadores de elite se referem como o efeito platô. Manter um registro dos seus treinos irá permitir que você estabeleça um ponto de partida definido e, em seguida, verifique se você está fazendo regularmente aumentos incrementais em seus treinos para alcançar seus objetivos.

Identifica problemas

Em algum momento você pode ter notado que encontra um exercício específico dentro de um treino, ou talvez todo o treino, um pouco mais difícil do que o previsto. Isso pode ser causado pela ordem dos exercícios em sua rotina. Talvez trabalhar os bíceps antes em vez de depois de seu tríceps irá ajudá-lo a levantar uma maior quantidade de peso ou realizar mais repetições. O que acontece quando você faz exercícios cardiorrespiratórios depois dos de força? Você pode lidar com um volume maior de trabalho? A única maneira de você analisar variáveis e depois ajustá-las para um melhor desempenho em seus treinos é mantendo um registro do que você costuma fazer. Frequentemente, apenas olhar para seus treinos anteriores permite a você identificar o que fez de forma diferente para permitir que possa trabalhar em um nível elevado em um exercício em particular. Com um registro constante de seus exercícios, você vai ser capaz de identificar facilmente se as pequenas mudanças produzem o impacto positivo que espera.

Fornece uma consulta de realidade

Não é incomum para iniciantes e praticantes regulares de exercícios perceberem que conseguiram um grande volume de trabalho em um treino em particular quando de fato acontece. Talvez seja possível confundir o calor ambiental com aquele gerado pelo trabalho duro. Então, é claro, há o debate de quantidade *versus* qualidade. O diário remove quaisquer incertezas, já que você pode avaliar rapidamente exercícios anteriores e compará-los, o que dá a você uma visão realista do seu desempenho. Ninguém jamais alcançou seus objetivos apenas pensando sobre eles; você precisa atender às suas opiniões com ações. Manter um registro exato irá garantir que você tenha noção do que está realmente acontecendo.

Permite confusão muscular

O efeito platô significa que, apesar de você se exercitar regularmente, não consegue ver nenhum progresso. Isso porque, simplesmente, seu corpo se acostumou com sua rotina de treino. A verdade é que você precisa fazer algo diferente. Misturar um pouco os treinos vai estimular o corpo e seu sistema fisiológico a responder, melhorando o desempenho. Esta é a base do fenômeno chamado confusão muscular. Se você tem um registro histórico, vai ser fácil para que você possa encontrar um período em que os seus treinos se estagnaram. De lá você pode notar as mudanças que fez para superar o platô. É provável que táticas de choque semelhantes possam novamente vir a ser o remédio do qual você precisa.

Mantém você na linha

Vamos ser honestos, todos nós ficamos desmotivados de vez em quando. Esperamos que seja apenas passageiro, que não nos faça dar um passo para trás. O importante é cortar o mal pela raiz e recuperar rapidamente uma atitude mental positiva. Rever seu diário de treino pode ser inestimável neste processo, permitindo que você avalie o quão longe já chegou. Claramente, então, se você for capaz de tornar esse progresso mensurável, não há razão para que você não possa continuar sua jornada para uma versão sua mais em forma, mais forte, mais rápida e mais magra. Além disso, se você mantiver um diário detalhado, encontrará períodos em que a sua autoestima também começará a minguar, juntamente com um registro de quais as medidas que tomou para combater esses sentimentos negativos. Uma abordagem semelhante deve ajudar a devolver o seu ímpeto.

Dá uma visão global

Dar-se ao trabalho de manter um registro detalhado, incluindo os muitos fatores que podem afetar (ou que podem ser afetados por) seu treino, irá ajudá-la a avaliar o quão bem sua rotina de exercícios fica dentro de seu estilo de vida. Ser capaz de relacionar o que você comeu e quando comeu a como você se sentiu durante o treino poderia ser muito útil ao pensar em futuros empreendimentos de treinamento. Mais lateralmente, um registro de seus padrões de sono pode levar você a mudar o tempo do seu treino à noite. Breves notas sobre a sua produtividade diária podem ajudá-la a se decidir a treinar antes ou depois de seu dia de trabalho. Muito importante: Como seu exercício afeta seu humor? Entender os tipos de exercícios e horários que levam você a ter uma mentalidade mais positiva e desfrutar de melhores relações será um passo significativo no seu caminho para uma vida feliz. No final das contas, o exercício deve conduzir a uma melhor qualidade de vida.

Deixa você reclamar

Seu diário é o caminho perfeito para desabafar quaisquer frustrações, ansiedades e decepções relacionadas à sua jornada de treinos, permitindo que você os visualize objetivamente e estabelecer soluções. Entretanto, seu diário de treino só é útil se você completá-lo religiosamente. Já que um dos seus ativos de primeira linha é o que ajuda a identificar padrões que podem ter levado a melhorias no passado para que você possa novamente fazer uso de tais táticas, buracos na cronologia tornarão o registro quase inútil. A ferramenta psicológica útil é colocar uma cruz em seu diário nos dias que você perder uma sessão de treinamento, já que isso tem mostrado induzir uma melhor aderência posteriormente.

DICAS PARA MAXIMIZAR OS BENEFÍCIOS DE UM DIÁRIO DE TREINAMENTO

Agora que você sabe quantos benefícios há em manter um diário, como você pode ter certeza de que usa o seu para o efeito completo? Certamente, fazer um diário de treino é um esforço pessoal, mas estas orientações fornecem um quadro que irá ajudá-lo na construção e na utilização de um.

- Manter um diário de treino vai ajudá-la a tomar decisões sobre como melhorar os seus exercícios e vai permitir que você exercite e acesse suas emoções. Ele também irá ajudá-la a criar um plano de ação para melhorar não apenas a sua forma física, mas toda a sua qualidade de vida.
- Revisar o seu treino diariamente proporcionará uma oportunidade de avaliar seus pontos fortes e fracos, garantindo que você pode construir um plano B para superar os obstáculos inevitáveis que os caprichos da vida cheia de adrenalina e cafeína do século XXI joga para você.
- Além disso, para as entradas que nós propomos, anote o que você sente que realmente quer, certifique-se de anotar depois de cada treino.

Continua

Continuação

- Um tumulto de pensamentos caindo de sua cabeça para a página de seu diário pode não se revelar muito útil na busca de uma solução para um problema que parece estar interrompendo o seu progresso, como chegar a um platô na sua *performance*. Tente encontrar um momento tranquilo para reunir suas reações e emoções, para que você possa escrever de uma forma ponderada.
- Embora esse seja seu diário de treinamento, você pode anotar problemas de relacionamento. Confrontos com entes queridos ou seus colegas de trabalho podem afetar negativamente seus treinos, assim como um instrutor particularmente inspirado ou um pouco de motivação extra de seu colega de treino pode exercer uma influência positiva.
- Para a maioria de nós, nosso filtro sensorial primário é visual, então sinta-se à vontade para incluir fotos dentro de seu diário (por exemplo, uma celebridade quem você aspirar a imitar ou talvez fotos regulares de si mesma no espelho para o seu progresso).
- Para reduzir o seu trabalho e fazer você ficar mais inclinada para manter o seu diário de treino constantemente atualizado, desenvolva a sua própria taquigrafia. Por exemplo, C-N pode indicar uma sessão de treino cardiorrespiratório de natação, GX-Z poderia ser uma classe de um grupo de exercícios (nesse caso, zumba), e G-F pode ser um treino de ginásio composto de exercícios funcionais de resistência.

CRIE O *DESIGN* DO SEU DIÁRIO DE TREINAMENTO

De um caderno barato e tabelas impressas encontradas em papelarias, indo até planilhas encontradas na internet, a escolha é sua. O melhor conselho que você pode receber é o mais simples: escolha um que você vá usar. Se você costuma esquecer as coisas e precisa de um lugar para jogar informações, claramente um bloquinho e uma caneta são os mais apropriados. Claro, você sempre pode transferir isso para um formato eletrônico mais tarde. O exemplo está na Quadro 12.1, mas é só isso, um exemplo, fique à vontade para adotar e adaptar como você desejar. É provavelmente melhor começar com uma versão muito básica e, em seguida, adicionar colunas que vão um pouco mais fundo no detalhe de seus exercícios e no seu estado de espírito, uma vez que você se acostumar com a disciplina de manter um registro.

Nesse registro, você está livre para anotar qualquer coisa relevante em sua sessão, por exemplo, qualquer fadiga ou dor particular, exercícios que você particularmente gostou ou não gostou, indigestão ou sede, e se você malhou sozinha ou com algum parceiro. Essa pode ser sua seção para qualquer coisa que não se encaixa em uma categoria específica. Ou, como outro exemplo, você pode optar por se concentrar em uma parte específica do corpo e observar se você concluiu um treino para todo o corpo, treino de pernas, treino da parte superior do corpo e assim por diante, para evitar sobrecarregar os mesmos grupos musculares em dias subsequentes.

Quadro 12.1 Modelo de diário de treinamento

Número da semana: _____

Dia da semana	Tipo de treino	Duração	Séries e repetições	Intensidade	Alimentação pré-treino	Desempenho	Alimentação pós-treino	Recuperação
Segunda								
Terça								
Quarta								
Quinta								
Sexta								
Sábado								
Domingo								

Pontos importantes para o diário de treinamento

Tipo de treino: cardiorrespiratório, força, combinada, *indoor, outdoor* etc.

Duração: cronometragem, idealmente segmentada em aquecimento, treinamento e volta à calma.

Séries e repetições: anote o verdadeiro volume de trabalho a cada sessão.

Intensidade: dê uma nota de quão difícil o treino foi, de 1 (fácil) a 10 (exaustivo).

Alimentação pré-treino: o que você comeu ou bebeu nas duas horas que antecederam o treino?

Desempenho: dê uma nota de 1 (fraco) a 5 (excelente) revelando que você fez mais ou menos do que o habitual.

Alimentação pós-treino: o que você comeu ou bebeu nas duas horas que sucederam o treino?

Recuperação: quanto tempo durou a última dor muscular, como foi seu sono, e assim por diante, após o seu exercício?

Possíveis adições ou metas: você pode querer adicionar uma coluna que acompanha o seu progresso em direção ao seu objetivo (por exemplo, peso, medidas, tempo, distância e assim por diante).

Resumo

- Até mesmo o registro mais simples pode significar a diferença entre conseguir ou não chegar aos seus objetivos.
- Leia entradas antigas em intervalos regulares e use a informação para tomar decisões sobre seus treinos, dieta e períodos de repouso.
- Complete diariamente, seja totalmente honesta, use taquigrafia para torná-lo um trabalho rápido e tente anotar o máximo de detalhes possível.
- Use fotografias de si mesma como uma inspiração para se manter motivada.
- Mantenha controle de como o seu programa de exercícios afeta o seu trabalho e relacionamentos. Esta é uma ferramenta não apenas para melhorar a sua forma física, mas, sim, toda a sua qualidade de vida.

APÊNDICE

Escolhendo roupas e estilo de treinos

Você já tem roupas, sapatos e talvez um ou dois itens de equipamentos de exercícios. Pode até já ser sócia de algum clube. No entanto, uma nova abordagem para um ou mais destes elementos poderia ser algo que você está pensando em suas tentativas de melhorar seus esforços de treinamento. As diretrizes a seguir irão ajudá-la a encontrar a roupa e o estilo de treino certos.

ROUPAS PARA O TREINO

Vestuário de treino não é só moda! Se não comprar uma roupa funcional, você e sua pele irritada podem se arrepender. A maneira de olhar para ele não é que a roupa certa vai fazer você se sentir mais confortável, mas certamente irá impedi-la de se sentir desconfortável e pode até permitir que você se exercite de forma mais eficiente e por mais tempo.

Você vai suar enquanto treina. A peça ideal não vai deixar o suor em sua pele, mas vai tirar isso de você; o controle de umidade é referido como absorção. Não só vai ser de valor em termos de conforto em ambientes mais quentes, mas pele úmida perde o calor do corpo 20 vezes mais rápido do que pele seca, por isso esta é particularmente importante quando o treinamento é em condições mais frias ao ar livre. Procure tecidos como DriFit ou Coolmax que são projetados especialmente para esse fim.

Quando as temperaturas estão elevadas, suor em profusão leva à considerável perda de água. Isso reduz a quantidade de sangue que retorna ao coração, o que poderia resultar em estresse cardiovascular, tal como indicado por ritmos cardíacos muito elevados. Quando alta umidade (acima de 60%) está presente com alta temperatura do ar, a capacidade do corpo para dissipar o calor interno produzido durante o exercício é prejudicada, e a participação contínua em um treino durante essas condições extremas pode resultar em exaustão por calor ou insolação. Em dias quentes, escolha roupas leves e folgadas que irão ajudar o ar a circular pelo seu corpo; isso irá melhorar a capacidade do corpo para ficar frio. Se estiver muito ensolarado (isto é, se não há nenhuma cobertura de nuvens e especialmente se você estiver em alta altitude), use um chapéu ou viseira e um esfregaço de vaselina na testa logo acima das sobrancelhas para evitar que o suor escorra para os olhos. Vaselina também é útil para lubrificar a parte superior interna das pernas ou a região sob os braços para evitar atrito.

Durante o tempo frio, não permita que a temperatura do seu corpo baixe muito. Em temperaturas mais extremas, cuidado com queimaduras e hipotermia. Em condições de frio extremo com um alto fator de vento frio, evite queimaduras cobrindo áreas normalmente expostas do corpo. Vista camadas de roupa de modo que, à medida que o corpo esquenta, as camadas exteriores podem ser removidas antes que as camadas de roupas mais próximas do corpo fiquem molhadas de suor. Se a roupa ficar molhada, troque-a o mais rapidamente possível. Comece com uma fina camada de tecido térmico (um que prende o ar quente, mas libera umidade) ao lado da pele, seguido por uma camada sintética quente, tal como uma blusa. Todas essas camadas devem permitir que a transpiração escape, de modo que precisam ser não absorventes e que sequem rapidamente. Use luvas e um chapéu durante clima muito frio, pois uma grande quantidade de calor é perdida pelas mãos e pela cabeça.

Na temporada de umidade, você vai esfriar muito rapidamente a não ser que você se proteja da chuva. Uma última camada de roupas impermeáveis é a resposta, mas tente evitar roupas de plástico, pois elas não permitem que a transpiração escape, o que pode fazer que você fique superaquecida e certamente muito molhada e vulnerável ao frio.

Meias

Sempre use meias para prevenir bolhas e remover transpiração. Elas devem ser contínuas e devem servir bem; uma mistura de algodão e lã é geralmente mais confortável, e um pouco de acolchoamento será um bônus durante as atividades de impacto.

Sutiã

Cerca de 75% das mulheres não usam tamanhos corretos de sutiã, uma estatística que causa preocupação quando você considera que é um dos mais importantes itens de equipamento de treinamento. Um sutiã esportivo pode fornecer suporte de duas maneiras: via compressão para sustentar os seios contra seu peito e limitar o movimento, e via encapsulamento, estreitamente circundando e apoiando os tecidos moles. O movimento deve ser mínimo, até mesmo durante o exercício vigoroso, e o tecido ideal precisa ser feito com um material macio, que tenha absorção.

Calçado

Um elemento importante aqui é conhecer os seus próprios pés, o que vai ajudá-la a determinar o que você deve procurar em um calçado. Se você tem o pé chato, vai precisar de sapatos que controlam o movimento. Eles devem ter entressolas mais densas, especialmente em torno das arestas interiores, e amortecedores firmes nos calcanhares para impedir o movimento traseiro do pé. Pés com arcos elevados não são eficientes para absorção de choques, então procure amortecimento extra além de flexibilidade nas solas para permitir que o peso seja transferido para os pés. Se você não tem nada disso, então simplesmente escolha seus sapatos com base no seu conforto e na sua adequação. Se não tiver certeza, um bom vendedor terá um especialista para verificar o seu andar, mas você pode tentar nossa opção, que é colocar um pouco de talco em uma superfície, cuidadosamente pisar com os pés ligeiramente úmidos, e, em seguida, levantar seus pés conforme você pisa para fora. Suas pegadas vão revelar se seu pé é chato ou arqueado, permitindo que você determine em qual categoria você se encaixa.

Nossa receita para o treinamento envolve tentar diferentes atividades para garantir que você alcance ganhos de condicionamento bem balanceados, para reduzir o risco de lesões por sobrecarga e para evitar o tédio; então academia, aulas e corrida estarão no cardápio. A escolha ideal de calçado, portanto, é o apropriadamente chamado de *cross-trainer*, com uma sola multipropósito que dá versatilidade enquanto a parte superior respirável dá conforto. *Cross-trainers* tendem a ser mais amplos do que tênis, dando estabilidade extra, mas são muitas vezes mais pesados também.

Quando for comprar calçados para o treino, faça isso no fim do dia, pois seus pés se expandem ao longo do dia. Além disso, leve seus sapatos velhos com você para que a equipe da loja possa ver como eles estão desgastados. Experimente vários pares e se certifique de que você possa mexer os dedos dos pés. Se forem muito largos, o atrito constante de suas unhas dos pés contra os sapatos pode ser desconfortável.

ESTILO DE TREINO

Existem vários tipos diferentes de estilos de treino – em casa, na academia, ou ao ar livre. A seguir, mais detalhes de cada um.

Treino em casa

Basta ter um *kit* de treinamento em sua casa para evitar a desculpa mais comum (sem tempo)! Você vai achar difícil de justificar não ter tempo suficiente se o seu remo estiver no quarto. O melhor equipamento para você vai depender do seu orçamento e seu espaço em casa, mas também vale a pena considerar optar por itens de treinamento de força ou estações de exercícios cardiorrespiratórios dependendo de seus objetivos e preferências. Seguem as melhores decisões a serem tomadas.

Espaço

Se você não tiver um quarto sobrando para designar como sua academia, então itens portáteis e estações que se dobram são necessários. Certifique-se de que você pode guardar o que comprar sob sua cama, sob uma mesa ou em um armário. Se tiver que selecionar só um item, considere o remo porque é o modo perfeito para melhorar a capacidade funcional de seu coração e seus pulmões, enquanto tonifica simultaneamente tanto a parte superior quanto a parte inferior do corpo. Infelizmente, os melhores modelos não são muito facilmente dobráveis; então você vai precisar de algum espaço dedicado para o equipamento.

Custo

Nunca comprometa a qualidade para economizar dinheiro, porque provavelmente vai provar ser uma falsa economia quando os itens quebrarem. Além disso, produtos malfeitos podem aumentar o risco de lesões. Em vez de custo, pense em valor, porque alguns itens são multifuncionais e assim representam mais valor. Uma *medicine ball*, por exemplo, permite uma gama de exercícios para a parte superior do corpo, inferior e abdominal, permitindo ganhos de força e resistência. Você pode pesquisar produtos para malhar em casa em programas de *fitness* na TV e itens ainda mais interessantes na internet.

Usabilidade

Embora muitas tenham adquirido os equipamentos com a intenção de usar, muitas vezes eles acabam juntando poeira na garagem ou sendo usados como cabides de roupa. Se você realmente curte o treino com o *kettlebell*, então sua escolha é óbvia: compre aquilo que você sabe que vai usar.

Treino em academia ou clube

Algumas academias consistem de uma única sala de treino, enquanto outras podem oferecer três áreas diferentes e climatizadas, um ginásio equipado, piscinas, *spa*, quadras de tênis e de *squash*. Você pode não precisar de um centro totalmente equipado, se você só quer usar o ginásio, por isso pergunte se o clube oferece uma adesão parcial que você pode atualizar mais tarde, se desejar.

A academia deve ter vários tipos de equipamentos em números adequados. Se você curte treinos cardiorrespiratórios em esteiras, bicicletas, *steps* e remos, verifique se há um número suficiente deles para o elevado volume de membros em horários de pico. A última coisa que você quer é fazer fila para usar o equipamento. Um bom sinal é um clube impor um limite de tempo em equipamentos cardiorrespiratórios durante períodos de maior movimento. No lado do condicionamento, procure estações limpas, e não hesite em perguntar se recebem manutenção regularmente, porque você quer ter certeza de que é seguro usar as máquinas. Além disso, deve haver uma área funcional para exercícios para os músculos do *core* e para todo o corpo com as máquinas mais atualizadas, como plataformas vibratórias, Flexi-Bar, *powerbags*, *kettlebells*, e sistema de suspensão TRX.

Se você gosta de fazer aulas, certifique-se de que uma boa variedade de sessões de ponta está disponível. Você deve verificar para ver que as distinções são feitas entre os níveis iniciante, intermediário e avançado. O clube tem um calendário de eventos sociais, e é o tipo de coisa em que você pode estar interessada? Quer se trate de noites de cozinha temática ou atividades de férias, pode haver clubes dentro do clube que permitirão que você realmente tire o máximo do investimento que fez em sua associação. Você se sente parte do clube e valorizada pela equipe? Talvez você receba boletins regulares para que não perca nada de novo. Eles podem até mesmo enviar cartões de aniversário e feriado a você. Tudo isso pode fazer que você se sinta mais confortável e, assim, mais disposta a manter a sua rotina de treinamento no lugar.

Serviço
A equipe deve ser alegre, animada e com conhecimento. O mais importante, eles têm de estar disponíveis para falar com os associados. Um bom clube tem uma equipe que dá aos clientes a motivação para manter suas rotinas e alcançar seus objetivos. Quando você visitar uma academia pela primeira vez, investigue-a completamente ao andar por conta própria e perguntar aos membros se eles recomendam o lugar. (O melhor local para obter essas informações é na sauna!). Em sua primeira excursão no clube, dê atenção aos sinais indicando que alguma máquina não está funcionando; um clube comprometido com elevados níveis de serviço não vai permitir que um equipamento fique fora de serviço por muito tempo. A equipe está motivada? Comentário dos membros, formulários *feedback* e folhetos exibindo funcionários do mês são bons sinais que indicam que o clube se preocupa com o que você pensa.

Preço
Existem tabelas de preços diferentes e uma variedade de locais e serviços, então compre de acordo com seu orçamento. Muitas vezes você pode obter preços melhores quando o clube estiver menos ocupado. É bom checar se

a academia não tem contratos que vão fazer que você fique presa a ela por muito tempo, é bom checar como ou se eles suspendem sua adesão se você estiver incapacitada por um longo prazo ou se tem de trabalhar longe de sua cidade por um período. Pesquise pelos incrementos recentes nas academias que estão no mercado e veja clubes que têm um serviço menor, mas custam mais barato.

Horário

O horário de funcionamento deve se adequar à sua agenda. Se você entrar em um clube perto de casa, certifique-se de que você pode ir no início da manhã ou à noite. Se ele fecha às 21h30 nas noites de segunda a sexta, isso lhe dá tempo suficiente para chegar do trabalho, fazer exercício e tomar banho depois?

Compatibilidade

Você se sente confortável no ambiente da academia? Você consegue se imaginar malhando em um ginásio? Alguns lugares têm espaços separados para homens e mulheres; isso é importante para você? A maioria das pessoas entra em academias de fácil acesso ao lar ou ao local de trabalho, pois, quando está frio, escuro e tarde, as pessoas ficam mais propensas a optar por não malhar se é preciso muito esforço para chegar lá. Se você precisa de espaço para estacionamento, há o suficiente? Se você tem filhos, eles são bem-vindos lá? Se sim, a que horas? Existe uma creche ou talvez programas de atividades infantis no lugar?

Treino ao ar livre

Levar os seus treinos para o seu jardim ou ao parque em vez de ficar só do lado de dentro pode animar os seus sentidos e melhorar o seu estado de espírito. Além do pico de endorfina usual que é conhecido como a "brisa do corredor", um treino ao ar livre pode fazer que você realmente pareça e se sinta grande. Aqui estão algumas coisas a considerar para ajudá-la a otimizar os benefícios do treinamento ao ar livre:

- Garanta que a superfície que você escolher, seja ela grama, pista sintética, ruas pavimentadas ou qualquer outra coisa, seja a mais reta possível, e esteja ciente de quaisquer riscos potenciais, como buracos, remendos molhados e superfícies soltas.
- Se estiver usando uma estação de treino ao ar livre, frequentemente encontrada em parques e *playgrounds*, verifique se o aparelho é seguro e resistente antes de submetê-lo ao peso do seu corpo inteiro.
- Como mencionado antes, envolva-se com as camadas de roupa se

estiver frio, mas, tão importante quanto, aplique protetor solar para todas as partes do corpo expostas se você sair em um dia ensolarado.

- Sempre fique alerta, use roupas brilhantes, fique em áreas bem iluminadas após o anoitecer, exercite-se com um amigo, leve o seu telefone, conte a alguém o seu percurso e o tempo provável de retorno, e varie os dias e os horários de suas sessões.

SOBRE OS AUTORES

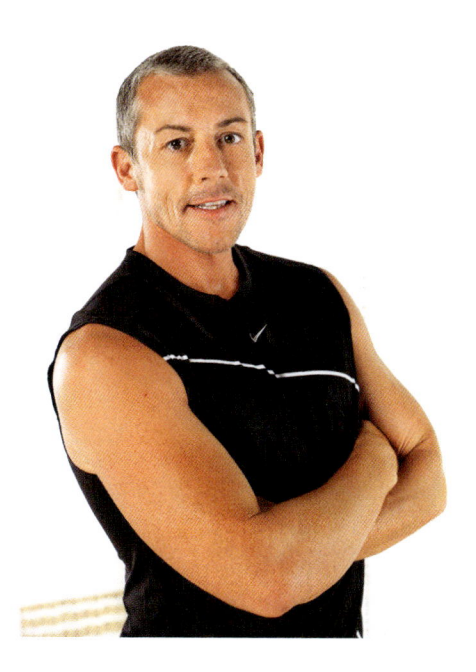

Dean Hodgkin era o autor residente sobre *fitness* da revista *Bodyfit*, editor externo da *Zest* e contribuidor regular de várias outras publicações, incluindo *Health & Fitness*, *Women's Fitness*, *Cosmopolitan*, *Weight Watchers*, *Company* e *She*. Apareceu também no *Times*, *Daily Express*, *News of the World*, *FHM*, *Men's Health* e *GQ*.

Hodgkin é um apresentador experiente, tendo aparecido em vários programas de rádio e televisão de nível internacional e em mais de vinte vídeos e DVDs de *fitness*. Além disso, Hodgkin regularmente apresenta aulas e seminários em eventos comerciais e de consumidores em 36 países, incluindo Reino Unido e Estados Unidos. Recebeu o prêmio International Fitness Showcase 2012 Lifetime Achievement Award pelos serviços prestados à indústria do *fitness*, recebeu também o prêmio Best International Fitness Presenter no One Body One World, em Nova York. Ele é três vezes campeão do mundo e duas vezes campeão europeu de caratê.

Hodgkin recentemente lançou o programa *Physiology & Fitness*, uma nova abordagem para o ensino de condicionamento físico na forma de um pacote de DVD de palestra/treino combinado para a The Great Courses, que fornece uma compreensão de como o corpo funciona e, assim, como exercitá-lo corretamente, com segurança e eficiência para garantir resultados de saúde e condicionamento físico. Hodgkin vive no Reino Unido.

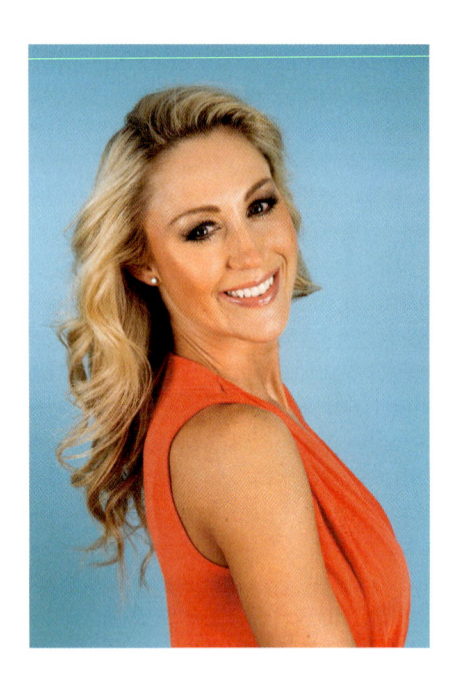

Caroline Pearce é uma ex-atleta internacional e atualmente nutricionista, consultora de *fitness*, modelo e apresentadora de TV. Ela tem licenciatura com distinção em Ciência do Esporte e mestrado em Nutrição e Fisiologia do Exercício da Universidade de Loughborough. Ela tem contribuído e sido destaque na capa de inúmeras revistas de *fitness* e saúde, incluindo *Bodyfit, Women's Health & Fitness, Women's Fitness, Zest, Ultra Fit, WorkOut Magazine* e *Muscle & Fitness*.

A carreira de atleta de Pearce começou quando ela representou a Grã-Bretanha aos 15 anos no pentatlo e progrediu para honras superiores e um lugar na equipe de heptatlo na Taça da Europa aos 24 anos, quando ajudou a equipe a garantir seu lugar na Super League. Ela é duas vezes campeã nacional de AAA heptatlo e conquistou uma medalha de prata no salto em distância. Ela transferiu sua velocidade e poder para o gelo e fez sua estreia na equipe de *bobsleigh* da Grã-Bretanha no campeonato mundial, em Calgary. Seu sucesso atlético levou-a a se tornar o rosto da linha de roupas Adidas/Polar e modelo para marcas esportivas Nike, Reebok e Speedo. Ela é também a porta-voz oficial do Desempenho dos Sistemas de Saúde, oferecendo cursos credenciados para treinadores, equipes de esportes profissionais e autoridades de saúde ao redor do mundo. Em 2008, Pearce recebeu o papel de "Ice" no programa televisivo Gladiators. Atualmente, é apresentadora regular de TV em programas de esporte e *fitness* e lançou seu DVD de condicionamento físico *Total Cardio Burn*. Pearce vive no Reino Unido.

Sobre o Livro
Formato: 17 × 24 cm
Mancha: 12,2 × 19,2 cm
Papel: Offset 90g
nº páginas: 312
1ª edição: 2016

Equipe de Realização
Assistência editorial
Liris Tribuzzi

Assessoria editorial
Maria Apparecida F. M. Bussolotti

Edição de texto
Gerson Silva (Supervisão de revisão)
Elise Garcia (Preparação do original e copidesque)
Fernanda Fonseca e Jonas Pinheiro (Revisão)

Editoração eletrônica
Neili Dal Rovere (Adaptação de projeto gráfico e diagramação)

Imagens
GlebStock | shutterstock (Foto de capa)

Impressão
Edelbra Gráfica